TDAH nas escolas

Dados de Catalogação na Publicação

DuPaul, George J.; Stoner, Gary
TDAH nas escolas/George J. DuPaul e Gary Storner.
2007 — São Paulo — M. Books do Brasil Editora Ltda.
1. Psicologia 2. Pais e Filhos 3. Parenting

ISBN: 978-85-7680-017-0

Do original: ADHD in the schools – Assessment
and Intervention Strategies

EDITOR
MILTON MIRA DE ASSUMPÇÃO FILHO

Tradução
Dayse Batista

Produção Editorial
Salete Del Guerra

Revisão de Texto
Claudia Mello Belhassof
Mauro de Barros

Capa
Revisart (sob projeto original)

Editoração
All Print

2007
1ª edição

Agradecimentos

Como ocorreu com a primeira edição nos Estados Unidos, este livro não teria vindo à luz sem o apoio e incentivo de várias pessoas. Ainda nos sentimos em débito com nosso ex-mentor e grande professor, Dr. Mark Rapport, da University of Central Florida. Seu entusiasmo pelo estudo científico do TDAH, combinado com sua ênfase na condução de investigações com relevância clínica e prática, serviu-nos de exemplo do modelo de cientista e profissional prático em ação. Além disso, os altos padrões científicos e acadêmicos que ele estabeleceu para nós e outros universitários levaram, pelo menos indiretamente, à concretização deste livro. Ainda nos sentimos inspirados pelo trabalho do Dr. Russell Barkley, da Medical University of South Carolina. Um dos verdadeiros "gigantes" na área das pesquisas sobre TDAH, seu apoio e orientação foram fundamentais para a preparação da primeira edição deste texto. Somos gratos também, pelo apoio e incentivo, aos nossos colegas Drs. Arthur Anastopoulo, John Hintze, Asha Jitendra, Lee Kern, William Matthews, Thomas Power, Edward Shapiro, Terri Shelton e Mark Shinn. Nossos alunos na Lehigh University e University of Massachusetts, demasiadamente numerosos para serem mencionados um a um, também nos ofereceram apoio e demonstraram paciência durante todo o tempo em que estávamos preparando este livro. Nosso sucesso contínuo está diretamente relacionado às idéias inovadoras e desafios apresentados por nossos alunos. Níveis ainda maiores de paciência e encorajamento foram demonstrados por nossas famílias, especificamente, por nossas esposas, Judy Brown-DuPaul e Joyce Flanagan, respectivamente, bem como pelos filhos de DuPaul, Jason e Glenn. A disposição deles para tolerar noites e fins de semana "perdidos" não será em vão. Somos particularmente gratos a Judy Brown-DuPaul pela oferta de sugestões preciosas, incluídas no Capítulo 4, para professores de pré-escola que trabalham com crianças pequenas em risco para TDAH. Devemos muito ainda à equipe editorial da The Guilford Press, especialmente a Chris Jennison, pelo contínuo apoio a nosso trabalho com a mistura ideal de paciência e incitação à ação. Finalmente, seríamos negligentes se não agradecêssemos às centenas de estudantes com TDAH e a suas famílias e professores, com quem trabalhamos durante as duas últimas décadas. Grande parte deste livro representa aquilo que aprendemos com eles, e somos extremamente gratos por essa experiência de aprendizagem

Prefácio

♦

É um privilégio especial e uma honra ser novamente convidado a escrever o Prefácio deste acréscimo imprescindível à literatura sobre o transtorno de déficit de atenção/hiperatividade (TDAH) em crianças e adolescentes. Simplesmente não havia outro livro comparável à primeira edição deste nos Estados Unidos, que atendeu à necessidade de oferecermos aos profissionais que trabalham em escolas informações necessárias e cientificamente embasadas sobre o TDAH, e isso é verdade ainda hoje. Se a primeira edição já foi impressionante, a segunda é mais ainda, abrangendo as descobertas de centenas de estudos científicos publicados nesse intervalo, pertinentes à avaliação e manejo de crianças com TDAH no cenário educacional.

O que acrescenta ainda mais importância a este livro é o corpo sempre crescente de evidências demonstrando que, mais do que qualquer outro domínio das principais atividades da vida, a esfera educacional é imensamente afetada por esse transtorno infantil relativamente comum. Esta edição comprova este fato de modo ainda mais convincente. Toda a educação está baseada em um único princípio: o adiamento da gratificação. Os indivíduos precisam ser capazes de adiar as seduções e reforços do momento para prestarem atenção e adquirirem conhecimento e habilidades, para os quais a gratificação ainda está em um futuro muito distante. Contudo, é exatamente isso que o TDAH – tragicamente – perturba: a capacidade de valorizar e ser governado pelas recompensas provavelmente maiores do futuro sobre as conseqüências menores e mais garantidas do momento. As crianças precisam ser capazes de trabalhar em prol de objetivos futuros, sujeitar-se a circunstâncias que não são imediatamente gratificantes, conter seus impulsos e voltar repetidas vezes para a educação, apesar de distrações periódicas, para que se tornem adultos plenamente eficientes, que contribuem para a sociedade. As crianças com TDAH têm imensa dificuldade em ambientes que exigem comedimento, ações dirigidas para um objetivo, concentração, autocontrole e, acima de tudo, adiamento da gratificação. O sucesso nesses contextos exige um esforço bem maior por parte das crianças com TDAH, em comparação com as crianças normais, porque coloca grande sobrecarga em sua capacidade limitada para a auto-regulação em relação ao tempo e ao futuro. O resultado educacional dessas deficiências está bem delineado aqui. Ainda mais importante, os autores apresentam muitas estratégias que podem ser usadas para evitar ou minimizar esses riscos e deficiências. O que considero especial nas extensas técnicas articuladas aqui é que elas estão fundamentadas na ciência, em vez de em modismos didáticos, crenças populares ou mero "bom senso clínico" de educadores experientes, mas sem o apoio dos testes empíricos que adicionam veracidade a tanta sabedoria. Vemos aqui os avanços científicos — não da arte — em termos do manejo educacional do TDAH. Os autores merecem nossos parabéns pela erudição substancial envolvida na publicação deste trabalho.

É digna de menção, também, a inclusão de informações detalhadas sobre tratamentos médicos para o TDAH, não apenas sobre os tratamentos psicossociais favorecidos pelos educadores, psicólogos escolares e assistentes sociais. Sim, as táticas de tratamento educacionais, comportamentais e psicossociais são importantes para o manejo das crianças com TDAH. Todas elas são enfocadas aqui. Entretanto, como podemos comprovar nas informações contidas nesta obra, o tratamento ótimo do TDAH não ocorre sem considerarmos as combinações de tratamentos que, com freqüência, embora nem sempre, incluem a necessidade de vários medicamentos. Não importa se "acreditamos" ou não nos medicamentos, como os ingênuos colocam toda essa questão. O manejo medicamentoso não é uma crença religiosa que exige um salto de fé para ser endossado. De modo contrário à propaganda política e às tolices cientificamente ignorantes que vemos na mídia popular, em algumas sessões do Congresso norte-americano e nos sites com cheiro de fanatismo contra medicamentos e até contra a existência de um diagnóstico de TDAH, o manejo medicamentoso do transtorno é uma intervenção mais estabelecida na ciência clínica que qualquer outra estratégia de tratamento apresentada aqui. Ela merece a inclusão em qualquer texto que aspire a ser um manual abrangente sobre a intervenção educacional. Tive o agradável prazer de ver que os autores não se esquivaram de oferecer essas informações cruciais sobre o manejo médico, para que o pessoal das escolas possa obter o conhecimento necessário sobre esse tópico. Uma vez que 70-80% das crianças com diagnóstico clínico de TDAH tendem a receber medicamentos em algum momento da infância e que o regime medicamentoso com freqüência é iniciado para abordar os problemas educacionais e as dificuldades comportamentais associadas, a equipe da escola deve conhecer plenamente tudo o que há para saber sobre TDAH e sobre os tratamentos usados pelos médicos. O advento de sistemas de envio de medicamentos em uma única dose por dia dos principais estimulantes, como Concerta, Metadate CD, Adderall XR e Ritalina LA, sem mencionar a droga não estimulante recentemente aprovada pela FDA de dose diária única, Strattera, certamente reduziu o envolvimento das escolas na administração dos medicamentos. Ainda assim, os profissionais das escolas carregam consigo, direta ou indiretamente, a pesada responsabilidade de oferecer informações cruciais aos médicos sobre a eficácia desses medicamentos no cenário escolar. Esses profissionais não devem hesitar em avisar seus colegas médicos sobre pontos fortes, deficiências e áreas problemáticas do aluno com TDAH e sobre o grau de sucesso que quaisquer enfoques médicos possam apresentar no tratamento. Os autores deste livro têm o mérito de oferecer essas informações médicas aqui em um formato de fácil leitura e assimilação e de encorajar esse enfoque de equipe ao tratamento da criança como um todo.

Apesar dos problemas numerosos e graves representados pelo TDAH para a criança e para o ambiente escolar, existe uma abundância de abordagens de tratamento, cientificamente testadas, que podem ser usadas para o enfoque a esses problemas. Na verdade, não há melhor momento na história que agora para termos uma criança com TDAH na sala de aula, já que sabemos bem mais sobre o transtorno e seu manejo que jamais antes. Poucos têm tanta qualificação quanto os autores para explicar essas eficientes táticas de tratamento comportamental e educacional. Eles fazem isso de modo responsável e ético, sendo claramente sensíveis às várias limitações morais e legais que acompanham os esforços para o controle do comportamento de qualquer criança em um cenário institucional, como o de uma escola. Eles sabem perfeitamente que os pais de uma criança são parte fundamental da equipe de tratamento multiprofissional, talvez a parte mais importante. É o apoio dos pais, tanto direta quanto indiretamente, que pode, com muita freqüência, determinar a eficácia de quaisquer esforços feitos pelas escolas para enfocar os problemas de determinada criança com TDAH naquele cenário.

Dou meus parabéns aos autores por outra bela edição deste importante texto. Estou certo de que o leitor o considerará tão informativo e instrutivo quanto eu o julguei, para abordar a avaliação e o tratamento de crianças com TDAH nas escolas.

RUSSELL A. BARKLEY, Ph.D.
Professor, College of Health Professions
Medical University of South Carolina

Sumário

Introdução

Alunos desatentos e irrequietos representam desafios significativos para os profissionais da educação. Na verdade, muitas crianças e adolescentes que exibem dificuldades de comportamento na sala de aula recebem o diagnóstico de transtorno de déficit de atenção/hiperatividade (TDAH). Alunos com TDAH apresentam alto risco de dificuldades crônicas de conquista acadêmica, desenvolvimento de comportamento anti-social e problemas no relacionamento com colegas, pais e professores. Tradicionalmente, este transtorno tem sido identificado e tratado por profissionais que atuam em clínicas (por exemplo, pediatras e psicólogos clínicos) com tratamento ambulatorial. Dado o fato de que crianças e adolescentes com TDAH vivenciam algumas de suas maiores dificuldades em cenários educacionais, a atenção dos profissionais que trabalham nas escolas tem se voltado, cada vez mais, às necessidades desses alunos. Além disso, as leis federais americanas que governam a elegibilidade para a educação especial ampliaram a necessidade de os educadores receberem treinamento para avaliação e tratamento de alunos com TDAH nas escolas. A intenção deste livro é ajudar os profissionais das escolas a entender e tratar crianças e adolescentes com TDAH.

Desde a publicação da primeira edição deste livro nos Estados Unidos, em 1994, houve uma explosão virtual de artigos de jornal, capítulos de livros e manuais dedicados ao tópico do TDAH. Por muitos anos, a maior parte da literatura sobre este transtorno era escrita por e para os profissionais da prática clínica. Nós tentamos abordar os problemas associados ao TDAH sob a perspectiva da escola, reconhecendo simultaneamente a necessidade de um esforço de equipe entre pais, profissionais da comunidade e educadores. Especificamente, nós nos concentramos na melhor maneira de (1) identificar e avaliar alunos que pudessem ter TDAH; (2) desenvolver e implementar programas de intervenção baseada em sala de aula para esses estudantes; e (3) nos comunicarmos e auxiliarmos os médicos nas ocasiões em que medicamentos estimulantes são empregados para o tratamento deste transtorno.

Nesta segunda edição, atualizamos informações dessas áreas importantes para abordarmos o entendimento e o manejo do TDAH de modo abrangente para profissionais escolares. Este livro pretende atender às necessidades de uma variedade de profissionais que trabalham em escolas, incluindo psicólogos escolares, orientadores, administradores e professores tanto gerais quanto de educação especial. Uma vez que alunos com TDAH são encontrados em praticamente qualquer contexto escolar e vivenciam uma ampla gama de dificuldades, deve haver algo de interesse neste livro para todos os grupos profissionais. Além disso, universitários que estão se formando em uma variedade de profissões escolares deverão considerar este livro útil para o entendimento deste transtorno complexo. O texto foi escrito para facilitar o uso pelos profissionais. Incluímos várias figuras e apêndices contendo formulários (por exemplo, materiais impressos para distribuição, folhas de codificação para a observação) que deverão ser úteis para os educadores. Os leitores podem copiar e usar esses formulários como julgarem conveniente.

CAPÍTULO 1

♦ ♦ ♦

Visão Geral do TDAH

♦

AMY, 4 ANOS

Amy é uma menina de 4 anos que vive com a mãe, o padrasto e o irmão caçula (de 2 anos). Freqüenta a pré-escola, que funciona em uma igreja próxima, quatro dias por semana pela manhã. Segundo a mãe, Amy era "um terror" quando bebê. Sofria de cólicas constantes, chorava com freqüência e exigia ser levada ao colo "o tempo inteiro". Com cerca de 11 meses de idade, quando começou a caminhar, o nível de atividade de Amy aumentou e ela "estava sempre arranjando problemas". Na verdade, quando tinha 2 anos, Amy foi levada à emergência de um hospital depois de ingerir um produto de limpeza líquido que havia encontrado sob a pia da cozinha. A menina também precisou deixar várias creches e escolinhas a pedido dos responsáveis, por causa de seu alto nível de atividade, curto alcance da atenção e agressividade física com os colegas. Embora esteja começando a aprender letras e números, sua mãe e seus professores têm muita dificuldade para fazê-la sentar-se quieta para atividades de leitura ou aprendizagem. Amy prefere envolver-se em brincadeiras agitadas e pode tornar-se claramente desafiadora quando lhe pedem para sentar e completar atividades mais estruturadas ou lentas (por exemplo, desenhar ou colorir).

GREG, 7 ANOS

Greg tem 7 anos e cursa a primeira série em uma sala de aula de educação geral em uma escola pública do ensino fundamental. De acordo com os pais, seu desenvolvimento físico e psicológico foi "normal" até por volta dos 3 anos, quando começou a freqüentar o jardim de infância. Suas professoras do maternal e da pré-escola relataram que Greg tem curto alcance da atenção, dificuldade para permanecer sentado durante atividades em grupo e interrompe conversas com freqüência. Esses comportamentos também se tornavam cada vez mais evidentes em casa. Atualmente, Greg demonstra desempenho semelhante ao dos colegas em todas as áreas de estudo. Infelizmente, ele continua demonstrando problemas de desatenção, impulsividade e inquietação motora. Esses comportamentos são mais freqüentes quando Greg deveria estar ouvindo a professora ou completando uma tarefa independente. A professora está preocupada com a possibilidade de o menino começar a exibir problemas acadêmicos caso a atenção e o comportamento não melhorem.

TOMMY, 9 ANOS

Tommy é um aluno da quarta série, cuja escolarização ocorre em uma sala de aula para a educação especial de crianças identificadas por apresentarem "perturbação emocional" em uma escola elementar pública. A mãe diz que o filho "lhe dá muito trabalho" desde bebê. Durante os anos pré-escolares, mostrou-se muito ativo (por exemplo, subindo nos móveis, correndo excessivamente e permanecendo sentado e quieto apenas ocasionalmente) e desobediente às ordens maternas. Tem apresentado dificuldades crônicas para relacionar-se com outras crianças, já que se mostra agressivo verbal e fisicamente com os companheiros. Como resultado, Tommy tem poucos amigos de sua idade e tende a brincar com crianças mais velhas. Foi colocado em uma classe para alunos que precisam de apoio social/emocional desde a segunda série em virtude de suas atividades diruptivas freqüentes (por exemplo, falar sem permissão, dizer palavrões à professora, recusar-se a completar os trabalhos na sala de aula) e problemas associados no desempenho educacional. Durante o ano passado, a gravidade das atividades anti-sociais de Tommy aumentou: ele foi pego furtando em várias ocasiões e foi suspenso da escola por atos de vandalismo no banheiro masculino. Mesmo na sala de aula altamente estruturada Tommy tem muita dificuldade para realizar trabalhos independentes e para seguir as regras da sala de aula.

HEATHER, 13 ANOS

Heather tem 13 anos, está na oitava série e recebe a maior parte da instrução em salas de aula normais. Uma avaliação psicoeducacional conduzida quando ela estava com 8 anos indicou uma "deficiência específica de aprendizagem" para matemática, para a qual ela recebe instrução em uma sala especial três períodos por semana. Além dos problemas com habilidades matemáticas, Heather tem exibido dificuldades significativas com a desatenção, desde pelo menos os 5 anos de idade. Especificamente, ela parece devanear ou "sair do ar" excessivamente quando precisa completar tarefas que exijam raciocínio e esforço em casa ou na escola. Seus pais e professores dizem que ela "se esquece" das instruções para as tarefas com freqüência, particularmente quando envolvem múltiplas etapas. Houve um tempo em que se pensava que seus problemas de desatenção eram causados por sua deficiência de aprendizagem para a matemática, mas este não parece ser o caso, porque ela é desatenta durante a maior parte das outras aulas (isto é, não apenas durante as aulas de matemática) e esses comportamentos prejudicaram seu ingresso na escola secundária. Heather não é impulsiva nem hiperativa. Na verdade, às vezes parece "lenta" e reticente em situações sociais.

ROBERTO, 17 ANOS

Roberto é um aluno de 17 anos que cursa a décima série (do sistema escolar norte-americano) em uma grande escola secundária urbana. Precisou repetir o ano duas vezes durante o ensino fundamental e tem tido dificuldades acadêmicas desde que começou a estudar. Além disso, é descrito pelos professores como impaciente, perturbador, inquieto e desmotivado. Como resultado de suas dificuldades acadêmicas e comportamentais, Roberto já recebeu vários serviços de educação especial, incluindo a colocação em uma sala de aula de apoio à aprendizagem, orientação pedagógica individual e, por algum tempo, a colocação em um ambiente escolar alternativo. Os professores da escola tentaram envolver a família do garoto em serviços de aconselhamento psicológico comunitário e recomendaram uma consulta ao médico para o uso de medicamentos psicotrópicos; essas recomendações foram seguidas de modo inconstante durante alguns anos. Apesar de todos esses serviços, as dificuldades de Roberto pioraram e, nos últimos anos, aumentaram por causa de seu envolvimento com uma gangue local. Ele foi detido pela polícia em duas ocasiões por furto e vandalismo, e também falta à escola com bastante freqüência. O garoto pediu aos pais para abandonar a escola a fim de conseguir um emprego em tempo integral.

Embora as cinco crianças e adolescentes descritos sejam bastante diferentes, eles têm em comum a dificuldade de atenção, particularmente com tarefas de casa e responsabilidades domésticas. Além disso, muitas crianças com problemas de atenção, como Amy, Greg, Tommy e Roberto, exibem dificuldades adicionais relacionadas à impulsividade e à hiperatividade. O termo psiquiátrico atual para crianças que exibem problemas extremos de desatenção, impulsividade e hiperatividade é *transtorno de déficit de atenção/hiperatividade*, ou TDAH[1] (American Psychiatric Association, 2000). Como você pode ver, nas descrições de casos que apresentamos, o termo TDAH é aplicado a um grupo heterogêneo de crianças e adolescentes que podem ser encontrados em praticamente todos os contextos educacionais.

O objetivo deste capítulo é oferecer uma breve visão geral do TDAH. Especificamente, revisaremos as informações que envolvem a prevalência desse transtorno, os problemas relacionados à escola em crianças com TDAH, dificuldades associadas de ajuste, métodos de classificação de crianças com esse transtorno em subtipos, possíveis causas do TDAH, impacto dos fatores situacionais sobre a gravidade dos sintomas e prováveis resultados no longo prazo para essa população. Além disso, examinaremos uma estrutura teórica para explicar os déficits subjacentes ao TDAH. Este material de apoio gera o contexto para descrições posteriores de estratégias de avaliação e tratamento do TDAH em escolas. Os leitores que se interessarem por uma discussão mais abrangente sobre as questões apresentadas neste capítulo devem consultar Barkley (1998), Goldstein e Goldstein (1998) ou Teeter (1998).

PREVALÊNCIA DO TDAH

Estudos epidemiológicos (isto é, levantamentos da população) indicam que aproximadamente 3-7% das crianças norte-americanas podem ter o diagnóstico de TDAH

---

1. Uma vez que múltiplas denominações têm sido usadas para o transtorno de déficit de atenção/hiperatividade ao longo dos anos e entre as disciplinas, o termo TDAH será usado neste livro por uma questão de simplicidade. TDAH será considerado sinônimo de outros termos para o transtorno, como hiperatividade e TDA.

(Barkley, 1998; Pastor & Reuben, 2002). Uma vez que a maior parte das salas de aula de educação geral inclui pelo menos 20 alunos, estima-se que uma criança em cada uma dessas classes terá TDAH. Assim, crianças que demonstram problemas de atenção e controle do comportamento freqüentemente são encaminhadas aos psicólogos que atendem nas escolas e a outros profissionais da saúde mental. O transtorno era mais freqüente em meninos que em meninas, em amostras tanto encaminhadas por clínicas (uma proporção de aproximadamente 6:1) quanto baseadas na comunidade (aproximadamente 3:1) (Barkley, 1998; Pastor & Reuben, 2002). A proporção maior de meninos atendidos em clínicas devido a esse transtorno pode ser uma função, em parte, da maior prevalência de comportamentos diruptivos adicionais (por exemplo, desobediência, perturbação da conduta) entre meninos com TDAH (Gaub & Carlson, 1997). Mais de 50% das crianças diagnosticadas com TDAH recebem medicamentos psicotrópicos para esse problema, enquanto aproximadamente 12% e 34% recebem educação especial e serviços de saúde mental, respectivamente (Pastor & Reuben, 2002). Portanto, comparado a outros problemas da infância (por exemplo, autismo e depressão), o TDAH é um transtorno de "alta incidência", mostrando-se particularmente em meninos. De modo semelhante a esses outros transtornos, ele tipicamente exige os serviços de múltiplos profissionais da comunidade e da educação para a conquista de resultados positivos no desenvolvimento.

PROBLEMAS ESCOLARES DE CRIANÇAS COM TDAH

Principais Dificuldades de Comportamento

As características principais (isto é, desatenção, impulsividade e hiperatividade) do TDAH podem levar a diversas dificuldades para crianças em contextos escolares. Especificamente, uma vez que essas crianças muitas vezes têm problemas para manter a atenção em tarefas que exigem concentração, a finalização de trabalhos independentes, que devem ser executados na carteira, é um tanto inconstante. Seu desempenho na sala de aula também pode ser comprometido pela falta de atenção às instruções da tarefa. Outros problemas acadêmicos associados a problemas de atenção incluem fraco desempenho em testes; habilidades deficientes de estudo; cadernos, carteiras e trabalhos escritos desorganizados; e falta de atenção às explicações do professor e/ou discussões em grupo.

Crianças com TDAH com freqüência perturbam as atividades em sala de aula e, portanto, atrapalham a aprendizagem dos colegas. Por exemplo, as crianças com TDAH podem exibir impulsividade de várias maneiras, incluindo falar sem permissão, conversar com colegas em momentos inapropriados e ficar zangadas quando confrontadas com reprimendas ou tarefas frustrantes. A qualidade dos trabalhos em sala de aula e em casa também pode ser afetada negativamente devido a um estilo de resposta impulsivo e descuidado nessas tarefas.

Os problemas em sala de aula relacionados à hiperatividade incluem sair da cadeira sem permissão, brincar com objetos inapropriados (por exemplo, materiais na carteira que não estão relacionados à tarefa em mãos), batucar com os dedos, bater os pés ritmicamente e se remexer na cadeira. Embora estes últimos comportamentos possam parecer relativamente benignos, quando ocorrem com freüência podem perturbar imensamente a instrução na sala de aula.

Dificuldades Associadas ao TDAH

Os alunos com TDAH apresentam risco de dificuldades significativas em uma variedade de áreas funcionais. É como se problemas de desatenção, impulsividade e hiperatividade servissem como um "ímã" para outras dificuldades que, em alguns casos, são mais graves que os déficits principais do TDAH. Dessas dificuldades, os três correlatos mais freqüentes do TDAH são o fraco desempenho acadêmico, altas taxas de desobediência e agressividade e perturbações nos relacionamentos com colegas.

Os professores e pais relatam, com freqüência, que crianças com TDAH têm desempenho acadêmico inferior ao dos colegas (Barkley, 1998). Como declarado anteriormente, essas crianças exibem taxas significativamente mais baixas de comportamento dedicado à tarefa durante períodos de instrução e trabalho independente que o demonstrado por seus companheiros (Abikoff, Gittelman-Klein & Klein, 1977; Platzman et al., 1992). Conseqüentemente, crianças com TDAH têm menos oportunidades para responder aos materiais didáticos e completam menos trabalhos independentes que seus colegas (Pfiffner & Barkley, 1998). Taxas inferiores às esperadas de finalização de trabalhos podem explicar, em parte, a associação do TDAH com a baixa conquista acadêmica: até 80% das crianças com esse transtorno exibem problemas com o desempenho acadêmico, conforme relatos (Cantwell & Baker, 1991). Além disso, entre 20% e 30% das crianças com TDAH recebem o diagnóstico de "deficiência de aprendizagem" em razão de seus déficits na aquisição de habilidades acadêmicas específicas (veja o Capítulo 3 para detalhes). Por fim, os resultados de estudos prospectivos de acompanhamento de crianças com TDAH que prosseguem na adolescência e na idade adulta jovem indicam risco aumentado de fracasso acadêmico crônico, medido por taxas superiores de repetência e abandono da escola em relação aos companheiros (por exemplo, Barkley, Fischer, Edelbrock & Smallish, 1990; Weiss & Last, 1999).

A forte correlação entre hiperatividade e agressividade está bem documentada na literatura de pesquisas (Jensen, Martin & Cantwell, 1997; Loney & Milich, 1982). Problemas de agressividade associados com maior freqüência ao TDAH incluem desafio ou desobediência a comandos de figuras representantes de autoridade, fraco controle do temperamento e tendência a discussões e hostilidade verbal, que atualmente compreendem a categoria psiquiátrica de transtorno oposicional desafiante (American Psychiatric Association, 2000). Portanto, não nos surpreende que o transtorno oposicional desafiante seja o diagnóstico concomitante mais comum com TDAH (isto é, uma condição associada ou co-mórbida), já que mais de 40% das crianças com TDAH e 65% dos adolescentes com TDAH exibem comportamentos relacionados ao transtorno oposicional desafiante (Jensen et al., 1997). Comportamentos anti-sociais mais graves (por exemplo, furtos, agressões físicas e faltas à escola) são exibidos por 25% ou mais dos alunos com TDAH, particularmente no segundo grau (Barkley, Fischer et al., 1990; Gittelman, Mannuzza, Shenker & Bonagura, 1985). As crianças que exibem agressividade e dificuldades relacionadas ao TDAH apresentam maior risco de conflitos interpessoais em casa, na escola e com colegas do que as crianças que exibem apenas TDAH (Johnston & Mash, 2001). Não nos surpreende, portanto, que os professores relatem a experiência de um estresse significativo na interação com alunos com TDAH, especialmente com aqueles que também exibem agressividade (Greene, Neszterczey, Katzenstein, Park & Goring, 2002). Por fim, a combinação de problemas de conduta e TDAH está fortemente associada ao abuso de drogas ilícitas (Biederman et al., 1997; Gittelman et al., 1985).

Muitas crianças com TDAH têm dificuldade para iniciar e manter amizades com os colegas (Stormont, 2001). Estudos que utilizaram medições sociométricas descobriram taxas uniformemente altas de rejeição por parte dos colegas de crianças que exibiam comportamentos relacionados ao TDAH (por exemplo, Hinshaw, Zupan, Simmel, Nigg & Melnick, 1997; Hodgens, Cole & Boldizar, 2000). A taxa de rejeição por parte dos colegas é particularmente alta no caso de crianças que exibem tanto agressividade quanto TDAH. Tipicamente, essa rejeição mantém-se estável ao longo do tempo, refletindo a natureza crônica das dificuldades de interação dessas crianças (Parker & Asher, 1987). Particularmente preocupante é que cerca de 22% dos meninos e 15% das meninas com TDAH podem ser caracterizados como tendo uma "deficiência social" que representa um funcionamento social que se mantém em um desvio padrão de 1,65 abaixo da média para a idade e o gênero em medições padronizadas do funcionamento social (Greene et al., 1996, 2002). Evidências preliminares indicam, também, que crianças com TDAH tendem a estar na periferia das redes sociais na sala de aula e a se unir umas às outras, aumentando assim a probabilidade de comportamento diruptivo (Kelly, 2001). Não é de surpreender, portanto, que as crianças com esse transtorno achem que colegas e companheiros oferecem apoio social menos freqüente que seus colegas sem TDAH (Demaray & Elliott, 2001).

Presumivelmente, as relações perturbadas de crianças com TDAH com companheiros devem-se a comportamentos de desatenção e impulsividade que perturbam o "desempenho social" (Stormont, 2001). Os déficits mais comuns de desempenho associados a esse transtorno incluem tentativas inapropriadas de se juntar a atividades em grupo que já estão em andamento (por exemplo, intrometendo-se em brincadeiras que já começaram), fracas habilidades de conversação (por exemplo, interrupções freqüentes, prestar atenção mínima ao que os outros dizem), empregar "soluções" agressivas para problemas interpessoais e propensão a perder a calma quando ocorre conflito ou frustração em situações sociais (Guevremont, 1990). Uma preocupação relacionada na área social é que os meninos com TDAH envolvem-se em esportes individuais ou de equipe por períodos mais curtos que seus colegas com desenvolvimento típico, e são mais propensos que as crianças de controle a exibir agressividade, a exibir reações emocionais e a ser desqualificados durante atividades atléticas em equipe (Johnson & Rosén, 2000). De modo surpreendente, crianças com TDAH com freqüência são capazes de articular os comportamentos sociais apropriados a serem exibidos em situações específicas, embora possa haver uma tendência a propor soluções agressivas para problemas interpessoais (Stormont, 2001). Atualmente, a conclusão mais prudente é que os sintomas relacionados ao TDAH levam a dificuldades no *desempenho* social para essas crianças, em vez de a déficits na *habilidade* social em si (veja o Capítulo 7 para detalhes).

Crianças com TDAH necessitam de atendimento de saúde médica e mental com mais freqüência que seus colegas sem TDAH. Um estudo recente revelou que crianças com esse transtorno consultam mais clínicos gerais, farmacêuticos e profissionais da saúde mental que crianças sem o transtorno (Guevara, Lozano, Wickizer,

Mell & Gephart, 2001). Como resultado, os custos do atendimento à saúde para crianças com TDAH eram mais que o dobro daqueles para crianças sem TDAH. Os custos com atendimento de saúde são ainda maiores que no caso de crianças com outros transtornos crônicos, como asma (Chan, Zhan & Homer, 2002). Na verdade, os custos "reais" do tratamento para TDAH podem ser subestimados, uma vez que essas crianças recebem serviços na escola e em ambientes de saúde mental (Chan et al., 2002). Portanto, os profissionais das escolas precisam ter consciência da maior necessidade de atendimento de saúde nessa população e tentar ajudar as famílias a terem acesso aos serviços necessários na comunidade.

SUBTIPOS DE TDAH

A definição atual de TDAH inclui uma lista de 18 sintomas comportamentais divididos em dois conjuntos (desatenção e hiperatividade-impulsividade) de nove sintomas cada (American Psychiatric Association, 2000). Existem três subtipos de TDAH: tipo combinado, tipo predominantemente desatento e tipo predominantemente hiperativo-impulsivo. As crianças com o tipo combinado exibem pelo menos seis dos nove sintomas de desatenção e pelo menos seis dos nove sintomas de hiperatividade-impulsividade. O tipo desatento é indicado para crianças que exibem pelo menos seis sintomas de desatenção, mas menos que seis sintomas de hiperatividade-impulsividade. Inversamente, as crianças com TDAH do tipo hiperativo-impulsivo exibem pelo menos seis sintomas de hiperatividade-impulsividade, mas menos que seis sintomas de desatenção.

Uma vez que o perfil sintomático varia entre indivíduos, as crianças diagnosticadas com TDAH formam um grupo heterogêneo. Na verdade, existem pelo menos 7.056 combinações possíveis de 12 dos 18 sintomas que poderiam resultar em um diagnóstico de TDAH do tipo combinado. Ampliando essa heterogeneidade inerente estão os correlatos potenciais do TDAH (isto é, fraca conquista acadêmica, agressividade e dificuldades no relacionamento com colegas), como resumidos anteriormente. Portanto, têm sido feitas tentativas de identificação de subtipos mais homogêneos de TDAH para facilitar as buscas por fatores causais, identificar potenciais diferenças no resultado no longo prazo e, mais importante, para auxiliar no planejamento do tratamento (para uma revisão da literatura sobre esse tema, consulte Jensen et al., 1977). Uma breve visão geral de cada um dos subtipos é oferecida a seguir, juntamente com uma exploração do valor da subdivisão do TDAH com base na presença ou ausência de agressividade ou internalização dos sintomas.[2]

TDAH Predominantemente Desatento

Um sistema anterior de classificação da American Psychiatric Association (DSM-III; American Psychiatric Association, 1980) incluía dois subtipos diferentes de TDAH: transtorno de déficit de atenção com hiperatividade (TDA+H) e transtorno de déficit de atenção sem hiperatividade (TDA sem H). Esta última categoria incluía crianças

---

2. As vantagens e desvantagens de subdividir as crianças com TDAH naquelas com ou sem deficiência de aprendizagem são discutidas no Capítulo 3.

que exibiam problemas significativos de desatenção e impulsividade na ausência de hiperatividade freqüente. Quando o DSM-III foi revisado, em 1987, esse subtipo foi removido do esquema de classificação em virtude de suas bases empíricas mínimas na época.

Desde a publicação do DSM-III-R (American Psychiatric Association, 1987), foram conduzidos vários estudos de pesquisas que apoiaram a existência de um subtipo de TDA sem H (para uma revisão, consulte Carlson & Mann, 2000). Com base nessas evidências empíricas, esse subtipo foi reintroduzido na nomenclatura psiquiátrica com a publicação do DSM-IV (American Psychiatric Association, 1994). As crianças com TDAH do tipo predominantemente desatento exibem problemas significativos de desatenção na ausência de impulsividade e hiperatividade perceptíveis. Existem evidências iniciais de que crianças com TDAH com predomínio da desatenção têm maiores problemas de recuperação de memória e velocidade perceptual-motora que seus colegas impulsivos-hiperativos (Barkley, DuPaul & McMurray, 1990). Além disso, essas crianças são descritas por pais e professores como mais "arrastadas" em termos cognitivos, sonhadoras e socialmente retraídas em comparação com crianças com TDAH do tipo combinado (Hodgens et al., 2000; McBurnett, Pfiffner & Frick, 2001). Esses e outros achados levaram alguns investigadores a postular uma incidência maior de deficiência de aprendizagem nesse subtipo em relação a outras crianças com a síndrome completa de TDAH. Essa hipótese não foi sustentada por quaisquer estudos empíricos, embora pelo menos um dos estudos (Barkley, DuPaul & McMurray, 1990) tenha descoberto uma porcentagem maior de alunos com TDAH com tipo desatento (53%) colocados em salas de aula para estudantes com deficiência de aprendizagem em relação àqueles com TDAH do tipo combinado (34%).

Contrastando com o subtipo de TDAH com predomínio da desatenção, as crianças com a síndrome completa de TDAH exibem maiores taxas de impulsividade, hiperatividade, agressividade, desobediência e rejeição pelos colegas (Carlson & Mann, 2000). Além disso, as crianças com TDAH do tipo combinado são mais propensas que seus colegas com TDAH com predomínio da desatenção a serem diagnosticadas com outros transtornos de comportamento diruptivo (por exemplo, transtorno oposicional desafiante e transtorno de conduta), a serem colocados em salas de aula para estudantes com perturbações emocionais, a receberem uma freqüência maior de suspensões da escola e a receberem intervenção psicoterapêutica (Barkley, DuPaul & McMurray, 1990; Faraone, Biederman, Weber & Russell, 1998; Wilcutt, Pennington, Chhabildas, Friedman & Alexander, 1999). Embora estudos comparativos do resultado no longo prazo não tenham sido conduzidos, presume-se que crianças com a síndrome completa de TDAH apresentem maior risco de perturbação anti-social e dificuldades de ajuste comportamental. Pouco se sabe sobre a cronicidade e o resultado longitudinal do TDAH com predomínio da desatenção na infância, embora Willcutt e colegas (em produção; citado em Willcutt, Chhabildas & Pennington, 2001) tenham descoberto que mais de 80% das crianças diagnosticadas com esse subtipo continuavam exibindo sintomas significativos de desatenção depois de um período de 18 meses.

Alguns estudos examinaram a resposta diferencial aos medicamentos psicoestimulantes (isto é, Ritalina ou metilfenidato) nos dois subtipos de TDAH. Esses estudos indicam, em geral, uma resposta positiva ao medicamento na maioria dos membros dos dois subtipos, com doses mais baixas consideradas suficientes para uma porcentagem maior de crianças com TDAH com predomínio da desatenção (por exemplo, Barkley, DuPaul & McMurray, 1991). Até o momento, nenhum estudo comparou a resposta a intervenções não farmacológicas entre os subtipos.

Em amostras clínicas, uma porcentagem menor (aproximadamente 1,3%) de crianças tem TDAH com predomínio da desatenção, em comparação com aqueles com a síndrome completa (Szatmari, Offord & Boyle, 1989), embora possa haver uma porcentagem maior de crianças com o subtipo desatento (5%) entre amostras da comunidade (Wolraich, Hannah, Pinnock, Baumgaertel & Brown, 1996). Além disso, existem evidências crescentes de que essas crianças deveriam ser identificadas separadamente daquelas com TDAH do tipo combinado. Esses subtipos apresentam claras diferenças em termos de dificuldades associadas e, talvez, nas áreas de resposta ao tratamento e resultado no longo prazo. Barkley (1998) argumentou que crianças com TDAH com predomínio da desatenção também podem diferir das crianças hiperativas-impulsivas em termos da natureza qualitativa de seus déficits de atenção. Especificamente, as crianças com TDAH do tipo combinado exibem dificuldades com a atenção persistente em função de uma deficiência ligada a uma reação atrasada ao ambiente, enquanto aquelas com TDAH com predomínio da desatenção são mais propensas a ter problemas com a atenção concentrada. Portanto, diferentes mecanismos neurais podem estar envolvidos, levando a estilos discrepantes de resposta comportamental (Barkley, 1998). Além disso, as crianças com TDAH com predomínio da desatenção que também exibem sintomas de lentidão cognitiva (por exemplo, parecem confusas, perdidas em um "nevoeiro") exibem resultados como retraimento social e sintomas de transtorno de internalização, que não são encontrados com freqüência em crianças com TDAH do tipo combinado (Carlson & Mann, 2002). Essas importantes diferenças entre os subtipos têm levado os pesquisadores a sugerir que o TDAH com predomínio da desatenção é um transtorno separado e distinto do tipo combinado (Barkley, 1998: Milich, Balentine & Lynam, 2001) e que, no mínimo, os critérios de diagnóstico deveriam incluir sintomas de lentidão cognitiva para permitir a identificação mais precisa do subtipo desatento (Carlson & Mann, 2002).

TDAH do Tipo Predominantemente Hiperativo-Impulsivo

O TDAH do tipo predominantemente hiperativo-impulsivo (TDAH-HI) foi introduzido no DSM-IV (American Psychiatric Association, 1994). Os experimentos de campo conduzidos antes da publicação do DSM-IV indicaram que uma pequena porcentagem das crianças com esse transtorno exibia comportamentos hiperativos-impulsivos significativos na ausência de sintomas de desatenção (Lahey et al., 1994). A grande maioria dessas crianças estava em idade pré-escolar e no início do ensino fundamental, levando à especulação de que o subtipo TDAH-HI pode ser um precursor do TDAH do tipo combinado. Essa especulação deve ser investigada por estudos longitudinais de crianças com TDAH-HI. Na verdade, pouquíssimas pesquisas têm sido conduzidas em termos de epidemiologia, características clínicas, desempenho escolar e resultados do tratamento do subtipo TDAH-HI. Existem evidências preliminares de que crianças com TDAH-HI são propensas aos mesmos transtornos co-mórbidos (por exemplo, transtorno oposicional desafiante e transtorno de conduta) que as crianças com TDAH-TC (Willcutt et al., 1999). Portanto, dada a escassez de pesquisas desse subtipo, a conclusão mais prudente é de que o

TDAH-HI representa uma forma menos grave ou uma manifestação inicial do tipo combinado de TDAH.

TDAH com e sem Agressividade

Como afirmamos anteriormente, o termo "agressivo" tem sido usado para descrever crianças que exibem taxas superiores à média de desobediência, tendência a discussões, comportamento desafiador e pouco controle do temperamento. Muitas das crianças que exibem esses comportamentos reúnem os critérios para a classificação de transtorno oposicional desafiante. Embora exista muita sobreposição ou co-morbidade entre TDAH e transtorno oposicional desafiante (Barkley, 1998; veja a seção "Dificuldades Associadas ao TDAH" deste livro), as crianças com qualquer dos transtornos são distintas, especialmente com relação ao resultado no longo prazo, daquelas que são tanto hiperativas quanto agressivas (para uma revisão, veja Jensen et al., 1997).

Crianças com TDAH e agressividade (isto é, transtorno oposicional desafiante ou transtorno de conduta) exibem freqüência maior de comportamentos anti-sociais, como mentiras, furtos e brigas físicas, que as crianças hiperativas sem agressividade (Barkley, 1998). Além disso, as crianças hiperativas-agressivas apresentam maior risco de rejeição por colegas que aquelas que exibem TDAH ou agressividade isoladamente. Níveis superiores de disfunção familiar e psicopatologia dos pais também têm sido encontrados entre jovens com ambos os transtornos (Jensen et al., 1997). Mais importante ainda, as crianças que apresentam tanto TDAH quanto agressividade apresentam o risco mais alto de resultados problemáticos na adolescência e na idade adulta (por exemplo, maior prevalência de abuso de substâncias) em relação a qualquer outro subgrupo de crianças com TDAH (Jensen et al., 1997).

Embora esses subtipos não exibam respostas diferentes aos medicamentos psicoestimulantes de acordo com estudos (por exemplo, Barkley, McMurray, Edelbrock & Robbins, 1989), existe um consenso considerável entre os profissionais de que as crianças com agressividade *e* TDAH exigirão serviços profissionais mais intensivos e contínuos para a conquista de resultados favoráveis. Os precursores para a combinação de TDAH e agressividade podem conter algumas indicações acerca da necessidade de um tratamento multimodal abrangente. Uma combinação de fatores internos à criança (isto é, temperamento irritável, alcance da atenção mais curto que a média e alto nível de atividade) e ambientais (isto é, estilo coercivo de resposta dos familiares, desentendimentos conjugais e fraco funcionamento dos pais) pode levar à coexistência desses transtornos (Barkley, 1998). Na medida em que esses fatores contribuem para a fraca adaptação da criança ao longo de todo o seu desenvolvimento, quanto mais tardio o ponto da intervenção, maior será a necessidade de cuidados intensivos e de longa duração. A natureza prolongada e difícil desses problemas comportamentais às vezes leva à colocação dessas crianças em ambientes mais restritivos, fora da escola pública e dos ambientes familiares.

TDAH com e sem Transtorno de Internalização

Aproximadamente 13% a 50% das crianças com TDAH exibem sintomas de um transtorno de ansiedade ou depressivo (Jensen et al., 1997). A presença de sintomas co-mórbidos internalizadores traz implicações tanto positivas quanto negativas para crianças com TDAH. Por um lado, a associação de sintomas internalizadores com TDAH pode servir como um fator de proteção, no qual (1) os comportamentos hiperativos-impulsivos são menos severos do que quando os sintomas internalizadores estão ausentes e (2) os sintomas do transtorno de conduta são menos propensos a estar presentes (Pliszka, Carlson & Swanson, 1999). Alternativamente, a combinação de TDAH e sintomas de internalização é associada a uma deficiência social maior (de acordo com relatos de professores e pais) do que ocorre apenas com o TDAH (Karustis, Power, Rescorla, Eiraldi & Gallagher, 2000). Além disso, alguns estudos revelaram um efeito menor dos medicamentos psicoestimulantes em crianças com TDAH e sintomas de internalização, em comparação com crianças com TDAH sem esses sintomas (por exemplo, DuPaul, Barkley & McMurray, 1994). Portanto, pode haver importantes distinções na apresentação clínica, deficiência e resposta ao tratamento entre crianças com TDAH com e sem sintomas de internalização, apoiando, assim, a viabilidade desse esquema de subtipos. Esta conclusão é temperada pelo fato de que as poucas pesquisas feitas nesta área (1) concentraram-se quase exclusivamente na ansiedade, em vez de nos transtornos depressivos e (2) usaram um único respondente (por exemplo, relato de um dos pais) para a avaliação da sintomatologia internalizadora. Ainda assim, no mínimo os profissionais precisam avaliar sintomas tanto de externalização quanto de internalização ao examinarem crianças suspeitas de TDAH porque esses sintomas tendem a influenciar tanto a trajetória das dificuldades das crianças quanto suas reações a certas intervenções.

POSSÍVEIS CAUSAS DO TDAH

Não existe uma "causa" única aparente do TDAH. Em vez disso, a sintomatologia do TDAH pode resultar de vários mecanismos causais (Barkley, 1998). A maior parte das pesquisas que examinaram a etiologia do TDAH é correlacional. Portanto, indicamos cautela na atribuição de um status causal às variáveis identificadas. Entretanto, já foram coletados dados empíricos envolvendo as potenciais contribuições causais de diversos fatores para o TDAH (veja Barkley, 2002). Variáveis internas às crianças, como fatores neurobiológicos e influências hereditárias, têm recebido a maior atenção na literatura (Barkley, 1998; Tannock, 1998). As contribuições dessas variáveis são brevemente resumidas a seguir. As influências ambientais (por exemplo, estresse familiar e fracas práticas de disciplina pelos pais) parecem modular a gravidade do transtorno, mas não exercem um papel causal em si (Barkley, 1998).

Variáveis Neurobiológicas

Historicamente, fatores neurobiológicos têm recebido a maior atenção como fatores etiológicos. As hipóteses mais antigas postulavam que crianças com TDAH tinham dano cerebral estrutural que contribuía para dificuldades de controle da atenção e do comportamento (Barkley, 1998). Aparentemente, existem leves diferenças estruturais entre os cérebros de indivíduos com TDAH e os de controles normais. Especificamente, estudos usando técnicas de imagens estruturais (por exemplo, imagem por ressonância magnética – IRM) e funcionais (por exemplo, tomografia por emissão de pósitrons – TEP) indicaram diferenças importantes e possíveis anormalidades nas redes estriatais frontais do cérebro (para uma revisão, veja Tannock, 1998). Interessantemente, uma das seções do cérebro estudadas com relação a isso é o córtex pré-frontal, que supostamente está envolvido na inibição do comportamento e na mediação de reações a estímulos ambientais. Além disso, os neurotransmissores — dopamina e norepinefrina — estão presumivelmente "menos disponíveis" em certas regiões do cérebro (por exemplo, córtex frontal), contribuindo assim para a sintomatologia do TDAH. Essa hipótese baseia-se, em parte, na ação dos psicoestimulantes (por exemplo, Ritalina) no cérebro, onde a disponibilidade de dopamina e norepinefrina é aumentada. Com base nas evidências disponíveis, presume-se que essas diferenças neurobiológicas devem-se a aberrações no desenvolvimento normal do cérebro resultantes de fatores genéticos, hormonais e/ou ambientais (Tannock, 1998).

Influências Hereditárias

Existem evidências coerentes de que o TDAH é um transtorno muito transmissível em termos genéticos que ocorre nas famílias (Faraone, 2000). Evidências que apóiam o papel primário dos fatores genéticos têm sido obtidas de várias maneiras. Em primeiro lugar, existe uma taxa superior de sintomas concomitantes e passados de TDAH em parentes imediatos de crianças com TDAH em relação a seus colegas sem TDAH (por exemplo, Faraone et al., 1993). Além disso, observa-se uma incidência maior de TDAH entre parentes biológicos em primeiro grau, comparados com pais e irmãos adotivos no caso de crianças com TDAH que foram adotadas em idade precoce (por exemplo, Van der Oord, Boomsa & Verhulst, 1994).

Uma segunda estratégia de pesquisas para a investigação da herança genética de sintomas de TDAH diz respeito a investigar padrões de sintomas em gêmeos monozigóticos (MZ) e dizigóticos (DZ). Especificamente, a probabilidade de um gêmeo ter TDAH quando o outro gêmeo apresenta o transtorno (o que é chamado de *taxa de concordância)* é significativamente maior entre pares de gêmeos MZ do que entre pares DZ (por exemplo, Levy, Hay, McStephen, Wood & Waldman, 1997). Uma vez que gêmeos MZ são geneticamente idênticos, enquanto os gêmeos DZ compartilham apenas 50% dos genes, presume-se que taxas superiores de concordância entre gêmeos MZ apóiam um papel substancial para fatores hereditários (em vez de ambientais) na expressão dos sintomas de TDAH. Na verdade, estudos de gêmeos permitem que os pesquisadores da genética comportamental estimem a variância dos sintomas de TDAH explicados por fatores ambientais compartilhados e fatores ambientais não compartilhados. A maior parte da variância é explicada por fatores genéticos, como indicado por estimativas de herdabilidade que variam de 0,75 a 0,98 (para uma revisão do tema, veja Tannock, 1998). Uma proporção pequena, mas significativa, de variância sintomática é explicada por fatores ambientais não compartilhados, enquanto nenhum desses estudos apóia um papel significativo dos fatores ambientais compartilhados. As estimativas de herdabilidade de TDAH estão entre as mais altas para qualquer transtorno emocional ou comportamental, excedendo estimativas para esquizofrenia e autismo (Barkley, 1998).

Estudos genéticos moleculares ofereceram apoio inicial para a associação de genes relacionados a neurotransmissores específicos e para a expressão fenotípica de sintomas de TDAH (por exemplo, Comings et al., 2000). Embora seja provável que múltiplos genes ligados aos sistemas tanto dopaminérgico quanto noradrenérgico estejam envolvidos (veja Comings et al., 2000), dois genes têm recebido a maior atenção até agora. Especificamente, foram descobertas diferenças específicas no gene transportador de dopamina (DAT; Dougherty et al., 1999) e no gene receptor de dopamina D4 (DRD4; Swanson et al., 1998) em amostras de TDAH em comparação com amostras não-TDAH. Esses achados são interessantes, uma vez que a dopamina é um neurotransmissor importante nas partes do cérebro (por exemplo, córtex frontal) que têm sido implicadas no TDAH e que os medicamentos estimulantes aumentam temporariamente a disponibilidade de dopamina na fissura sináptica. Claramente, estudos adicionais de replicação e extensão são necessários para identificar genes que podem exercer uma influência na sintomatologia do TDAH.

Toxinas Ambientais

Ao longo dos anos, muitas toxinas ambientais têm sido envolvidas em hipóteses para a explicação dos sintomas de TDAH. Algumas das teorias mais populares têm implicado fatores nutricionais, envenenamento por chumbo e exposição pré-natal a drogas ou álcool (Barkley, 1998). Por exemplo, Feingold (1975) argumentou que certos aditivos alimentares (por exemplo, colorantes alimentares artificiais, salicilatos) levavam à hiperatividade na infância. Estudos bem controlados que examinaram essa hipótese, bem como suposições semelhantes sobre o açúcar, indicam que fatores nutricionais exercem uma influência mínima sobre a gênese do TDAH (Barkley, 1998). Mais recentemente, investigadores descobriram uma relação significativa entre o tabagismo materno (Milberger, Beiderman, Faraone, Chen & Jones, 1996) ou o hábito de fumar cigarros (Mick, Biederman, Faraone, Sayer & Kleinman, 2002) durante a gravidez e TDAH posterior, bem como baixo peso ao nascer e TDAH posterior (Mick, Biederman, Prince, Fischer & Faraone, 2002). Embora os resultados de estudos correlacionais impliquem alguns fatores ambientais no TDAH, o papel exato exercido por esses fatores na "causação" real desse transtorno é mínimo, supostamente, pelo menos para a maioria dos jovens que recebem esse diagnóstico.

Conclusões

A conclusão mais prudente sobre a etiologia do TDAH é que múltiplos fatores neurobiológicos podem predispor as crianças à exibição de taxas mais altas de impulsividade e atividade motora, juntamente com alcance da atenção mais curto que a média, em comparação com outras crianças. As evidências mais promissoras apontam para uma influência hereditária que pode alterar o funcionamento cerebral (isto é, o funcionamento neuroquímico), particularmente no sistema estriatal frontal. Além disso, estudos genéticos do comportamento têm apoiado a noção do TDAH como um transtorno dimensional, em vez de categórico (Levy et al., 1997). Dito de outra forma, todos exibem sintomas desse transtorno ocasionalmente. O que destaca as crianças com TDAH de seus colegas sem o diagnóstico é que elas podem estar geneticamente predispostas (por meio de diferenças neurobiológicas) a exibir esses comportamentos em uma taxa significativamente superior a outras da mesma idade e gênero.

Algumas advertências devem ser mantidas em mente acerca das conclusões etiológicas. Em primeiro lugar, as pesquisas nesta área são repletas de dificuldades metodológicas que reduzem a confiança na interpretação dos resultados (Tannock, 1998). Em segundo lugar, apesar do fato de que variáveis internas às crianças parecem ser os principais fatores causais, esse achado não denigre o papel do ambiente na manutenção dos sintomas do TDAH. Por exemplo, como discutido nos Capítulos 4 e 5, as intervenções que envolvem a manipulação das condições ambientais podem ser bastante eficientes para a melhora do funcionamento de crianças com esse transtorno. Em terceiro lugar, atualmente não existe uma conexão conhecida entre a "causa" do TDAH de um indivíduo e o planejamento do tratamento. Assim, a determinação da etiologia está relacionada apenas de forma mínima ao aumento dos resultados de sucesso. Talvez, com o aumento do uso de tecnologias avançadas, particularmente no campo da genética molecular, informações clinicamente úteis sobre a etiologia do TDAH se tornem mais acessíveis.

O IMPACTO DOS FATORES SITUACIONAIS SOBRE A GRAVIDADE DOS SINTOMAS DE TDAH

Embora hipoteticamente as variáveis biológicas sejam as principais causas do TDAH, o papel dos fatores ambientais no estabelecimento da ocasião para a probabilidade de comportamentos de TDAH ou sua redução permanece importante para a prestação de serviços profissionais. Estímulos tanto antecedentes quanto conseqüentes são fundamentais para determinar a gravidade dos problemas de atenção, impulsividade e controle do comportamento. Na verdade, o desenvolvimento de intervenções em sala de aula para crianças com TDAH é melhorado pela (1) determinação da função comportamental dos comportamentos relacionados ao TDAH e (2) implementação de estratégias ligadas diretamente à função do comportamento (DuPaul & Ervin, 1996; veja também Capítulos 2 e 5). Por exemplo, se determinamos que o comportamento diruptivo e desatento de uma criança resulta confiavelmente em acesso à atenção do professor, então a intervenção em sala de aula deve proporcionar a atenção do professor contingente do comportamento não perturbador. A suposição principal é de que, embora os fatores ambientais afetem o comportamento de todas as crianças, o desempenho de crianças com problemas de desatenção e de controle do comportamento é mais sensível a esses eventos.

Importantes acontecimentos anteriores e/ou desencadeadores que afetam a probabilidade de ocorrência de comportamentos relacionados ao TDAH incluem os tipos de comando ou instrução que uma criança recebe, o grau em que é supervisionada durante o trabalho independente, o número de crianças presentes durante a instrução (Barkley, 1998) e a apresentação de tarefas acadêmicas vistas como difíceis ou com as quais a criança antipatiza.

Os professores declaram, com freqüência, que as crianças com problemas de atenção e controle do comportamento conseguem completar melhor seus trabalhos se interagem individualmente com um "supervisor" (por exemplo, professor, auxiliar, colega). Quando solicitados a prestar atenção a trabalhos feitos individualmente ou a instruções em contextos de grupos, contudo, os estudantes com TDAH enfrentam dificuldades freqüentes (Barkley, 1998). De modo semelhante, quando o trabalho independente é supervisionado de perto, as crianças com TDAH conseguem uma produção maior e melhor em relação a situações com supervisão mínima. Crianças com TDAH também são mais propensas a completar tarefas que consideram estimulantes e interessantes, bem como aquelas que dominam bem (isto é, o trabalho dentro de seu nível de instrução). Além disso, existem evidências preliminares de que crianças com esse transtorno comportam-se de modo mais apropriado quando podem escolher dentre várias tarefas, em vez de receberem ordens para realizar uma tarefa específica (Dunlap et al., 1994).

Crianças com TDAH são mais propensas a prestar atenção a comandos dados de modo direto e declarativo (por exemplo, "Volte à sua tarefa") que àqueles dados como uma pergunta ou uma solicitação de favor ("Você poderia voltar ao seu trabalho, por favor?") (Anastopoulos, Smith & Wein, 1998). Além disso, as instruções são seguidas com maior facilidade quando são entregues depois que elementos potenciais de distração (por exemplo, brinquedos e televisão) foram removidos e o aluno fez contato ocular com o instrutor. Por fim, a obediência a instruções é melhorada pela supervisão contínua da criança durante os primeiros minutos após um comando (Barkley, 1997b). Portanto, as condições antecedentes que promovem melhor controle do comportamento e desempenho acadêmico incluem a oferta de comandos eficientes, juntamente com a supervisão individual do trabalho da criança.

Vários fatores afetam o grau em que as conseqüências controlam o comportamento de crianças com TDAH. Esses incluem a latência entre o comportamento e suas conseqüências, a freqüência do reforço, o grau em que as conseqüências são importantes ou "motivadoras" para a criança e a forma como os comandos verbais lhe são enviados (Pfiffner & Barkley, 1998).

Crianças com TDAH têm desempenho semelhante ao de seus colegas sob condições de reforço relativamente imediato e freqüente (Pfiffner & Barkley, 1998). Isso é particularmente verdadeiro quando o tipo de reforço é altamente importante e significativo para a criança. Infelizmente, o reforço não é imediato e não ocorre com freqüência na maioria das salas de aula. Além disso, os reforços típicos (por exemplo, notas e elogios do professor) oferecidos nas escolas geralmente estão na extremidade mais baixa do continuum de ênfase.

Reprimendas verbais são bastante usadas pelos professores para reduzir os comportamentos perturbadores dos alunos (White, 1975). Em geral, as reprimendas são feitas em voz alta, na frente de todos, enquanto o professor exibe indicadores não-verbais (por exemplo, testa franzida e rubor facial) que indicam raiva em relação ao aluno perturbador. Alternativamente, um corpo impressionante de pesquisas indica que reprimendas são mais propensas a reduzir o comportamento indesejado quando dadas apenas à criança, a sós com ela, e o mais breve possível após a transgressão, com um mínimo de discussão e demonstração emocional (por exemplo, Pfiffner & O'Leary, 1987). Estes últimos fatores são particularmente importantes quando tentamos reduzir o comportamento perturbador de um aluno desatento.

TDAH COMO UM TRANSTORNO DE DEFICIÊNCIA DA RESPOSTA ADIADA

O papel crucial que a interação dos fatores biológicos internos à criança e os eventos ambientais exercem na determinação da gravidade dos sintomas de TDAH levaram a recentes alterações na conceitualização dos déficits subjacentes ao transtorno. Em particular, a característica central do TDAH pode ser uma deficiência na resposta adiada (isto é, inibição comportamental) em vez de um déficit de atenção em si

(Barkley, 1997a, 1998). Muitos contextos (por exemplo, sala de aula) e habilidades (por exemplo, internalização da fala) importantes exigem a capacidade de adiar a resposta ao ambiente. Portanto, déficits no adiamento da resposta levam à exibição dos sintomas de TDAH em múltiplos cenários e afetam de modo adverso o desenvolvimento do comportamento governado por regras.

Barkley (1997a) articulou um modelo teórico do TDAH como um transtorno da inibição comportamental, no qual o prejuízo no adiamento da resposta ao ambiente compromete o desenvolvimento de quatro funções executivas fundamentais. Estas incluem a memória funcional, a auto-regulação de afeto-motivação-alerta, a internalização da fala e a análise/síntese comportamental. Prejuízos no desenvolvimento dessas funções executivas, por sua vez, levam a múltiplos problemas no funcionamento cognitivo, acadêmico e social. Esse modelo teórico faz sentido intuitivamente e é coerente com a literatura existente sobre o transtorno (para uma revisão, veja Barkley, 1997a). Ainda assim, investigações que usam esse modelo teórico *a priori* para a formulação de hipóteses apenas começam a emergir na literatura. Portanto, o valor pleno dessa teoria para explicar o TDAH e para formular estratégias de intervenção ainda deverá aguardar um maior exame empírico.

Apesar da necessidade de pesquisas adicionais, as implicações dessa conceitualização do TDAH são claras. As intervenções para esse transtorno devem incluir mudanças nas variáveis internas à criança (por exemplo, alteração temporária no funcionamento cerebral por meio de medicamentos estimulantes) e/ou mudanças em estímulos antecedentes e conseqüentes para aumentar a probabilidade de adiamento da resposta, levando, desse modo, ao comportamento atento e produtivo (Barkley, 1997a). Infelizmente, a maior parte das salas de aula é estruturada de um modo que oferece reforços adiados e pouco freqüentes sob a suposição de que os alunos se tornam "internamente motivados" para obedecer às regras e completar as tarefas acadêmicas. Essas condições são precisamente as que levam, com freqüência, aos comportamentos desatentos e diruptivos (isto é, ao prejuízo da inibição da resposta) em crianças com TDAH. Portanto, o desafio para os profissionais da educação é incorporar estímulos ambientais conhecidos para melhorar o sucesso dos alunos em todas as salas de aula nas quais existem estudantes desatentos (veja o Capítulo 5).

RESULTADO NO LONGO PRAZO PARA CRIANÇAS COM TDAH

Durante muitos anos, particularmente entre os membros da comunidade leiga, acreditava-se que crianças com TDAH "superariam" suas dificuldades de controle do comportamento quando chegassem à adolescência ou ao início da idade adulta. Infelizmente, essa suposição não foi corroborada por investigações longitudinais do transtorno (veja Weiss & Hechtman, 1993). À medida que crianças com TDAH ingressam na adolescência, a freqüência e intensidade *absolutas* de seis sintomas declinam (Barkley, 1998). Isto é, elas melhoram com relação à atenção, à impulsividade e especialmente à hiperatividade, comparadas com seu próprio comportamento durante os anos pré-escolares e de escolarização inicial. Naturalmente, seus colegas exibem melhoras semelhantes no controle do comportamento, contribuindo, assim, para uma discrepância contínua entre adolescentes com TDAH e seus companheiros. Na verdade, 70-85% das crianças com TDAH continuarão exibindo déficits significativos de desatenção e hiperatividade *em relação* a seus companheiros etários durante a adolescência (Barkley, Fischer et al., 1990; Biederman et al., 1996).

Além da continuação da sintomatologia do TDAH, os adolescentes com esse transtorno exibem problemas de ajuste em variadas áreas de funcionamento. Em primeiro lugar, mais de 60% dos adolescentes com esse transtorno exibem, de acordo com estudos, freqüentes desafios e desobediência para com figuras representantes de autoridade e regras (Barkley, Fischer et al., 1990; Biederman et al., 1997). Além disso, mais de 40% dos adolescentes com TDAH exibem comportamentos anti-sociais significativos, como brigas físicas, furtos e vandalismo (Barkley, Fischer et al., 1990; Gittelman et al., 1985). Quando comparados com seus colegas sem TDAH, os adolescentes com esse transtorno apresentam maior risco de repetência e suspensões escolares, abandono da escola e abuso de substâncias. O risco de uso de drogas parece ser atribuível à presença de problemas importantes de conduta além dos comportamentos ligados ao TDAH (Biederman et al., 1997; Gittelman et al., 1985). Portanto, para uma grande porcentagem de crianças com TDAH, é irrealista presumir que "superarão" os problemas vivenciados na vida diária simplesmente em função do amadurecimento.

Diversos estudos prospectivos longitudinais acompanharam crianças com TDAH até os primeiros anos da idade adulta (isto é, por volta dos 18 aos 25 anos de idade). Em geral, esses estudos revelaram que mais de 50% das crianças com TDAH continuarão exibindo sintomas do transtorno, especialmente com relação à desatenção e à impulsividade, mesmo na idade adulta, especialmente quando dados relatados pelos pais são usados, em vez do auto-relato (Barkley, Fischer, Smallish & Fletcher, 2002). Problemas de conquista acadêmica e comportamento anti-social notados em adolescentes com esse transtorno continuam sendo os maiores riscos para esse grupo na idade adulta. Quase um terço desses adultos terão abandonado a escola no segundo grau, com apenas 5% completando um curso universitário, comparados com mais de 40% dos sujeitos do grupo de controle (Barkley, Fischer et al., 1990). Aproximadamente 25% ou mais dessas crianças desenvolverão padrões crônicos de comportamento anti-social que persistirão até a idade adulta e estarão associados a outros problemas de ajuste (por exemplo, abuso de substâncias, dificuldades interpessoais e instabilidade ocupacional). Adolescentes mais velhos e adultos jovens com TDAH são mais propensos que seus colegas sem TDAH a receber multas por excesso de velocidade e a sofrer acidentes automobilísticos enquanto dirigem (Barkley, Guevremont, Anastopoulos, DuPaul & Shelton, 1993; Barkley, Murphy, DuPaul & Bush, 2002). Um ponto positivo é que aproximadamente um terço das crianças acompanhadas até o início da idade adulta é visto como isento de sintomas e relativamente bem adaptado (Barkley, 1998). Ainda assim, esse transtorno da infância traz em si riscos bastante altos no longo prazo, quando comparamos essas crianças com a população sem TDAH.

Os investigadores têm procurado variáveis da infância que possam predizer, de modo confiável, os resultados na adolescência e na idade adulta de indivíduos com TDAH. Previsores específicos mínimos foram identificados além dessas variáveis (por exemplo, escores em testes de inteligência e situação socioeconômica) capazes de predizer o resultado para a população geral. Ainda assim, existem duas classes de previsores dignos de nota para a consideração dos profissionais em suas práticas. Em primeiro lugar, um início precoce de comportamentos anti-sociais, especialmente mentiras, furtos e brigas físicas, é preditivo de resultado anti-social posterior e, talvez, da continuação do TDAH (Barkley, 1998; Biederman et al., 1996). *Início precoce* é definido como aquele que ocorre antes dos 8 a 10 anos de idade. Em segundo lugar, ser rejeitado pelos companheiros etários na infância prediz a continuação dos problemas de ajuste interpessoal posteriormente (Barkley, 1998; Parker & Asher, 1987). Portanto, atualmente, a combinação da capacidade cognitiva de uma criança e seu nível de agressividade e rejeição por parte dos colegas, estabilidade familiar, adversidade psicossocial e práticas de criação representam o melhor esquema de previsão (Barkley, 1998; Biederman et al., 1996).

Dada a natureza prolongada do transtorno e os riscos relacionados no longo prazo para uma grande porcentagem das crianças com TDAH, começa a emergir um consenso de que múltiplas modalidades de tratamento são necessárias durante os anos de escolarização de uma criança (Barkley, 1998). Portanto, em vez de tentarem "curar" o transtorno, os profissionais da escola e os pais devem ajudar para que as crianças "compensem" seus problemas de controle comportamental. Além disso, presume-se que o TDAH é um transtorno situado na fronteira entre a biologia (por exemplo, diferenças genéticas no funcionamento dos neurotransmissores) e o ambiente da criança (isto é, fatores situacionais), no qual a criança é predisposta a se envolver em freqüências maiores de comportamento desinibido e altamente ativo em relação aos colegas, especialmente sob certas circunstâncias ambientais. Portanto, o tratamento pode envolver modificações nos ambientes escolar e doméstico, bem como tentativas de alteração de variáveis internas à criança através do uso de medicamentos psicoestimulantes. Com essas perspectivas em mente, nossa ênfase, ao longo de todo este livro, é promover métodos para a criação e manutenção de "ambientes protéticos" (Barkley, 1998) que permitam que as crianças com TDAH tenham sucesso escolar, emocional e social. Para a conquista desses resultados, deve ser feito um esforço concentrado por parte dos profissionais da escola, dos pais e de outros profissionais durante muitos anos da escolarização.

VISÃO GERAL DOS CAPÍTULOS SUBSEQÜENTES

A finalidade deste livro é oferecer aos profissionais das escolas um guia para a avaliação e tratamento de alunos com TDAH. Fizemos uma tentativa de identificar técnicas de avaliação e intervenção que oferecem uma base empírica sólida e são práticas para a aplicação no mundo real. Nesta edição de nosso livro, a primeira em língua portuguesa e segunda na língua inglesa, atualizamos e expandimos nossa cobertura das estratégias de avaliação e intervenção que podem ser usadas de modo eficiente em cenários escolares ao longo de todo o espectro do desenvolvimento.

Um modelo para triagem e avaliação de TDAH baseadas nas escolas é apresentado no Capítulo 2. Nós propomos que a avaliação dos alunos que podem exibir comportamentos relacionados ao TDAH envolve o uso de múltiplas técnicas, tanto em cenários domésticos quanto escolares. O objetivo da avaliação não é simplesmente chegar a um diagnóstico, mas, mais importante, guiar o desenvolvimento de um plano eficiente de tratamento. O uso da avaliação comportamental funcional é particularmente crítico para fazer a conexão entre a avaliação e o tratamento.

A relação entre o TDAH e as dificuldades no desempenho acadêmico é examinada em detalhes no Capítulo 3. Embora o TDAH não seja uma deficiência de aprendizagem em si, uma minoria significativa de crianças com problemas de atenção e controle do comportamento exibe déficits nas habilidades acadêmicas. Não está claro se o TDAH "causa" deficiência nas habilidades acadêmicas ou vice-versa. Entretanto, é mais provável que esses transtornos estejam simplesmente correlacionados, em vez de um causar o outro. Nós oferecemos sugestões para a tomada de decisões em relação à adequação da educação especial para certos alunos com TDAH.

O TDAH é um transtorno com início precoce, com exibição dos sintomas tipicamente antes dos 7 anos de idade. Portanto, no Capítulo 4, apresentamos métodos para a identificação de crianças pequenas que podem apresentar risco de TDAH, bem como estratégias para minimizar a gravidade dos comportamentos diruptivos associados (por exemplo, agressividade e desafio) e para a promoção do sucesso escolar precoce. Dado que o TDAH pode ser crônico e está associado a fracos resultados escolares, a identificação e intervenção precoces podem ser fundamentais para a melhora no sucesso das crianças com esse transtorno no longo prazo.

Um dos enfoques de intervenção mais eficientes para o TDAH é a manipulação dos eventos antecedentes e conseqüentes no ambiente de sala de aula. No Capítulo 5, são descritos métodos baseados no comportamento que, segundo estudos, melhoram o controle do comportamento, o desempenho acadêmico e o comportamento social. Nós propomos um modelo de solução de problemas baseado em dados para o desenvolvimento de intervenções acadêmicas e comportamentais que podem ser implementadas com integridade, particularmente nos cenários de escolas elementares. A conexão importante entre os dados extraídos de avaliações funcionais e baseadas no currículo e o esquema de intervenção é salientada na discussão dessas técnicas.

O tratamento mais estudado e eficaz em termos de custos para o TDAH é a prescrição de medicamentos psicoestimulantes como a Ritalina (metilfenidato). Esses medicamentos podem levar a melhoras no comportamento ligado à tarefa, na impulsividade, no comportamento social, na obediência e na produtividade acadêmica em até 70-80% das crianças com TDAH. Descrições sobre os medicamentos específicos (incluindo não-estimulantes), efeitos comportamentais, efeitos colaterais e fatores de resposta à dose são fornecidas no Capítulo 6. Além disso, apresentamos métodos que permitem que os profissionais baseados em escolas ajudem os médicos na avaliação da resposta aos medicamentos.

Múltiplas intervenções, praticadas em múltiplos arranjos, freqüentemente são necessárias para o alívio da sintomatologia do TDAH. Portanto, intervenções com medicamentos e comportamentais, baseadas em sala de aula, devem ser complementadas por treinamento de habilidades sociais, treinamento dos pais e/ou terapia comportamental familiar. Esses tratamentos são descritos no Capítulo 7. Além disso, oferecemos sugestões acerca de como aconselhar os pais com relação a "tratamentos" para o TDAH que têm apoio empírico mínimo ou para os quais inexiste tal apoio (por exemplo, eletroencefalograma – EEG – e treinamento com biofeedback).

Um enfoque de equipe para o tratamento do TDAH é crucial para um bom resultado. A comunicação entre professores e pais é discutida em detalhes no Capítulo 8. Com demasiada freqüência, a comunicação ineficaz entre a escola e a casa da criança, ou entre professores baseados na escola e aqueles que trabalham na comunidade (por exemplo, médicos), resulta em prestação deficiente de serviços. Métodos para apoiar a comunicação apropriada entre os membros da equipe de tratamento também são apresentados neste capítulo.

Rumos potenciais para o futuro de programas e pesquisas sobre TDAH baseados em escolas são discutidos no Capítulo 9. Maior atenção para a instrução direta sobre habilidades de estudo e organização, bem como programas de aconselhamento vocacional, são claramente necessários para crianças com esse transtorno. As sugestões oferecidas neste livro são apenas um ponto de partida. Há uma necessidade óbvia de desenvolvimento de estratégias baseadas em escolas que levem a resultados mais felizes para os alunos que exibem dificuldades relacionadas ao TDAH.

CAPÍTULO 2

♦♦♦

Avaliação do TDAH nas Escolas

♦

Tipicamente, múltiplas técnicas de avaliação são empregadas em contextos domésticos e escolares para um exame abrangente das crianças que podem ter TDAH (American Academy of Pediatrics, 2000; Barkley, 1998; National Institutes of Health, 1998). Embora os critérios de diagnóstico para esse transtorno tenham sido criados e publicados principalmente por médicos (por exemplo, American Psychiatric Association, 2000), os profissionais das escolas devem conhecer procedimentos de avaliação apropriados por diversas razões. Em primeiro lugar, problemas de desatenção e controle comportamental são dois dos motivos mais comuns para o encaminhamento para psicólogos pediátricos escolares e clínicos. Portanto, os psicólogos das escolas devem estar em condições de conduzir uma avaliação do TDAH ou, no mínimo, conhecer profissionais da comunidade que possam realizar um exame apropriado. Em segundo lugar, os psicólogos escolares têm acesso direto a fontes de informações e dados (por exemplo, professores, observações do comportamento da criança em cenários naturais) cruciais para o diagnóstico diferencial de TDAH. Em terceiro lugar, o TDAH é prevalente entre certas populações (por exemplo, crianças com deficiência de aprendizagem) freqüentemente atendidas por psicólogos escolares (Barkley, 1998). Por fim, crianças com TDAH podem estar habilitadas para serviços de educação especial nos Estados Unidos, sob a categoria de "outra deficiência de saúde" da Lei federal de 1997 para Educação de Indivíduos com Deficiências (veja Hakola, 1992). Portanto, os psicólogos escolares serão solicitados a ajudar a decidir se as crianças encaminhadas estão habilitadas para tais serviços sob essa categoria.

A finalidade do presente capítulo é descrever um enfoque de avaliação baseado na escola na avaliação do TDAH que incorpore as técnicas com maior apoio empírico na literatura. O uso apropriado desta metodologia de avaliação presume que os profissionais que conduzem a avaliação receberam treinamento apropriado para o uso do sistema de classificação do DSM-IV (American Psychiatric Association, 1994), bem como das técnicas de avaliação clínica. Primeiro, os critérios do DSM-IV para o TDAH são revistos no contexto do paradigma da avaliação feita na escola e suas limitações para esse fim são apresentadas. Depois, descrevemos um enfoque de avaliação comportamental para a avaliação do TDAH que incorpora múltiplas fontes de dados coletados em casa e na escola. Finalmente, apresentamos detalhes do processo de avaliação no contexto de um paradigma de tomada de decisões educacional baseado no modelo proposto por Salvia e Ysseldyke (1998). Os estágios da avaliação do TDAH descritos incluem triagem, avaliação por múltiplos métodos, interpretação dos resultados obtidos para chegar a uma decisão diagnóstica, desenvolvimento de um plano de tratamento baseado nos dados da avaliação e avaliação contínua do sucesso do programa de intervenção.

O USO DE CRITÉRIOS DE DIAGNÓSTICO NA AVALIAÇÃO DO TDAH NAS ESCOLAS

Definição Atual de TDAH

O TDAH tem sido definido e conceitualizado de várias maneiras nas últimas décadas, levando assim a uma confusão entre os profissionais com relação ao diagnóstico e aos procedimentos de avaliação apropriados (Barkley, 1998). Mais recentemente, há um consenso emergente de que o TDAH é caracterizado pela exibição de freqüências inapropriadas, em termos de comportamento, de desatenção e/ou hiperatividade-impulsividade (American Psychiatric Association, 2000). Essas duas dimensões de comportamentos levam a prejuízo no funcionamento, no qual a criança com TDAH demonstra dificuldades com o adiamento da resposta ao ambiente, o desenvolvimento de autocontrole e a manutenção do desempenho constante no trabalho ao longo do tempo (American Psychiatric Association, 2000; Barkley, 1998).

Os comportamentos ou "sintomas" que compreendem o TDAH, de acordo com os critérios do DSM-IV (American Psychiatric Association, 2000), são relacionados na Tabela 2.1. Para serem considerados sintomas de TDAH, os comportamentos devem ter começado nos primeiros anos da infância (isto é, antes dos 7 anos) e devem ser exibidos cronicamente em dois ou mais contextos (American Psychiatric Association, 2000). A criança deve exibir, de acordo com relatos, pelo menos seis dos nove sintomas de desatenção e/ou pelo menos seis dos nove comportamentos de hiperatividade-impulsividade. O diagnóstico de TDAH geralmente é determinado pelo estabelecimento de desvio do desenvolvimento e penetração dos sintomas em todos os contextos. Ao mesmo tempo, é igualmente importante descartar causas alternativas para a desatenção, impulsividade e inquietação motora da criança. Estas podem incluir fraca instrução acadêmica e práticas de manejo; prejuízo neurológico, sensorial, motor ou da linguagem; retardo mental; ou grave perturbação emocional (Barkley, 1998).

TABELA 2.1 Sintomas do DSM-IV para Transtorno de Déficit de Atenção/Hiperatividade.

Sintomas de desatenção

(1) seis (ou mais) dos seguintes sintomas de **desatenção** persistiram por pelo menos seis meses, em grau mal-adaptativo e incoerente com o nível de desenvolvimento:

(a) freqüentemente deixa de prestar atenção a detalhes ou comete erros por descuido em atividades escolares, de trabalho ou outras

(b) com freqüência tem dificuldades para manter a atenção em tarefas ou atividades lúdicas

(c) com freqüência parece não escutar quando lhe dirigem a palavra

(d) com freqüência não segue instruções e não termina seus deveres escolares, tarefas domésticas ou deveres profissionais (não devido a comportamento de oposição ou incapacidade de compreender instruções)

(e) com freqüência tem dificuldade para organizar tarefas e atividades

(f) com freqüência evita, antipatiza ou reluta em envolver-se em tarefas que exijam esforço mental constante (como tarefas escolares ou deveres de casa)

(g) com freqüência perde coisas necessárias para tarefas ou atividades (por exemplo, brinquedos, tarefas escolares, lápis, livros ou outros materiais)

(h) é facilmente distraído por estímulos alheios à tarefa

(i) com freqüência apresenta esquecimento em atividades diárias

Sintomas de hiperatividade-impulsividade

(2) seis (ou mais) dos seguintes sintomas de **hiperatividade-impulsividade** persistiram por pelo menos seis meses, em grau mal-adaptativo e incoerente com o nível de desenvolvimento:

(a) freqüentemente agita as mãos ou os pés ou se remexe na cadeira

(b) freqüentemente abandona sua cadeira em sala de aula ou outras situações nas quais se espera que permaneça sentado

(c) freqüentemente corre ou escala em demasia, em situações nas quais isso é inapropriado (em adolescentes e adultos, pode estar limitado a sensações subjetivas de inquietação)

(d) com freqüência tem dificuldade para brincar ou se envolver silenciosamente em atividades de lazer

(e) está freqüentemente "a mil" ou muitas vezes age como se estivesse "a todo vapor"

(f) freqüentemente fala em demasia

(g) freqüentemente dá respostas precipitadas antes de as perguntas terem sido completadas

(h) com freqüência tem dificuldade para aguardar sua vez

(i) freqüentemente interrompe ou se mete em assuntos de outros (por exemplo, intromete-se em conversas ou brincadeiras)

Nota. Extraído da American Psychiatric Association (1994). Copyright 1994, American Psychiatric Association. Reimpresso com permissão.

Existem três subtipos de TDAH. O tipo combinado descreve crianças que exibem pelo menos seis sintomas de desatenção e pelo menos seis sintomas de hiperatividade-impulsividade. Esta é a variação clássica do TDAH que tem sido amplamente estudada na literatura e é o subtipo mais problemático. O TDAH do tipo predominantemente desatento (termos anteriores incluíram "transtorno de déficit de atenção indiferenciado" e "transtorno de déficit de atenção sem hiperatividade") é diagnosticado nas crianças que exibem pelo menos seis dos nove sintomas de desatenção e *não mais que* cinco dos comportamentos hiperativos-impulsivos. Finalmente, o TDAH do tipo predominantemente hiperativo-impulsivo é diagnosticado nas crianças que exibem pelo menos seis dos nove sintomas hiperativos-impulsivos, mas menos que seis sintomas de desatenção. Sabe-se muito pouco sobre este subtipo, exceto que pode ser mais comum entre crianças que parecem estar em risco de desenvolvimento posterior do tipo combinado (Lahey et al., 1994). Além disso, crianças com menos de 6 anos de idade podem não ter tido oportunidade suficiente para exibir sintomas de desatenção e, portanto, podem cair no grupo hiperativo-impulsivo.

Vantagens do Enfoque do DSM

Embora tenham sido desenvolvidos no contexto de um modelo médico para problemas de comportamento infantis, os critérios de diagnóstico de TDAH são úteis em cenários educacionais por várias razões. Em primeiro lugar, a lista de sintomas descreve um conjunto de comportamentos problemáticos que co-variam de modo confiável em algumas crianças. O diagnóstico (isto é, a constelação de comportamentos que apresentam co-variação) pode ser usado para prever o risco de dificuldades comportamentais concomitantes ou futuras (Barlow, 1981). Em segundo lugar, o uso dos critérios do DSM-IV estrutura a avaliação de modo padronizado, aumentando potencialmente o consenso quanto ao status diagnóstico entre os profissionais. Em terceiro lugar, esses critérios orientam a seleção de hipóteses concorrentes (isto é, outros transtornos ou problemas) que poderiam explicar, potencialmente, os sintomas aparentes de TDAH. As conclusões baseadas no diagnóstico diferencial podem aumentar as chances de planejamento de um programa bem-sucedido de intervenção na sala de aula. Por exemplo, se os problemas de desatenção de uma criança estivessem relacionados a um transtorno de ansiedade, em vez de ao TDAH, as estratégias iniciais de tratamento seriam bastante diferentes.

Em quarto lugar, outra vantagem do uso dos critérios do DSM no protocolo de avaliação é que as discussões dessas listas de sintomas podem indicar os comportamentos problemáticos que devem servir como alvos para a intervenção. Por exemplo, os sintomas endossados com maior freqüência ou que são considerados mais importantes pelos pais e professores podem tornar-se o foco inicial do tratamento. Em quinto lugar, a incorporação de critérios de diagnóstico de consenso na avaliação (isto é, o uso de uma linguagem comum) melhorará a comunicação com outros profissionais da saúde mental (por exemplo, psicólogos infantis clínicos) ou médicos com relação ao estado psicológico da criança, alimentando, assim, um enfoque de equipe ao tratamento.

Limitações do Enfoque do DSM

Embora os critérios do DSM sejam componentes importantes do processo de avaliação, devemos considerar as diversas limitações desse enfoque. Em primeiro lugar, os critérios para o TDAH foram desenvolvidos no contexto de um modelo médico, implicando assim que o local do "problema" está dentro da criança. A caracterização da criança como portadora de um transtorno poderia diminuir as tentativas de exame das variáveis ambientais que podem exercer um papel na causação ou manutenção de comportamentos problemáticos. Em segundo lugar, o uso de um sistema psiquiátrico de classificação promove uma busca por patologias que, sob certas circunstâncias, poderia resultar em superidentificação de crianças com transtornos de comportamento (isto é, a identificação de "falsos positivos"). Essas circunstâncias sugerem a necessidade de um enfoque de avaliação multimodal no qual medições objetivas (por exemplo, observações do comportamento) suplementam o uso de técnicas de avaliação mais subjetivas, como uma entrevista diagnóstica (Achenbach & McConaughy, 1996). Em terceiro lugar, o uso de um sistema psiquiátrico de classificação e o recebimento resultante de um rótulo diagnóstico podem comprometer a auto-estima de uma criança se os outros passarem a vê-la como "perturbada". Embora sejam freqüentemente um tópico de discussão profissional, os possíveis efeitos iatrogênicos de ser diagnosticado com TDAH ainda não foram investigados empiricamente. E, por fim, uma quarta limitação importante do enfoque do DSM é que as propriedades psicométricas (por exemplo, confiabilidade e validade) dos vários critérios de diagnóstico ainda não foram bem estabelecidas (Gresham & Gansle, 1992).

Diversas habilidades são necessárias para garantir o uso apropriado do paradigma de classificação do DSM (adaptado de Barlow, 1981). Em primeiro lugar, o psicólogo escolar deve ter suficiente familiaridade com a psicopatologia infantil para saber quais comportamentos problemáticos tipicamente apresentam co-variação (por exemplo, desatenção, impulsividade e hiperatividade). Em segundo lugar, um conhecimento funcional dos critérios atuais do DSM para a maioria dos transtornos da infância, não apenas para TDAH, é necessário. Isso exige não apenas familiaridade com listas de sintomas, mas também critérios relacionados à idade de início e duração mínima dos comportamentos problemáticos. Finalmente, o psicólogo precisa ter sido treinado para o uso de um protocolo de avaliação abrangente para determinar os sintomas presentes no repertório de determinado aluno.

A melhor maneira de vermos o TDAH é como um "mau ajuste" entre os dotes biológicos e as características da criança e do ambiente, como a estrutura e as contingências prevalecentes na sala de aula. Nesse contexto, os critérios de diagnóstico oferecem sugestões sobre a co-variação do comportamento problemático, variáveis controladoras e intervenções eficientes baseadas no que se sabe sobre o TDAH em geral (Barlow, 1981). Portanto, discussões sobre os critérios do DSM são suplementadas com múltiplos métodos de avaliação conduzidos em vários ambientes para determinar os comportamentos problemáticos específicos, as variáveis controladoras e as possíveis estratégias de intervenção aplicáveis para um aluno individual. O diagnóstico de TDAH é apenas uma etapa no processo de desenvolver e examinar intervenções para a promoção de maior sucesso na sala de aula.

VISÃO GERAL DOS MÉTODOS DE AVALIAÇÃO

Tipicamente, emprega-se um enfoque de avaliação do comportamento para determinar o TDAH no qual múltiplos métodos de coleta de dados são usados com vários informantes e contextos (veja Anastopoulos & Shelton, 2001; Barkley, 1998). Em particular, coloca-se ênfase na obtenção, com os pais e professores, de informações confiáveis que envolvem o comportamento de uma criança, bem como de observações em primeira mão do desempenho do aluno. Portanto, os principais componentes desse exame incluem entrevistas com os pais ou um dos pais da criança e seus professores, questionários respondidos pelos pais e professores e observações do comportamento da criança em múltiplos contextos e sob variadas condições para as tarefas. Embora muitos desses mesmos procedimentos sejam usados durante avaliações de adolescentes, algumas modificações (por exemplo, inclusão de medições por auto-relato) são necessárias para manter a confiabilidade e a validade dos dados de avaliação (veja a seção "Considerações sobre o Desenvolvimento na Avaliação do TDAH" à página 50).

Cada técnica de avaliação será discutida em detalhes no contexto dos estágios do processo de avaliação na seção seguinte. Entrevistas com os pais, os professores e a criança são conduzidas para determinar a presença ou ausência de vários sintomas do DSM, bem como para identificar fatores históricos e/ou atuais que possivelmente servem para manter os comportamentos problemáticos identificados. Escalas de avaliação do comportamento completadas por um ou por ambos os pais do estudante e seus professores oferecem dados para estabelecer a gravidade dos comportamentos relacionados ao TDAH em relação a uma amostra normativa. Diversas medições diretas do comportamento do aluno são usadas para suplementar os relatos dos pais e professores. O comportamento da criança é observado em vários contextos (por exemplo, sala de aula e parquinho da escola) em diversas ocasiões para que se possa estabelecer a freqüência e/ou duração dos vários comportamentos alvo. As freqüências dos comportamentos geralmente são comparadas com aquelas exibidas por vários colegas do aluno para determinar o desvio do comportamento da criança encaminhada. Finalmente, os produtos do comportamento da criança (por exemplo, produtividade e correção acadêmica, qualidade da organização de materiais na carteira escolar) podem ser coletados e/ou examinados. Embora cada uma dessas técnicas tenha limitações, quando usadas em um pacote de avaliação multimodal é possível desenvolver-se um sistema de "conferências e balanços" de modo que deficiências de qualquer medição isolada sejam contrabalançadas por dados obtidos por outros meios (Anastopoulos & Shelton, 2001; Barkley, 1998).

Diversas técnicas de avaliação tipicamente empregadas por psicólogos escolares têm utilidade limitada na avaliação diagnóstica do TDAH. Em geral, os resultados de testes cognitivos, neuropsicológicos e educacionais não são úteis para determinar se uma criança tem ou não o TDAH. Até o momento, nenhum teste ou grupo de testes administrados individualmente demonstrou um grau aceitável de validade ecológica para ser útil no processo de diagnóstico (Barkley, 1991). Por exemplo, o teste empregado com maior freqüência pelos psicólogos escolares (isto é, a Escala de Inteligência de Wechsler para Crianças-III [WISC-III]) não demonstrou ser confiável para discriminar crianças com TDAH de crianças normais ou de alunos com deficiência de aprendizagem (Barkley, DuPaul & McMurray, 1990). Mais importante, escores no fator de Resistência à Distração (isto é, subtestes de Aritmética,

Dígitos e Códigos) do WISC-III não são indicadores diagnósticos confiáveis de TDAH (Anastopoulos, Spisto & Maher, 1994). O fraco desempenho nesse fator pode dever-se a uma variedade de possíveis causas, incluindo ansiedade de desempenho. Além disso, crianças com TDAH com freqüência exibem níveis apropriados de atenção e controle do comportamento sob condições de tarefa altamente estruturadas e que envolvem interação individualizada com um adulto até então desconhecido, como encontramos tipicamente na maioria das situações de teste (Barkley, 1998). Portanto, embora os testes administrados individualmente possam ser úteis para determinar o estado intelectual e educacional de uma criança, eles não são componentes necessários da avaliação diagnóstica do TDAH.

Medições padronizadas da atenção prolongada e do controle dos impulsos têm sido incorporadas rotineiramente no exame diagnóstico do TDAH (Anastopoulos & Sehlton, 2001; Barkley, 1998). Supostamente, tais testes oferecem dados objetivos menos influenciados por fatores (por exemplo, psicopatologia dos pais) que podem tornar parciais os relatos dos pais e professores (Gordon, 1986). Uma das medições padronizadas mais populares é o Teste de Desempenho Contínuo (CPT; Rosvold, Mirsky, Sarason, Bransome & Beck, 1956) e suas variantes, incluindo a Tarefa de Vigilância de Gordon (Gordon, 1983) e o Teste de Desempenho Contínuo de Conners (Conners, 1995).

Embora as pontuações nos CPTs pareçam discriminar entre crianças com TDAH e seus colegas normais em um nível de *grupo*, a utilidade dessas medições na avaliação de crianças *individuais* é limitada por vários fatores. Em primeiro lugar, diversas investigações fracassaram no sentido de obter correlações significativas entre medições de um critério (por exemplo, avaliações por parte do professor) e pontuações em vários CPTs (Halperin, Sharma, Greenblatt & Schwartz, 1991; Lovejoy & Rasmussen, 1990). Em segundo lugar, quando os efeitos da idade, sexo e habilidades de vocabulário receptivo são levados em conta, escores nessas medições não conseguem discriminar entre crianças com TDAH, crianças com transtorno de conduta, crianças com transtorno de ansiedade e seus colegas normais (Werry, Elkind & Reeves, 1987). Mesmo quando correlações importantes são obtidas entre escores do CPT e medições do critério, estas em geral são de baixa magnitude (isto é, entre valores absolutos de 0,21 e 0,50), sugerindo que os resultados de tarefas baseadas em clínicas respondem por uma variação mínima dos índices do critério (Barkley, 1991). Além disso, escores no CPT, isoladamente ou em combinação, resultam em decisões de classificação que muitas vezes apresentam discrepância em relação a um diagnóstico de TDAH baseado em entrevista com os pais e dados da escala de avaliação do comportamento (DuPaul, Anastopoulos, Shelton, Guevremont & Metevia, 1992). Finalmente, mesmo quando escores clinicamente significativos são obtidos em CPTs, o grau em que esses escores são específicos para TDAH e auxiliam no diagnóstico diferencial é questionável (por exemplo, McGee, Clark & Symons, 2000). Portanto, a conclusão mais prudente, no momento, é que o uso de instrumentos baseados em laboratório na determinação do diagnóstico de TDAH é limitado por validade ecológica bastante duvidosa (Anastopoulos & Shelton, 2001; Rapport, Chung, Shore, Denney & Isaacs, 2000).

Medições usadas tipicamente por psicólogos escolares para avaliar o funcionamento emocional de um aluno não são úteis para determinar se uma criança tem TDAH. Técnicas projetivas, como o Teste de Apercepção Temática (Murray, 1943) ou Desenho Familiar Cinético (Hammer, 1975) baseiam-se em uma suposição teórica de que os comportamentos problemáticos são causados por dificuldades emocionais subjacentes. Essa suposição não tem apoio empírico, pelo menos em relação aos comportamentos que compreendem o TDAH. Além disso, testes projetivos têm sido criticados por seus níveis questionáveis de confiabilidade e validade (Gregory, 1996).

Questionários de auto-relato completados por crianças e adolescentes tornaram-se muito populares nos últimos anos (por exemplo, Conners et al., 1997). Várias listas de verificação por auto-relato bem fundadas em termos psicométricos estão disponíveis, incluindo o Auto-Relato para Adolescentes (Achenbach, 1991a), o Inventário para Adolescentes-4 (Gadow et al., 2002) e o Auto-Relato de Sintomas de Conners-Wells para Adolescentes (Conners et al., 1997). Embora há muito exista a preocupação de que crianças com comportamento diruptivo geralmente não são confiáveis para o relato de seu próprio comportamento (Landau, Milich & Widiger, 1991), evidências crescentes sugerem que adolescentes com transtornos de comportamento podem ser capazes de oferecer informações úteis tanto para decisões de diagnóstico (Conners et al., 1997) quanto de tratamento (Smith, Pelham, Gnagy, Molina & Evans, 2000). Além disso, é importante coletar dados auto-relatados quando avaliamos adolescentes que podem ser diagnosticados com TDAH para permitir a avaliação de áreas mais veladas do funcionamento (por exemplo, sintomas depressivos) e para obter a cooperação do aluno com o processo de avaliação e tratamento (veja a seção "Considerações sobre o Desenvolvimento" a seguir).

ESTÁGIOS DA AVALIAÇÃO DO TDAH

Após um encaminhamento pelo professor por dificuldades do aluno com a atenção e o controle do comportamento, a avaliação do TDAH baseada na escola é conduzida em cinco estágios (DuPaul, 1992; veja a Figura 2.1). Esses estágios baseiam-se no modelo de tomada de decisões educacionais proposto por Salvia e Ysseldyke (1998). Primeiro, devem ser obtidas avaliações feitas pelos professores e realizadas entrevistas com o professor para determinar a gravidade e a freqüência de possíveis sintomas de TDAH. Em segundo lugar, se os achados dessa triagem forem significativos, múltiplos métodos deverão ser usados em várias fontes e cenários para documentar o funcionamento da criança em diversas áreas. Depois, os resultados da avaliação são interpretados, de modo a permitir decisões quanto à classificação e ao diagnóstico. Um plano de tratamento é desenvolvido a partir daí, com base nos dados obtidos na avaliação. Finalmente, o comportamento escolar e o desempenho acadêmico da criança são avaliados em uma base contínua, para determinar o sucesso e a necessidade de mudanças no programa de intervenção.

Esses estágios da determinação do TDAH são discutidos em detalhes a seguir. Inicialmente, para cada fase da avaliação, identificamos uma série de questões que devem ser abordadas, com base, em parte, em diretrizes para a avaliação do comportamento oferecidas por Barrios e Hartmann (1986). Depois, delineamos o processo de avaliação durante cada estágio do exame da criança. Finalmente, ocorre uma revisão da maneira pela qual técnicas específicas são usadas para responder às questões da avaliação em cada fase do exame.

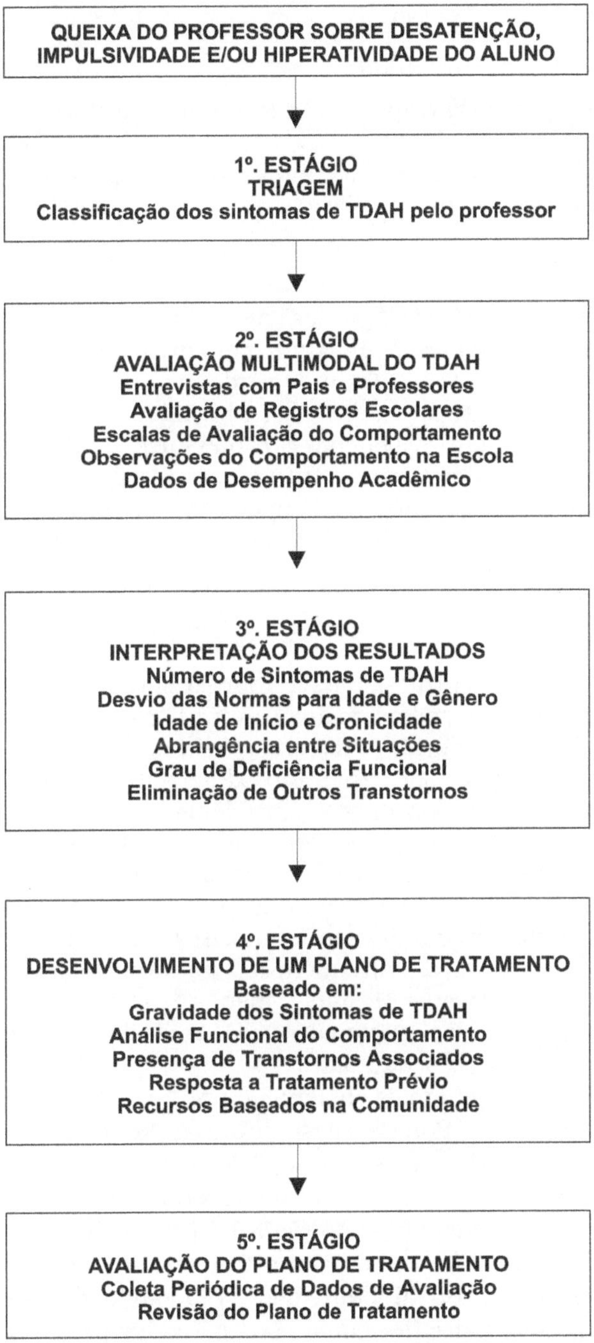

FIGURA 2.1 Cinco estágios da avaliação baseada na escola do Transtorno de Déficit de Atenção/Hiperatividade

Primeiro Estágio: Triagem

Questões Que Devem Ser Abordadas

O processo de triagem visa responder às seguintes questões:

1. Este aluno tem um problema relacionado à possibilidade de TDAH?
2. Será necessária uma avaliação adicional de TDAH?

Processo de Triagem

A triagem para possível TDAH deve ser conduzida sempre que um professor busca auxílio devido às dificuldades de um aluno para prestar atenção durante a instrução, conclusão inconsistente de tarefas independentes, incapacidade para permanecer sentado em momentos apropriados ou exibição de comportamento diruptivo e impulsivo. Uma breve entrevista com o professor é conduzida para especificar as preocupações quanto ao comportamento e para identificar fatores ambientais que possam estar suscitando e/ou mantendo os comportamentos problemáticos da criança. Depois disso, o professor avalia a freqüência com que os sintomas de TDAH ocorrem naquele aluno.

Técnicas de Triagem

A entrevista inicial com o professor deve abordar a freqüência, intensidade e/ou duração dos comportamentos problemáticos específicos. O papel de vários fatores ambientais (por exemplo, parâmetros da tarefa, método de instrução, comportamentos dos colegas) também deve ser explorado para estabelecer eventos antecedentes e conseqüentes para os comportamentos problemáticos. Para determinar se os comportamentos problemáticos podem estar ligados ao TDAH, tanto a presença quanto a ausência dos 18 sintomas do DSM-IV desse transtorno devem ser examinadas, assim como a cronicidade dos comportamentos aparentemente relacionados ao TDAH. Se seis ou mais sintomas de desatenção e/ou seis ou mais sintomas de hiperatividade-impulsividade ocorrem com freqüência segundo o relato, então uma avaliação adicional do TDAH é indicada. Mesmo se menos de seis sintomas em cada dimensão são relatados, uma avaliação adicional de TDAH ainda pode ser indicada, especialmente para alunos do nível secundário.

No método de triagem mais eficiente, o professor completa a Escala de Avaliação do TDAH-IV (DuPaul, Power, Anastopoulos & Reid, 1998) com relação ao comportamento típico da criança durante o ano escolar. O professor indica em uma escala de Likert de quatro pontos a freqüência dos 18 sintomas comportamentais do TDAH diretamente adaptados do DSM-IV (American Psychiatric Association, 1994). Como ocorre com a entrevista com o professor, se seis ou mais dos itens nos domínios da desatenção ou hiperatividade-impulsividade são classificados como ocorrendo "em grande parte do tempo" ou "na maior parte do tempo", então uma avaliação adicional de possível TDAH é indicada. Se um número menor de itens é endossado nessa faixa de freqüência, isso não elimina uma avaliação adicional de TDAH, mas requer uma forte consideração de outras explicações (por exemplo, deficiência de aprendizagem) para as preocupações do professor.

Segundo Estágio: Avaliação Multimodal do TDAH

Questões Que Devem Ser Abordadas:

Dados de múltiplas técnicas de avaliação são coletados para responder às seguintes questões:

1. Qual é a extensão e a natureza dos problemas relacionados ao TDAH?
2. Que fatores ambientais mantêm esse problema?
3. Qual é a freqüência, duração e/ou intensidade dos comportamentos problemáticos?
4. Em que cenários os comportamentos relacionados ao TDAH ocorrem, e há quanto tempo são exibidos?

Processo de Avaliação

Se os resultados iniciais da triagem indicam possível TDAH, um exame mais abrangente do funcionamento geral da criança é indicado. Inicialmente, os pais e professores da criança são entrevistados para especificar os comportamentos problemáticos, identificar possíveis eventos antecedentes e conseqüentes para esses comportamentos e explorar o papel causal de diversas variáveis históricas. Uma revisão de dados de arquivo (por exemplo, boletins e outros registros escolares) é completada para a coleta de dados históricos adicionais. Portanto, a fase inicial do processo de avaliação visa identificar comportamentos problemáticos específicos, fatores ambientais e variáveis históricas que exigem avaliação adicional.

Os pais e professores do aluno completam diversos questionários que fornecem dados mais específicos com relação à freqüência e/ou gravidade dos comportamentos indesejados. Essas classificações ajudam a estabelecer o desvio do desenvolvimento dos comportamentos relacionados ao TDAH em relação a dados normativos, além de ajudar a identificar se tais comportamentos são evidentes em vários cenários e com diversos responsáveis pelos cuidados da criança. Os questionários específicos usados variam em função dos comportamentos alvo a serem avaliados e da idade da criança, como discutido a seguir.

A fase final da avaliação formal do TDAH compreende observações diretas do comportamento da criança em vários ambientes e a coleta de dados sobre o desempenho acadêmico. Essas técnicas podem fornecer informações cruciais envolvendo a freqüência e a duração de comportamentos alvo, se eventos antecedentes e conseqüentes específicos servem para suscitar ou manter os comportamentos problemáticos e o grau em que os comportamentos relacionados ao TDAH comprometem o funcionamento social e acadêmico da criança. Sob uma perspectiva de projeto da intervenção, a atividade mais crítica é coletar dados no contexto de uma avaliação comportamental funcional (DuPaul & Ervin, 1996).

Técnicas de Avaliação

Entrevista com o Professor. O professor deve descrever as dificuldades do aluno em termos comportamentais específicos no contexto de uma entrevista de identificação do problema, como descrita por Bergan e Kratochwill (1990). Além disso, os critérios de diagnóstico atuais do DSM para uma variedade de transtornos de comportamento infantis devem ser analisados com o professor. Além do TDAH, a presença ou ausência de comportamentos associados a transtorno oposicional desafiante, transtorno de conduta, transtorno de ansiedade generalizada, transtorno de ansiedade da separação e depressão deve ser determinada. É importante analisar esse conjunto de problemas por duas razões. Em primeiro lugar, sintomas aparentes de TDAH podem, na verdade, ser manifestações de outro transtorno. Por exemplo, uma criança deprimida pode exibir problemas de concentração. Portanto, o diagnóstico de TDAH é feito pela eliminação de outras hipóteses (isto é, transtornos) para os comportamentos problemáticos. Uma segunda razão para revisar esses critérios de diagnóstico é que muitas crianças com TDAH também exibem sintomas de outros transtornos. O diagnóstico associado com mais freqüência é o de transtorno oposicional desafiante; aproximadamente 40-65% das crianças com TDAH exibem sintomas deste transtorno (Barkley, 1998). Além disso, a combinação de TDAH com outro comportamento ou transtornos emocionais implica a necessidade de intervenções múltiplas, como discutido a seguir.

Enquanto é feita a determinação da presença ou ausência de cada um dos sintomas de comportamento, o professor também deve fornecer exemplos específicos dos comportamentos indicados como presentes, assim como estimar sua freqüência. Os eventos antecedentes (por exemplo, tipo de instrução) e conseqüentes (por exemplo, resposta do professor ao mau comportamento do aluno) típicos envolvendo cada comportamento problemático também devem ser identificados, porque podem estar servindo para manter e/ou exacerbar dificuldades de comportamento. A seguir, deve haver uma discussão sobre as técnicas atuais de manejo e seu relativo grau de sucesso.

É fundamental que as informações envolvendo a qualidade do desempenho acadêmico de uma criança e sua situação social sejam determinadas. Algumas crianças com TDAH podem exibir déficits significativos em algumas habilidades, além de dificuldades para completar tarefas. Naturalmente, uma avaliação das habilidades acadêmicas (por exemplo, medição baseada no currículo) seria indicada nessas situações. Observações pelo professor relacionadas ao estilo de interação social da criança e sua aceitação por colegas são úteis para determinar a necessidade de uma avaliação adicional nessa área (por exemplo, sociométrica). Muitas crianças com TDAH exibem um padrão de interação controlador e agressivo com outros, resultando em baixa aceitação ou rejeição aberta por parte de seus companheiros (Stormont, 2001). Dados da entrevista com o professor são usados para identificar possíveis déficits em habilidades sociais que podem servir de alvo para avaliação e intervenção adicional, bem como para delinear os contextos e/ou momentos do dia escolar em que as dificuldades de relacionamento social têm mais chance de ser exibidas.

Avaliação de Registros Escolares. O registro escolar do aluno deve ser avaliado para obter dados que possam ser úteis para apontar o início e o curso das dificuldades relacionadas ao TDAH em sala de aula. Por exemplo, os professores geralmente dão notas para a qualidade dos hábitos de trabalho e conduta das crianças. Assim, não nos surpreende que a maioria dos estudantes com TDAH obtenham notas abaixo da média nessas áreas em todas as séries escolares. Essas notas abaixo da média com freqüência são suplementadas por comentários do professor envolvendo fraca realização das tarefas, altos graus de inquietação ou conversas freqüentes com colegas sem permissão. É importante notar a série específica nas quais essas notas baixas e comentários ocorrem pela primeira vez para que possa ser feita uma referência cruzada sobre a idade de início do TDAH de acordo com o relato dos pais.

Um enfoque mais estruturado à revisão dos registros escolares é oferecido pelo instrumento de avaliação *School Archival Records Search* (SARS; Walker, Block-Pedego, Todis & Severson, 1998). O SARS oferece um formato padronizado para a coleta de informações envolvendo 11 variáveis que prevêem transtornos de comportamento e/ou abandono da escola. As variáveis incluem o número de escolas diferentes nas quais o aluno estudou, faltas à escola, notas baixas, reprovações, encaminhamentos acadêmicos/comportamentais, plano de educação individualizada atual, colocação em sala de aula especial, recebimento de instrução suplementar, encaminhamento para serviços externos, comentários negativos em forma de narrativa e contatos com o setor de disciplina da escola. Essas variáveis individuais resumem-se a três fatores: Perturbação, Assistência a Necessidades e Baixo Aproveitamento. Walker e colegas (1998) estabeleceram pontos de corte para cada variável e escore de fator individuais que prevêem dificuldades escolares. Como poderíamos esperar, crianças com transtornos de comportamento (presumivelmente incluindo o TDAH) são mais propensas a receber escores positivos (isto é, abaixo dos pontos de corte definidos) para Perturbação e Baixo Aproveitamento. A vantagem primária da SARS é que aponta variáveis preditivas cruciais de modo estruturado e padronizado, oferecendo, assim, um relato confiável sobre o histórico acadêmico e comportamental passado do estudante.

Entrevista com os Pais. Uma breve entrevista (30-45 minutos) com os pais do aluno deve ser conduzida pessoalmente ou por telefone. Embora a discussão sobre o passado da criança e seu funcionamento atual em várias áreas (por exemplo, histórico médico) seja possível, as linhas mais importantes de questionamento são as seguintes. Em primeiro lugar, a presença e a freqüência das dificuldades de controle do comportamento em casa devem ser identificadas. A melhor maneira de fazer isso é revisando os critérios de diagnóstico atuais do DSM para TDAH e transtornos relacionados do comportamento diruptivo (transtorno oposicional desafiante, transtorno de conduta) com um dos pais ou ambos. Além disso, a presença de sintomas associados a transtornos de internalização (por exemplo, transtornos de ansiedade) que poderiam estar relacionados à causa da desatenção e da hiperatividade da criança deve ser identificada. Como ocorre com a entrevista com o professor, uma revisão dos critérios do DSM ajudará a eliminar a presença de outros transtornos que podem estar relacionados, em termos causais, à exibição de sintomas de TDAH.

Uma segunda área de discussão para a entrevista com os pais diz respeito às informações que envolvem o desenvolvimento nos primeiros anos de vida da criança. É importante localizar o início dos comportamentos relacionados ao TDAH, bem como coletar informações sobre sua cronicidade ao longo do tempo. O comportamento nos primeiros anos de vida de crianças com TDAH caracteriza-se tipicamente por alto nível de atividade e por dificuldades de controle (DuPaul, McGoey, Eckert & VanBrakle, 2001). Em alguns casos, porém, o comportamento da criança não é visto como problemático até o ingresso na escola, quando aumenta a demanda por tarefas independentes. Este é particularmente o caso quando os pais tiveram pouca experiência anterior com crianças (por exemplo, a criança que está sendo avaliada é filho único ou é o filho mais velho) e/ou têm expectativas irrealistas com relação ao comportamento do filho.

Uma terceira área de investigação é o histórico familiar de problemas de comportamento, emocionais e de aprendizagem da criança. Embora o tema possa trazer desconforto para os pais e profissionais, ele é importante por duas razões. Em primeiro lugar, as pesquisas indicam que o TDAH pode ter um componente genético ou familiar (Faraone, 2000) e que, portanto, tende a ocorrer em outros familiares. A presença de TDAH na família aumenta as chances de a criança identificada também ter TDAH. Em segundo lugar, em 27-32% dos casos, a mãe da criança pode estar deprimida ou ter um histórico de depressão (Biederman et al., 1987). Existe, também, maior incidência de comportamento anti-social por parte do pai nas famílias de crianças com TDAH (Lahey et al., 1988). A presença dessas dificuldades na família tem implicações diretas para o tratamento: intervenções domésticas para o TDAH têm mais chances de sucesso quando implementadas após o alívio da psicopatologia dos pais e dos problemas relacionados ao funcionamento familiar. Por exemplo, mães deprimidas de filhos com transtornos de comportamento exibem maior taxa de fracasso em resposta ao treinamento para estratégias de modificação comportamental que mães não deprimidas (Patterson & Chamberlain, 1994).

Classificações Completadas por Pais. Um ou ambos os pais devem completar diversos questionários para determinar o desvio dos comportamentos de TDAH da criança em termos de desenvolvimento e para estabelecer a abrangência dos comportamentos problemáticos em vários contextos. Diversas escalas de classificação gerais ou "amplas" do comportamento com dados normativos adequados e propriedades psicométricas comprovadas (para uma revisão, veja Anastopoulos & Shelton, 2001; Barkley, 1998) também podem servir a essa finalidade. Entre esses questionários, os principais são a Lista de Conferência de Comportamentos para Crianças (CBLC; Achenbach, 1991b), o Sistema de Avaliação do Comportamento para Crianças (BASC; Reynolds & Kamphaus, 1992) e a Escala Conners de Avaliação para Pais (CPRS; Conners, 1997).

Cada uma dessas escalas de classificação do comportamento tem vantagens específicas que devem ser consideradas ao selecionarmos os instrumentos de avaliação. Especificamente, a CBCL e o BASC contêm grandes agrupamentos de dados e, portanto, oferecem ampla cobertura para perturbações tanto de internalização quanto de externalização. Essa ampla cobertura facilita o diagnóstico diferencial porque diferentes hipóteses (por exemplo, presença de outros transtornos) para a exibição de sintomas de TDAH podem ser exploradas. Uma vez que o conjunto de itens e a estrutura dos fatores nas versões para pais e professores da CBCL são bastante semelhantes, a concordância entre vários informantes pode ser examinada com bastante especificidade. Essas informações podem ser preciosas, uma vez que a concordância entre pais e professores (por exemplo, em relação à exibição dos sintomas em diferentes situações por parte da criança) é importante para fazer um diagnóstico de TDAH. Alternativamente, a Escala Conners de Avaliação proporciona cobertura extensa dos sintomas de externalização, embora seja relativamente breve. Esta última escala é particularmente vantajosa em situações nas quais os pais mostram-se relutantes em passar muito tempo completando questionários.

Além de uma das escalas de classificação mais amplas, os pais devem completar dois questionários "de faixa mais estreita", contendo itens mais específicos aos comportamentos relacionados ao TDAH: a Escala de Avaliação do TDAH-IV e o Questionário de Situações Domésticas (HSQ; Barkley, 1990). A Escala de Avaliação do TDAH-IV oferece informações que envolvem a freqüência da ocorrência de cada um dos 18 sintomas desse transtorno no contexto doméstico. O número de itens avaliados como ocorrendo "em grande parte" ou "na maior parte" do tempo é contado. Escores nos fatores de Desatenção e Hiperatividade-Impulsividade podem ser comparados com dados normativos para determinar o desvio da sintomatologia de TDAH em termos do desenvolvimento (DuPaul et al., 1998). As respostas dos pais ao HSQ permitem a determinação do número de cenários domésticos nos quais os problemas de comportamento são exibidos pela criança. Além disso, a gravidade dos problemas de comportamento dentro de cada situação é determinada em uma escala de Likert de 1 (leve) a 9 (grave). A versão revisada do HSQ (HSQ-R; DuPaul & Barkley, 1992) oferece informações mais específicas envolvendo a abrangência dos problemas de atenção em várias situações domésticas. Portanto, o HSQ será útil para determinar a especificidade situacional e a gravidade de problemas de conduta, enquanto o HSQ-R oferece dados envolvendo essas mesmas variáveis para dificuldades de atenção que podem ser particularmente úteis se houver suspeita de que a criança tem o subtipo desatento. Por exemplo, uma criança que, segundo relatos, exibe dificuldades de atenção em uma ou duas situações, pode ser menos propensa a ter TDAH do tipo predominantemente desatento que uma criança cujas dificuldades de atenção são evidentes em muitas situações.

Muitas crianças com sintomas de TDAH exibirão dificuldades significativas para a conclusão de lições de casa e habilidades de estudo. Quando esses problemas são relatados pelos pais ou professor, uma avaliação adicional é necessária para determinar que comportamentos ligados aos deveres de casa precisam ser abordados. Inicialmente, talvez o pai precise completar a Lista de Verificação de Problemas com Deveres de Casa (Anesko, Shoiock, Ramirez & Levine, 1987) ou o Questionário de Desempenho em Deveres de Casa (Power, Karustis & Habboushe, 2001). Essas medições oferecem dados relativos à freqüência ou à gravidade de vários problemas (por exemplo, a criança nega que tem lições de casa ou não as termina) relacionados aos deveres de casa. As respostas dos pais a esses questionários podem levar a uma investigação adicional quanto aos problemas específicos que podem estar presentes em cada etapa do processo de realização das lições de casa.

A Escala de Avaliação de Deficiências (IRS; Fabiano et al., 1999) pode ser usada para determinar o grau em que, segundo os pais, os sintomas de TDAH da criança causam prejuízo a seu funcionamento. A IRS contém sete itens relacionados a várias áreas do funcionamento (por exemplo, os relacionamentos da criança com irmãos) que podem ser afetadas por sintomas de TDAH.

Classificações por Professores. Como ocorre com questionários completados pelos pais, existem muitas escalas de classificação de ampla abrangência para professores. Os três questionários mais usados são o Formulário de Avaliação pelo Professor (TRF; Achenbach, 1991c), o Sistema de Avaliação do Comportamento para Crianças (BASC; Reynolds & Kamphaus, 1992), as Escalas de Transtornos Mentais de Devereux (Naglieri, LeBuffe & Pfeiffer, 1994) e a Escala Conners de Avaliação para Professores (Conners, 1997). Como mencionado anteriormente, essas medições de ampla abrangência têm muitas vantagens, incluindo uma ampla cobertura de possíveis áreas de problemas e extensas amostras de padronização que facilitam comparações normativas por gênero e idade.

Em conjunção com uma dessas escalas de classificação de ampla abrangência, deve ser considerada a inclusão de dois ou mais instrumentos de avaliação de abrangência mais limitada. Se o professor já não o fez durante o processo de triagem, um instrumento de abrangência limitada de medição dos sintomas de TDAH, como a Escala de Avaliação do TDAH-IV (DuPaul et al., 1998) deve ser usado para determinar a freqüência específica dos comportamentos relacionados ao TDAH sob a perspectiva do professor. Além disso, o Questionário de Situações na Escola (SSQ; Barkley, 1990) e/ou o Questionário de Situações na Escola – Revisado (SSQ-R; DuPaul & Barkley, 1992) deve ser completado. O SSQ e o SSQ-R oferecem informações envolvendo a abrangência entre situações e o nível de gravidade dos problemas de conduta e atenção, respectivamente.

Em muitos casos, os alunos encaminhados para uma avaliação diagnóstica também evidenciam dificuldades de relacionamento social e desempenho acadêmico. Portanto, as percepções do professor em relação ao funcionamento do aluno nessas áreas também precisam ser avaliadas. Existem vários questionários de habilidades sociais bem fundados em termos psicométricos, incluindo o Sistema de Avaliação das Habilidades Sociais (Gresham & Elliott, 1990) e a Escala de Walker-McConnell de Competência Social e Ajuste Escolar (Walker e McConnell, 1988). Quando indicado, as avaliações feitas pelos professores sobre a competência social devem ser suplementadas por classificações feitas por colegas do aluno e/ou dados sociométricos. As classificações dos professores sobre dificuldades de conquista acadêmica podem ser obtidas pelo uso da Escala de Avaliação do Desempenho Acadêmico (DuPaul, Rapport & Perriello, 1991) ou Escala de Avaliação da Competência Acadêmica (DiPerna & Eliott, 2000). Avaliações em um destes últimos questionários podem indicar a necessidade de um exame adicional dos déficits nas habilidades acadêmicas. Finalmente, uma versão para professores da Escala de Avaliação das Deficiências (IRS; Fabiano et al., 1999) está disponível para determinar as percepções dos professores em relação ao grau em que os sintomas de TDAH prejudicam o funcionamento. A IRS contém seis itens relacionados a áreas potenciais de deficiência no funcionamento escolar.

Observações Diretas do Comportamento. Dados da entrevista e da escala de classificação estão sujeitos a diversas limitações, incluindo tendências inerentes àqueles que respondem às perguntas da entrevista e completam os questionários (Barkley, 1998). Portanto, esses dados devem ser suplementados com uma avaliação do comportamento da criança que seja potencialmente mais imparcial. A observação direta do comportamento do aluno em várias ocasiões e em diversos ambientes e situações é um dos melhores métodos para esse fim. Em muitos casos, as observações diretas oferecem os dados mais produtivos quando conduzidas durante situações de trabalho independente, em que a criança precisa completar as tarefas sentada. Tipicamente, as sessões de observação duram de 10 a 30 minutos e são repetidas durante vários dias para estabelecer uma estimativa coerente da freqüência comportamental. Além disso, as observações são conduzidas repetidamente em diversas situações (por exemplo, hora do estudo de matemática, instrução de gramática) na sala de aula, bem como em outros contextos escolares, tais como o horário do recreio e no refeitório. Este último cenário oferece a oportunidade para observar interações entre a criança e seus companheiros.

Existem diversos sistemas de codificação para a observação do comportamento que podem ser usados para determinar a freqüência de vários comportamentos relacionados ao TDAH durante períodos de tarefas em sala de aula (para uma revisão, veja Barkley, 1998; Platzman et al., 1992). Estes incluem o Sistema de Codificação do Comportamento para TDAH (Barkley, 1998; Barkley, Fischer, Newby & Breen, 1988), o Código do Comportamento Hiperativo (Jacob, O'Leary & Rosenblad, 1978), o Código de Observação em Sala de Aula (Abikoff et al., 1977), a Observação do Comportamento de Estudantes nas Escolas (BOSS; Shapiro, 1996) e o Código de Observação para TDAH na Escola (ADHD SOC; Gadow, Sprafkin & Nolan, 1996). Cada um desses sistemas exige que os observadores classifiquem os comportamentos em várias categorias (por exemplo, quando o aluno não realiza tarefas, quando se mostra inquieto) usando procedimentos de registro em intervalos. Em nossas pesquisas, nós usamos um sistema de observação (Código Híbrido de Observação na Escola para Crianças [SHOCK]) que combina aspectos da BOSS e do ADHD SOC. O Apêndice 2.1 inclui uma descrição das categorias de codificação, uma amostra de uma folha de observação e uma amostra de folha de resumo da observação para o SHOCK.

Platzman e colegas (1992) revisaram os vários métodos de observação desenvolvidos para o auxílio à detecção do TDAH. Os profissionais práticos beneficiam-se de muitos de seus achados. Em primeiro lugar, eles descobriram que observações conduzidas na sala de aula produziam dados mais eficazes para a discriminação entre crianças com TDAH e controles que as observações conduzidas em contextos análogos clínicos. Esse achado atesta ainda mais quanto à necessidade de os profissionais nas escolas se envolverem nas avaliações de TDAH. Em segundo lugar, esses estudiosos descobriram três categorias de comportamento que fazem uma discriminação coerente entre amostras com e sem TDAH: comportamento fora da tarefa, atividade motora grossa excessiva e vocalizações negativas (por exemplo, recusa em obedecer a comandos). Portanto, os sistemas de observação que incluem essas categorias de comportamentos são mais propensos a fornecer dados sensatos de diagnóstico. Em terceiro lugar, eles descobriram uma quantidade muito pequena de estudos que incluíam participantes femininas. Uma vez que uma porcentagem menor de meninas com TDAH se mostra desafiadora e agressiva (Barkley, 1998), certas categorias de observação (por exemplo, vocalização negativa) podem ser menos discriminadoras entre meninas com e sem TDAH. Como resultado, os profissionais talvez precisem salientar diferenças no comportamento fora da tarefa quando avaliando meninas suspeitas de terem esse transtorno.

Uma vez que não existem dados normativos baseados em grandes amostras representativas para esses códigos de observação, o comportamento do aluno encaminhado deve ser comparado ao de um ou dois colegas identificados como "típicos" ou "dentro da média" pelo professor da turma. Assim, cada criança seria avaliada em relação a um padrão de comportamento para uma sala de aula. Se possível, outra pessoa (por exemplo, um auxiliar de disciplina) deve conduzir simultaneamente essas observações de tempos em tempos para garantir níveis adequados de confiabilidade entre observadores. Qualquer que seja o sistema de codificação usado, os dois objetivos desta fase do processo de avaliação são (1) estabelecer a freqüência dos comportamentos desatentos, impulsivos e/ou inquietos em relação aos colegas e (2) obter estimativas estáveis e imparciais dessas freqüências por meio da condução de observações em diversas ocasiões no mesmo contexto de sala de aula.

Além de codificar o comportamento da criança durante situações de tarefas, às vezes é útil coletar dados suplementares de observação. Por exemplo, comportamentos dos professores (por exemplo, lembretes, reprimendas e esclarecimentos sobre desempenho) podem ser codificados como possíveis eventos antecedentes e/ou conseqüentes para o comportamento da criança (Whalen, Henker & Dotemoto, 1981). Esses dados são fundamentais para determinar a função do comportamento desafiador e, portanto, são importantes para fins de planejamento do tratamento. O comportamento específico a ser observado no professor ou colegas pode ser identificado no curso da entrevista com o professor, descrita anteriormente. Um exemplo de sistema de codificação (adaptado de Saudargras & Creed, 1980) que incorpora a observação do comportamento do professor é incluído no Apêndice 2.2. Em geral, os comportamentos do professor, tais como atenção positiva e/ou reprimidas negativas, são codificados em intervalos, simultaneamente com observações do comportamento da criança, como pode ser visto no formulário de codificação apresentado na Figura 2.2. Esse registro permite a determinação da porcentagem de intervalos de observação nos quais os comportamentos específicos do professor e da criança ocorreram de modo contíguo. Por exemplo, podemos descobrir que a atenção positiva do professor ocorreu durante uma porcentagem muito baixa dos intervalos nos quais a criança estava empenhada em uma tarefa, enquanto reprimendas negativas por parte do professor eram bastante freqüentes quando a criança não estava envolvida em uma tarefa. Nesses casos, poderíamos supor que a atenção do professor está reforçando o comportamento fora da tarefa, em vez daquele exibido pela criança enquanto executa a tarefa. Sugestões para modificações no comportamento do professor (por exemplo, aumento na atenção positiva para o comportamento da criança enquanto envolvida na tarefa) podem ser prontamente geradas a partir de observações dessa espécie.

Se forem identificadas dificuldades nos relacionamentos sociais, as observações dos comportamentos interpessoais da criança devem ser conduzidas nos contextos relevantes. Um exemplo de sistema de observação que pode ser usado para determinar a freqüência de comportamentos sociais específicos (por exemplo, agressivo, negativo e positivo) em contextos como o pátio da escola e a cantina é oferecido no Apêndice 2.3. Outro sistema de observação considerado útil para a coleta de dados envolvendo comportamentos sociais no refeitório e pátio é o ADHD SOC (Gadow et al., 1996). Tipicamente, crianças com TDAH exibem freqüências superiores à média de comportamentos agressivos e negativos (Barkley, 1998). Na maioria dos casos, suas taxas de comportamento social positivo não são substancialmente diferentes das de seus colegas normais (Stormont, 2001). Resultados desses tipos de observações podem ser usados não apenas para documentar o tipo e a gravidade das dificuldades sociais, mas também para detectar comportamentos específicos para a intervenção.

Avaliação do Desempenho Acadêmico. Embora crianças com TDAH geralmente tenham desempenho dentro da média em provas tradicionais de conhecimentos administradas individualmente (por exemplo, Barkley, DuPaul & McMurray, 1990), seu desempenho diário nas tarefas em sala de aula e nas lições de casa freqüentemente é inconsistente e inferior em relação ao de seus colegas (Barkley, 1998). É útil obter medições relativamente diretas do comportamento acadêmico antes da intervenção, uma vez que mudanças no rendimento escolar podem ser consideradas um dos resultados mais válidos do tratamento em termos sociais. Comportamentos acadêmicos importantes para esta avaliação incluem a realização e exatidão do trabalho independente em aula, a realização e exatidão das lições de casa, a aquisição das habilidades ensinadas no currículo e habilidades de organização.

As taxas de realização e correção em trabalhos de aula devem ser calculadas. Primeiro, deve ser calculada a quantidade de trabalho escrito (isto é, porcentagem de itens) completado em relação à quantidade de trabalho dado pelo professor (Rapport, DuPaul, Stoner & Jones, 1986) ou em relação a colegas "típicos" durante sessões de observação. Depois, a porcentagem de itens completados corretamente (isto é, escore de eficiência acadêmica; Rapport et al., 1986) é calculada para determinar a exatidão da tarefa. Em muitos casos, alunos com TDAH completam significativamente menos trabalho ou completam as tarefas de um modo menos exato devido a seus problemas de desatenção e/ou descuido. A coleta desses dados é relativamente simples quando feita em conjunto com observações do comportamento do aluno em sala de aula discutidas anteriormente. Dados semelhantes envolvendo a realização e exatidão das lições de casa podem ser coletados pelo professor durante um breve intervalo de tempo (por exemplo, 2-3 semanas), na mesma época em que ocorre a avaliação para TDAH. Também pode ser solicitado que os pais registrem a freqüência da realização completa de várias etapas no processo de lição de casa durante um período similar de tempo. Além disso, itens indicados como problemáticos na Lista de Conferência de Problemas com Lições de Casa podem ser usados para gerar possíveis alvos para a intervenção.

Breves sondagens sobre a aquisição de habilidades que estão sendo ensinadas no currículo (isto é, medição baseada no currículo [MBC]; Shinn, 1998) podem ser muito úteis, no mínimo por duas razões. A primeira é que os dados da MBC podem apontar o nível de instrução de uma criança em determinada matéria. É possível que as dificuldades de atenção e comportamento de uma criança resultem da frustração de precisar fazer um trabalho acadêmico além de suas capacidades. Em termos mais simples, talvez a criança esteja recebendo instruções em um nível *frustrante*, em vez de *didático*. Além disso, talvez ela precise completar tarefas que considera fáceis demais (por exemplo, materiais que domina), o que resulta em problemas de atenção. A segunda razão é que, uma vez que as sondagens da MBC são relativamente breves (2-3 minutos), esses dados podem ser coletados periodicamente depois de feitas as alterações nas instruções, servindo assim como fonte preciosa de informações sobre os efeitos da intervenção.

Por fim, a organização da carteira escolar da criança (isto é, limpeza e acesso aos materiais certos) pode ser examinada diretamente de modo regular durante um breve período (por exemplo, 2-3 semanas) e comparada com as carteiras dos colegas do aluno (Atkins, Pelham & Licht, 1985). Uma queixa freqüente dos professores é que as crianças com TDAH têm carteiras desorganizadas e bagunçadas, com perda resultante dos materiais da tarefa e de texto. Aqui também podemos ver muitas informações que ajudam a localizar a fonte ou fontes das dificuldades acadêmicas do aluno, bem como a identificar focos potenciais para apoio à instrução.

Fase________________

Dia________________

FOLHA DE OBSERVAÇÃO
DE INTERAÇÕES NA SALA DE AULA

Observador______________ Parente? S______ N________
Data____________________
Turma___________________

	1	2	3	4	5	6	7	8	9	10	11	12	Total A
Na Tarefa													
Fora da Tarefa													

	13	14	15	16	17	18	19	20	21	22	23	24	Total B
Na Tarefa													
Fora da Tarefa													

	25	26	27	28	29	30	31	32	33	34	35	36	Total C
Na Tarefa													
Fora da Tarefa													

	37	38	39	40	41	42	43	44	45	46	47	48	Total D
Na Tarefa													
Fora da Tarefa													

	49	50	51	52	53	54	55	56	57	58	59	60	Total E
Na Tarefa													
Fora da Tarefa													

	61	62	63	64	65	66	67	68	69	70	71	72	Total F
Na Tarefa													
Fora da Tarefa													

	73	74	75	76	77	78	79	80	Total G
Na Tarefa									
Fora da Tarefa									

Gráfico de Resumo dos Dados

Número total de Intervalos Observados: __________

	A	B	C	D	E	F	G	Total	%
Na Tarefa									
Fora da Tarefa									

FIGURA 2.2 Amostra de formulário de codificação da observação para registro de interações entre professor e aluno. Extraído de *ADHD in the Schools* (2ª edição), de George DuPaul e Gary Stoner. Copyright 2003 por The Guilford Press. A permissão para reprodução desta figura por fotocópia é concedida aos compradores deste livro apenas para uso pessoal (veja a página de créditos, p. IV, para detalhes).

Terceiro Estágio: Interpretação dos Resultados (Diagnóstico/Classificação)

Questões Que Devem Ser Abordadas

Dados extraídos da avaliação com múltiplos métodos são usados para determinar o estado diagnóstico da criança encaminhada pela revisão das seguintes questões:

1. A criança exibe um número significativo de sintomas comportamentais de TDAH de acordo com relato do pai/mãe e professores?
2. A criança exibe sintomas de TDAH em uma freqüência significativamente maior que aquela demonstrada por crianças do mesmo gênero e idade cronológica?
3. Em que idade a criança começou a demonstrar comportamentos significativos relacionados ao TDAH? Esses comportamentos são crônicos e evidentes em muitas situações?
4. O funcionamento da criança na escola, em casa e/ou com colegas mostra deficiência significativa?
5. Existem outros possíveis problemas (por exemplo, deficiência de aprendizagem) ou fatores (por exemplo, intolerância do professor em relação ao comportamento ativo) que possam explicar a exibição relatada de sintomas de TDAH?

Processo de Interpretação e Procedimentos

Os dados obtidos com as técnicas descritas anteriormente podem ser usados para responder às questões acima. Embora cada uma das técnicas de avaliação possua limitações, a vantagem de usar um enfoque multimodal é que cada um dos pontos fortes e fracos dessas técnicas será equilibrado como parte do pacote maior de avaliação. Os objetivos supremos são a extração de dados exatos em relação à freqüência e à gravidade dos comportamentos relacionados ao TDAH com diversos responsáveis pelo cuidado da criança e contextos, bem como a determinação de possíveis causas para essas dificuldades. Na medida em que esses objetivos são atingidos, uma confiança relativa pode ser colocada nas conclusões extraídas como resultado da avaliação. A interpretação dos dados da avaliação é discutida em relação a cada uma das principais questões da avaliação.

Número de Sintomas de TDAH? O número de sintomas de TDAH é determinado a partir dos dados das entrevistas com os pais e professores em conjunto com resultados da Escala de Avaliação de TDAH-IV. Quando seis ou mais sintomas de desatenção ou seis ou mais sintomas de hiperatividade-impulsividade são relatados por cada um dos responsáveis pela criança (particularmente durante as entrevistas), isso é considerado significativo, em termos diagnósticos, para um dos subtipos do TDAH de acordo com as diretrizes do DSM-IV (American Psychiatric Association, 1994). Especificamente, para receber um diagnóstico de TDAH do tipo combinado, a criança deve exibir pelo menos seis dos nove sintomas de desatenção *e* seis dos nove comportamentos de hiperatividade-impulsividade (veja a Tabela 2.1). Para um diagnóstico de TDAH do tipo predominantemente desatento, seis dos nove sintomas de desatenção devem ser relatados, em combinação com um *máximo* de cinco comportamentos de hiperatividade-impulsividade. Por fim, um diagnóstico de TDAH do tipo predominantemente hiperativo-impulsivo seria indicado no caso de crianças que, conforme os relatos, exibem pelo menos seis sintomas de hiperatividade-impulsividade e um *máximo* de cinco sintomas de desatenção.

Freqüência de Comportamentos Relacionados ao TDAH? Os questionários para os pais e para o professor discutidos anteriormente contêm pelo menos um fator relacionado ao TDAH (por exemplo, com o título de "Hiperatividade", "Problemas com a Atenção", "Excesso de Atividade-Inquietação"). Quando o escore de uma criança nos fatores relacionados ao TDAH é maior que 2 desvios-padrão acima da média para seu gênero e idade cronológica, esse resultado é considerado significativo para TDAH (Barkley, 1998). Escores nesses mesmos fatores que estejam entre 1,2 e 2 desvios-padrão acima da média são considerados como na faixa marginalmente significativa (isto é, leve) para TDAH. Portanto, crianças que recebem pontuações na faixa superior de 2-7% dos sintomas de TDAH para sua idade e gênero podem ser diagnosticadas com TDAH (dependendo dos outros achados da avaliação).

Ao determinar se os escores têm importância diagnóstica, também é importante considerar a etnia da criança. As classificações feitas pelos pais e professores sobre sintomas de TDAH podem variar entre grupos étnicos, com crianças afro-americanas, por exemplo, recebendo escores significativamente maiores que crianças brancas e hispânicas (DuPaul et al., 1998; Reid, DuPaul, Power, Anastopoulos & Riccio, 1998). Embora as diferenças entre grupos étnicos sejam parcialmente explicadas pela situação socioeconômica, mesmo quando os efeitos desta última são removidos permanecem diferenças sistemáticas. Essas diferenças entre grupos poderiam resultar, potencialmente, em superidentificação de TDAH em crianças afro-americanas. Portanto, os profissionais devem ser especialmente cautelosos ao avaliar crianças de diferentes bagagens culturais e devem basear-se em múltiplas medições ao avaliarem sintomas de TDAH. Além disso, é imperativo usar escalas de classificação que incluam dados normativos representativos da população em termos de diversidade étnica.

Dados de observação comportamental são usados para determinar a freqüência de comportamentos relacionados ao TDAH exibidos pelo aluno encaminhado, quando comparado com seus colegas. Se uma amostra suficientemente grande de observações é coletada, a diferença na freqüência de comportamentos entre alunos encaminhados e não encaminhados poderia ser testada estatisticamente pelo uso do *t*-teste, por exemplo. A criança com TDAH deve exibir comportamentos desatentos, impulsivos e/ou inquietos em uma freqüência significativamente superior à dos colegas. Quando taxas similares de comportamento são observadas entre alunos encaminhados e não encaminhados, outras linhas de investigação (por exemplo, métodos inadequados de manejo do comportamento) podem ser necessárias.

Idade de Início e Cronicidade dos Comportamentos Problemáticos? O relato sobre o início dos sintomas de TDAH pelos pais é obtido durante a entrevista. Tipicamente, os pais dizem que os sintomas do filho começaram a ser exibidos no começo da escolarização formal (por exemplo, maternal ou primeira série) ou antes. A constância de comportamentos relacionados ao TDAH ao longo das séries ou do tempo pode ser confirmada pela inspeção de boletins e outros documentos escolares anteriores da criança. O início dos sintomas de TDAH deve ter ocorrido antes dos 7 anos de idade (American Psychiatric Association, 2000) e deve ocorrer diariamente há no mínimo um ano (Barkley, 1998). Observe que essa referência etária de 7 anos não tem base empírica e que pode ser mais apropriado usar o início na infância (isto é, antes dos 18 anos de idade), como é a prática no caso do transtorno de conduta (Barkley & Biederman, 1997). Investigações longitudinais têm descoberto constantemente que os sintomas de TDAH geralmente começam cedo na vida e, em muitos casos, estão presentes durante toda a vida (Barkley, Fischer et al., 1990; Biederman et al., 1996).

Sob algumas circunstâncias, os sintomas de TDAH da criança serão problemáticos apenas a partir da quarta ou quinta série. Isso pode ocorrer quando uma criança é suficientemente inteligente para "compensar" essas dificuldades de regulagem do comportamento durante as séries anteriores e encontra mais problemas quando as exigências de realização de tarefas independentes aumenta. Alternativamente, alunos com problemas acadêmicos podem desenvolver "sintomas" semelhantes aos do TDAH em função de frustrações contínuas em contextos educacionais. Nesta última situação, um aluno não seria diagnosticado e tratado como uma criança com "verdadeiro" TDAH, já que o déficit nas habilidades acadêmicas ou a deficiência de aprendizagem seria o foco primário da intervenção (Barkley, 1998).

Os Comportamentos Problemáticos Ocorrem em Várias Situações? Em um nível geral, se tanto os pais quanto os professores relatam exibição significativa de comportamentos relacionados ao TDAH por parte da criança em casa e na escola, então este critério é atendido. A abrangência ampla dos comportamentos de desatenção e/ou problemas de conduta em várias situações *dentro* dos ambientes de casa e da escola pode ser determinada pelo uso das versões original e revisada do HSQ e do SSQ. Um achado de relato de problemas de atenção ou conduta em 50% ou mais das situações identificadas é considerado significativo (Barkley, 1990). Além disso, se as pontuações nessas escalas de classificação estão 1,5-2 desvios-padrão acima da média usando dados normativos (veja Barkley, 1990), um critério mais rígido é atendido.

Na medida em que comportamentos relacionados ao TDAH significativos são relatados em ambientes da escola e de casa, pode-se ter uma confiança relativa na conclusão de que variáveis internas à criança (por exemplo, a presença de TDAH) respondem, em grande parte, pelas dificuldades de controle comportamental. Quando há incoerência entre os relatos dos pais e dos professores, a confiança no diagnóstico de TDAH é reduzida. Em geral, as classificações pelo professor recebem mais crédito, porque a escola é o cenário mais problemático para a maioria das crianças com TDAH e os professores são mais expostos às crianças dentro de uma faixa etária específica.

Deficiência Funcional? O grau de deficiência no funcionamento acadêmico, social e emocional da criança é determinado através do exame de todas as medições discutidas anteriormente. Os sinais de deficiência encontrados com maior freqüência no caso do TDAH são conquista acadêmica abaixo das expectativas para a criança e baixa aceitação por parte dos companheiros (American Psychiatric Association, 2000; Barkley, 1998). Portanto, uma criança com TDAH produz previsivelmente um trabalho escolar menos completo e menos exato que seus colegas com base em dados de observações e classificações realizadas pelos professores. Além disso, as classificações para a criança em escalas de competência social e relacionamentos com companheiros estaria abaixo da média para sua idade e gênero. Dados de observações podem confirmar esta última constatação, uma vez que a criança pode exibir altas taxas de comportamento agressivo no pátio da escola ou pode ser ignorada pelos colegas durante períodos de brincadeiras livres.

Outros Fatores que Respondem por Comportamento tipo-TDAH? O diagnóstico de TDAH geralmente é feito estabelecendo-se o desvio do desenvolvimento e a abrangência ampla dos sintomas por meio da resposta às questões anteriores. Ao mesmo tempo, a consideração de causas alternativas para a desatenção, impulsividade e inquietação motora da criança é crucial. Uma possibilidade é que esses comportamentos sejam secundários às frustrações encontradas devido às dificuldades acadêmicas da criança, como discutido anteriormente. Se, por exemplo, ela começa a exibir sintomas de TDAH em um período mais tardio da infância, após vários anos de dificuldades de aprendizagem ou apenas exibe problemas de comportamento durante a instrução acadêmica nas matérias em que é mais fraca, então essa possibilidade precisa ser fortemente considerada. Alternativamente, se os sintomas de TDAH começam cedo na vida e abrangem vários contextos, então uma conclusão mais plausível é que a criança tem tanto um TDAH quanto uma deficiência de aprendizagem (veja o Capítulo 3 para detalhes adicionais).

Uma segunda possibilidade é que a criança esteja enfrentando dificuldades emocionais e/ou de ajuste que levaram a comportamentos de desatenção, impulsividade e inquietação. Se este for o caso, os dados da entrevista e do questionário indicarão sintomas significativos de um transtorno alternativo (por exemplo, transtorno da ansiedade da separação e transtorno de conduta) ou uma situação difícil (por exemplo, divórcio recente dos pais) além dos sintomas de TDAH ou em conjunto com estes. Além disso, os sintomas de problema emocional antecedem o início dos comportamentos relacionados ao TDAH. Estes últimos teriam início relativamente recente e provavelmente não seriam exibidos de modo crônico e em várias situações. No caso de problemas de adaptação, geralmente existe um início claro dos sintomas em relação a um evento ou conjunto de eventos identificáveis importantes para a criança/família. O profissional deve considerar cuidadosamente as diretrizes de diagnóstico diferencial apresentadas no DSM-IV (veja também Anastopoulos & Shelton, 2001).

A instrução acadêmica e/ou práticas de manejo comportamental fracas ou inconstantes são outras causas possíveis de sintomas aparentes de TDAH. Essa hipótese deve ser explorada sempre que os dados da avaliação parecem incoerentes entre fontes e contextos – por exemplo, os pais e os professores discordam acerca da gravidade e da freqüência dos sintomas de TDAH. Isso é particularmente verdadeiro quando existem discrepâncias entre diversos professores em relação à presença ou ausência de sintomas de TDAH. Se os últimos são relatados por um único professor na ausência de um histórico de dificuldades relacionadas ao TDAH durante o desenvolvimento e outros dados apoiando o diagnóstico de TDAH, então é necessária uma inspeção mais atenta das variáveis de instrução e manejo. Em vez de classificar os comportamentos problemáticos como resultado de variáveis "internas à criança" (por exemplo, TDAH), pode ser que práticas didáticas incorretas justifiquem a modificação.

Uma vez feito o diagnóstico, os achados e as recomendações resultantes de tratamento devem ser comunicados aos professores e pais da criança, bem como a quaisquer profissionais da comunidade (por exemplo, pediatra) que possam estar trabalhando com a criança. Tipicamente, um relatório por escrito é gerado e os resultados e recomendações são revisados oralmente com o pessoal pertinente da escola e com os pais. Nós discutimos as questões e procedimentos relacionados à comunicação dos resultados da avaliação em mais detalhes no Capítulo 8.

Quarto Estágio: Elaboração do Plano de Tratamento

Questões Que Devem Ser Abordadas

As questões seguintes devem ser abordadas durante a elaboração de um programa de intervenção para estudantes com TDAH:

1. Quais são as possíveis funções dos comportamentos relacionados ao TDAH de uma criança?
2. Quais são os pontos fortes e fracos do aluno (por exemplo, motivação e habilidades)?
3. Quais são os objetivos da intervenção em termos de comportamento?
4. Quais são as melhores estratégias de intervenção?
5. Que recursos adicionais estão disponíveis para a abordagem aos problemas relacionados ao TDAH da criança?

Processo e Procedimentos do Planejamento da Intervenção

O processo de avaliação não termina com um diagnóstico, já que este é apenas uma etapa no processo de determinação das estratégias de intervenção mais propensas ao sucesso. Portanto, os dados da avaliação são usados para gerar um plano de tratamento apropriado. As estratégias de intervenção com maior apoio das pesquisas para o tratamento do TDAH são a prescrição de medicamentos psicoestimulantes (por exemplo, Ritalina) e procedimentos de modificação comportamental (Barkley, 1998; MTA Cooperative Group, 1999; Pelham, Wheeler & Chronis, 1998). Os detalhes dessas intervenções são examinados em maior profundidade nos Capítulos 5, 6 e 7; informações adicionais acerca dessas intervenções podem ser obtidas em várias revisões recentes (por exemplo, Barkley, 1998; Goldstein & Goldstein, 1998; Pelham et al., 1998).

As intervenções para o TDAH voltam-se, tipicamente, para a modificação dos comportamentos alvo nos domínios acadêmico e social. Uma vez que os sintomas de TDAH são, por definição, exibidos em vários ambientes, as estratégias de tratamento devem ser elaboradas para diversas pessoas responsáveis pelos cuidados da criança (por exemplo, pais e professores) para serem usadas em várias situações. Embora um objetivo explícito do programa de intervenção seja diminuir a freqüência de diversos comportamentos relacionados ao TDAH (por exemplo, desatenção aos materiais ligados à tarefa), a ênfase primária recai sobre a melhora de competências em diversas áreas e a melhora comportamental, acadêmica e do ajuste social. Portanto, os alvos do tratamento são os comportamentos que devem aumentar em freqüência em função do tratamento, como a realização plena de trabalho independente, obediência às instruções do professor, exatidão da resposta acadêmica e interações positivas com colegas. Objetivos comportamentais devem ser planejados em uma base individual, usando-se dados obtidos de observações diretas do comportamento em sala de aula, bem como os resultados das classificações feitas pelos pais e professores. Os resultados da avaliação também identificarão as competências comportamentais (por exemplo, relações adequadas com companheiros) que talvez possam ajudar no alívio dos déficits da criança. Os comportamentos que ocorrem com menor freqüência e/ou são considerados mais cruciais ao funcionamento na sala de aula pelo professor geralmente servem como alvos iniciais para a intervenção.

Diversos fatores são considerados no processo de escolha de intervenções apropriadas para uma determinada criança com TDAH. Em primeiro lugar, a gravidade do transtorno deve ser categorizada em um dentre quatro níveis (isto é, limítrofe, leve, moderado, grave) com base no número de sintomas relatados na Escala de Avaliação do TDAH-IV e no grau de deficiência funcional evidenciado (American Psychiatric Association, 2000). Quanto maior a gravidade dos sintomas de TDAH, mais provável é a pertinência do encaminhamento a um médico para uma avaliação medicamentosa.

Em geral, o tratamento de primeira escolha será a implementação de uma intervenção comportamental envolvendo mudanças nas condições antecedentes e/ou aplicação de técnicas de reforço positivo voltadas ao aumento da atenção relacionada à tarefa e à realização plena do trabalho atribuído (DuPaul & Stoner, 2002; DuPaul, Stoner & O'Reilly, 2002). Os resultados da observação auxiliarão nesse processo oferecendo dados de *linha-base* e ajudando na identificação dos eventos anteriores e conseqüentes que podem ser manipulados como parte da intervenção.

Na verdade, um segundo fator importante a considerar no planejamento de intervenções psicossociais para crianças com TDAH é a função cumprida por seus comportamentos relacionados ao TDAH (DuPaul & Ervin, 1996; veja também o Capítulo 5 para mais detalhes). A função mais provável do comportamento relacionado ao TDAH é evitar ou escapar de tarefas difíceis, tais como o trabalho independente sentado ou as lições de casa. Uma segunda função possível é a obtenção de atenção por parte de adultos ou colegas. Um evento conseqüente freqüente para o comportamento relacionado ao TDAH é uma reprimenda verbal pelo professor, bem como reações não-verbais (por exemplo, sorrisos) e verbais dos colegas da criança. Uma possível função adicional é a obtenção de acesso a um objeto ou atividade que parece mais reforçadora que os estímulos aos quais se espera que a criança preste atenção. Por exemplo, quando confrontado com problemas de matemática que precisa resolver, a criança distrai-se com um brinquedinho que mantém sobre a carteira. Por fim, o comportamento relacionado ao TDAH pode resultar em estimulação sensorial, como ter pensamentos agradáveis (por exemplo, devaneios).

A função específica em operação para o comportamento da criança na sala de aula pode ser determinada através da avaliação descrita, análise experimental ou ambas (Gresham, Watson & Skinner, 2001; Nelson, Roberts & Smith, 1998). Na maioria dos casos, a entrevista com o professor e os dados de observação do comportamento são usados para o desenvolvimento de uma hipótese funcional quanto à função ou funções de determinado comportamento. Análises experimentais de escala completa raramente são conduzidas em cenários de sala de aula (Ervin, Ehrhardt & Poling, 2001). Depois, as intervenções são elaboradas para promover o comportamento funcionalmente equivalente (por exemplo, frente à função hipotética) através de mudanças nas condições antecedentes e/ou conseqüentes (veja o Capítulo 5).

Além da função comportamental, os cenários específicos nos quais os procedimentos de intervenção serão implementados devem ser identificados com base nos dados da observação ou no uso de um gráfico de dispersão (Tourette, MacDonald & Langer, 1985). Por exemplo, um aluno com TDAH pode exibir as freqüências mais baixas de comportamentos desejados na sala de aula, em vez de no pátio da escola. Além disso, a atenção relacionada à tarefa e as taxas de finalização de trabalhos podem ser diferentes nas várias matérias escolares. Intervenções iniciais podem voltar-se para o aumento da atenção e da freqüência de finalização de trabalhos durante a instrução nas matérias em que a criança exibe as maiores dificuldades relacionadas ao TDAH e apenas no cenário de sala de aula. À medida que o progresso aumenta, os comportamentos alvo em outros cenários podem ser abordados.

Um terceiro fator a considerar no desenvolvimento de estratégias de tratamento é a presença de transtornos adicionais de comportamento ou aprendizagem. Por exemplo, muitas crianças com TDAH também se mostram opositivas e desafiadoras em resposta a comandos de figuras representantes de autoridade (American Psychiatric Association, 2000). Comportamentos de desobediência e agressividade se tornariam, então, alvos adicionais para o programa de intervenção na sala de aula. Um encaminhamento para um profissional da comunidade (por exemplo, psicólogo clínico infantil) pode ser necessário para que os pais possam receber treinamento sobre estratégias apropriadas de manejo do comportamento em casa.

Uma consideração adicional na criação do plano de tratamento é a resposta da criança a intervenções anteriores. Se, por exemplo, um programa comportamental foi implementado em uma sala de aula de educação geral, mas a criança continua exibindo uma alta freqüência de comportamentos relacionados ao TDAH, então pode ser necessário recomendar outras modalidades de tratamento (por exemplo, prescrição de medicamentos psicoestimulantes ou fornecimento de serviços de educação especial). Como ocorre com a maioria das crianças com necessidades especiais, a preferência é pela colocação e por tratamentos considerados menos restritivos. Na verdade, a maioria das crianças com TDAH é colocada primariamente em contextos de educação regular (Pastor & Reuben, 2002; Pfiffner & Barkley, 1998). Portanto, a resistência a uma intervenção prévia deve ser o critério mais importante para determinar se os problemas de controle do comportamento de uma criança são suficientemente graves para indicar a adequação legal da criança para educação especial (Gresham, 1991; veja o Capítulo 3 para uma discussão mais detalhada desta questão).

Um fator final a considerar é a disponibilidade de recursos de tratamento na comunidade. Por exemplo, essa disponibilidade determinará se a criança e sua família serão encaminhadas para um profissional da comunidade, como um psicólogo clínico infantil, ou se intervenções domésticas serão criadas pelo psicólogo da escola. Quando os pais e os professores envolvem-se ativamente no processo de tratamento (por exemplo, pela implementação de estratégias de modificação comportamental), existe maior probabilidade de sucesso. Portanto, na maioria dos casos, os pais serão encaminhados para o treinamento em estratégias de manejo do comportamento, quando este estiver disponível.

Quinto Estágio: Avaliação do Programa/Intervenção

Questões Que Devem Ser Abordadas

Depois que o programa de intervenção foi criado e implementado, a avaliação contínua é conduzida com o intuito de responder às seguintes questões:

1. Estão ocorrendo mudanças nos comportamentos alvo e colaterais?
2. As mudanças no tratamento são socialmente válidas e clinicamente significativas?
3. Os comportamentos alvo estão normalizados?

Processo de Avaliação da Intervenção

A avaliação da criança com TDAH não termina com o diagnóstico, mas continua, de modo contínuo, à medida que os procedimentos de intervenção são implementados. Nesse contexto, os dados iniciais de avaliação não contribuem apenas para decisões de diagnóstico, mas também servem como *linha-base* ou como medidas pré-intervenção. Se os dados de avaliação do resultado não são coletados tão logo o tratamento começa, jamais se pode ter certeza que a intervenção teve sucesso ou se requer ajustes. A metodologia de planejamento para um único sujeito deve ser empregada para avaliar as mudanças relacionadas ao tratamento em comportamentos alvo (DuPaul & Stoner, 2002; Morgan & Morgan, 2001). Mais detalhes envolvendo o uso de metodologia para a avaliação da mudança comportamental para um único paciente podem ser obtidos pela consulta a diversos textos excelentes sobre esse tópico (por exemplo, Hersen & Barlow, 1982; Kazdin, 1992).

Ao longo de todo o processo de tratamento, o aluno serve como seu próprio "controle", e a mudança comportamental é avaliada em comparação com condições de *linha-base* ou sem a intervenção. Esse processo requer a aquisição repetida de dados de avaliação com múltiplos responsáveis pelos cuidados da criança em vários contextos e em vários pontos do programa de *intervenção.*

Além disso, a integridade do tratamento é avaliada, para garantir-se a aplicação correta (por ex., aderência ao tratamento) da intervenção prescrita. Se a intervenção é implementada de acordo com o desenho e ocorre alteração comportamental consistente, então as mudanças na intervenção ou na maneira como é implementada são cruciais para o processo de tratamento e ambas estão inevitavelmente ligadas.

TÉCNICAS DE AVALIAÇÃO DA INTERVENÇÃO

Na maior parte dos casos, técnicas de avaliação de faixa estreita, como observações diretas de dados ligados ao comportamento e desempenho acadêmico, são usadas para a análise da alteração relacionada ao tratamento. Esses dados servem para determinar-se se as mudanças comportamentais ocorrem de acordo com o plano, em associação com a intervenção.

Por exemplo, observações diretas e dados sobre o desempenho são coletados em base diária ou semanal no contexto de um *design* de reversão (por exemplo, ABA) ou múltiplas *linhas-bases* em diferentes contextos. Mudanças na média, no intercepto e na tendência dos dados são usadas para determinar se a intervenção levou a aumentos na atenção relacionada à tarefa, na obediência às regras em sala de aula e na produtividade e exatidão acadêmica (veja o Capítulo 5 para um exemplo específico da avaliação de um programa de intervenção na sala de aula). Ocasionalmente, a concordância entre observadores é avaliada pedindo-se que um auxiliar, professor ou outro observador esteja presente na sala de aula quando os dados são coletados. A concordância entre os observadores deve ser avaliada várias vezes em cada fase de tratamento para garantir que a observação e os dados de desempenho são confiáveis.

Diversas técnicas adicionais de avaliação podem ser usadas para verificar se ocorreu mudança confiável do comportamento em função da intervenção. Em primeiro lugar, as classificações feitas pelo professor nas Escalas de Classificação CBCL, BASC ou Conners são coletadas em vários pontos, incluindo antes da intervenção, durante a fase de tratamento, após o retorno à fase de linha-base (se aplicável) e aproximadamente um mês após o término da intervenção formal. Portanto, as classificações gerais do comportamento são obtidas pelo menos uma vez a cada fase do tratamento. Embora essas classificações tenham sido coletadas durante a avaliação inicial, é importante obtê-las em uma ocasião adicional antes da implementação do tratamento, uma vez que já foram descobertos "efeitos da prática" sobre essas medições (Barkley, 1998). Uma segunda administração das classificações feitas pelo professor durante a *linha-base* reduziria a possibilidade de se atribuir a mudança ao tratamento quando ela se deve, na verdade, a um artefato de regressão à média. As classificações por professores que contêm menos itens, como a Escala de Avaliação do TDAH-IV, ou a APRS, podem ser coletadas semanalmente durante todas as fases do tratamento. Tipicamente, as médias das várias classificações por parte do professor são comparadas entre as fases para determinar se o professor percebe quaisquer melhoras induzidas pelo tratamento no controle do desempenho e do comportamento.

Um segundo componente da avaliação necessário para a documentação da mudança relacionada ao tratamento é um método que permite determinar se a intervenção foi implementada como prescrito (Gresham, 1989; Hayes, Barlow & Nelson-Gray, 1999; Peterson, Homer & Wonderlich, 1982). Se os efeitos do medicamento estão sendo avaliados, contagens dos comprimidos são conduzidas regularmente (por exemplo, todas as semanas) para garantir que ele vem sendo administrado. Alternativamente, quando um pai/mãe ou professor está realizando a intervenção (por exemplo, um programa de reforço com fichas baseado em sala de aula), é mais difícil determinar a integridade do tratamento. O ideal é que observações diretas do comportamento do professor sejam conduzidas ocasionalmente ao longo de todo o tratamento para garantir que as etapas da intervenção estão sendo executadas como planejado. Naturalmente, não há como garantir que a integridade do tratamento permaneceu intacta durante sessões de intervenção nas quais um observador não estava presente. Nesses casos, as observações do comportamento do professor devem ser suplementadas por listas de conferência que apresentam as etapas da intervenção. O professor, ou outro agente do tratamento, deve completar a lista sempre que a intervenção é implementada, em um esforço para promover a obediência. Esta espécie de lista de conferência também pode ser completada por outra pessoa que não o agente do tratamento (por exemplo, auxiliar de sala de aula) regularmente. Uma outra opção é gravar em áudio as sessões de intervenção para posterior revisão envolvendo a integridade da implementação (Power, DuPaul, Shapiro & Kazak, 2003). Sem que haja, no mínimo, listas de conferência ocasionais da integridade do tratamento, não se pode garantir que a intervenção está sendo aplicada como planejada.

Embora seja importante demonstrar que uma intervenção levou a mudanças confiáveis no comportamento e no desempenho do aluno, é crucial determinar se tais mudanças são socialmente válidas e clinicamente significativas. Por exemplo, um aumento médio na porcentagem de comportamento ligado à tarefa de 50% para 65% durante o trabalho independente pode ter importância em termos estatísticos, mas o resultado final é que o aluno ainda passa muito tempo afastado da tarefa e não demonstra maior produtividade acadêmica. Intervenções que levam a mudanças no comportamento sem impacto significativo sobre o desempenho do aluno em sala de aula geralmente são abandonadas rapidamente pelo professor da criança.

A importância clínica e a validade social da mudança comportamental podem ser avaliadas de diversas maneiras (para detalhes, veja Kazdin, 2000; Schwartz &

Baer, 1991). Em primeiro lugar, classificações de satisfação podem ser completadas pelo aluno, professor e/ou pais no término do tratamento ou em vários momentos durante a intervenção. As opiniões de cada participante sobre componentes específicos da intervenção podem ser obtidas dessa forma. Uma segunda técnica relacionada é pedir que o professor complete classificações sobre o nível de aceitação do tratamento com relação a várias estratégias de intervenção possíveis (para uma revisão, veja Finn & Sladeczek, 2001). A aceitação das intervenções pode ser avaliada, na verdade, antes do tratamento, como um auxílio no processo de elaboração de consulta e tratamento (Bergan & Kratochwill, 1990).

Um terceiro modo de determinar a importância clínica de uma intervenção é avaliando se esta levou à "normalização" do comportamento. Em outras palavras, será que a intervenção melhora o alcance da atenção, a produtividade acadêmica e os comportamentos sociais da criança o suficiente para que seu desempenho e comportamento na sala de aula não possam ser diferenciados dos de seus colegas? Este resultado, em particular, pode ser avaliado por meio da coleta de dados concomitantes de avaliação de um ou mais colegas durante vários pontos da intervenção. Assim, o desempenho da criança tratada pode ser diretamente comparado ao de seus companheiros normais. Se considerações éticas ou práticas contra-indicam a avaliação de colegas normais, diversos procedimentos estatísticos podem ser usados para determinar se ocorreu uma mudança clínica significativa. Por exemplo, se dados normativos estão disponíveis para uma medição específica, um índice confiável de mudança (Jacobsen & Truax, 1991) pode ser calculado para avaliar se o tratamento levou a melhoras estatisticamente confiáveis no comportamento. Além disso, Jacobsen e Truax (1991) oferecem diversas fórmulas para determinar se uma intervenção levou à normalização do desempenho. Descobriu-se, por exemplo, que o metilfenidato (Ritalina) "normaliza" a atenção relacionada à tarefa e a produtividade acadêmica de uma grande porcentagem de crianças com TDAH que participaram de um ensaio com medicamento durante seis semanas (DuPaul & Rapport, 1993; veja o Capítulo 6 para detalhes). Embora a normalização do desempenho em sala de aula nem sempre seja possível, esta é uma das considerações mais importantes para determinar o valor dos efeitos obtidos com o tratamento.

CONSIDERAÇÕES SOBRE O DESENVOLVIMENTO NA AVALIAÇÃO DO TDAH

Fatores ligados ao desenvolvimento podem alterar o conteúdo e, até certo ponto, o processo de condução de uma avaliação de TDAH, especialmente quando o aluno encaminhado é um pré-escolar ou adolescente (Anastopoulos & Shelton, 2001). Abordaremos questões relacionadas à identificação de crianças pequenas em risco para o TDAH no Capítulo 4. Com relação à avaliação do TDAH em adolescentes, os procedimentos podem diferir daqueles da avaliação para crianças por várias razões. A primeira é que o funcionamento geral do adolescente com TDAH pode mostrar-se mais prejudicado que durante os anos da infância devido a um risco maior para perturbação da conduta ou comportamento anti-social (Barkley, Fischer et al., 1990; Biederman et al., 1996) e fraca conquista acadêmica (Barkley, Fischer, et al., 1990; Mannuzza, Gittelman-Klein, Bessler, Malloy & LaPadula, 1993). Além disso, alguns estudos empíricos indicaram uma freqüência maior de abuso de substâncias (Biederman et al., 1997) entre adolescentes com TDAH, especialmente quando problemas de comportamento anti-social (por exemplo, furtos e vandalismo) estão presentes. Portanto, além dos déficits centrais do TDAH, os adolescentes com este transtorno podem exibir uma variedade de perturbações comportamentais e/ou emocionais e, assim, procedimentos que visam detectar essas dificuldades associadas devem ser incorporados à avaliação de adolescentes com TDAH.

É muito importante obter um histórico confiável dos problemas de comportamento no caso de adolescentes encaminhados por dificuldades relacionadas ao TDAH porque, por definição, os sintomas de TDAH devem estar evidentes antes dos 7 anos de idade. Uma vez que a confiabilidade das informações históricas fornecidas pelos pais geralmente é bastante baixa, mesmo no caso de crianças menores, é preciso obter "verificações da confiabilidade" dos relatos verbais dos pais (Cantwell, 1986). Uma possível fonte dessas informações seriam os registros escolares do aluno, incluindo boletins, avaliações psicológicas anteriores e histórico disciplinar.

Um terceiro fator a considerar na avaliação de adolescentes com suspeita de TDAH diz respeito às informações oferecidas pelos próprios estudantes. A percepção do adolescente sobre as dificuldades atuais de ajuste deve ser obtida, além de relatos feitos pelos pais e pelo professor. Conforme estudos, o auto-relato de sintomas de TDAH pelo adolescente correlaciona-se altamente com o relato feito pelos pais (Gittelman et al., 1985), embora existam disparidades entre estudos (veja Barkley, Fischer et al., 2002). Não importando sua discrepância com outras medições, o auto-relato pode fornecer informações fundamentais (por exemplo, presença de sintomas depressivos) não disponíveis por outras fontes. Além disso, os adolescentes tendem a concordar mais com os resultados de avaliações nas quais suas próprias opiniões recebem maior atenção e, portanto, podem estar mais dispostos a concordar com as recomendações de tratamento (DuPaul, Guevremont & Barkley, 1991). Portanto, a principal mudança na avaliação do TDAH nos adolescentes é a inclusão de diversas medidas de auto-relato, como a entrevista diagnóstica com o estudante e o preenchimento de escalas de avaliação do comportamento no estágio de avaliação multimodal. O aluno também pode exercer um papel mais ativo na formulação, implementação e avaliação do plano de tratamento. No mínimo, o profissional deve obter dados de auto-relato e satisfação do cliente durante o estádio de avaliação do tratamento do estudante de modo contínuo.

O conteúdo da avaliação do TDAH é um pouco diferente quando se avalia um adolescente, comparado com a avaliação de crianças menores. Em primeiro lugar, como mencionado anteriormente, deve ser conduzida uma entrevista diagnóstica com o aluno, incorporando critérios do DSM para os mesmos transtornos analisados com os pais e professores do adolescente. Depois, vários questionários de auto-relato são completados pelo aluno, incluindo a versão do Auto-Relato para Adolescentes (YSR) da Lista de Conferência de Comportamentos para Crianças (Achenbach, 1991c), o Inventário para Adolescentes – 4 (Gadow et al., 2002) e/ou o Auto-Relato de Sintomas de Conners-Wells para Adolescentes (Conners et al., 2000). Dados normativos estão disponíveis para essas medições. Dado o maior risco de perturbação afetiva ou emocional entre adolescentes com TDAH em relação a seus colegas normais, habitualmente é preciso incluir questionários que revelem a sintomatologia interna, como a Escala de Depressão de Reynolds para Adolescentes (Reynolds, 1987).

Uma diferença final na avaliação do TDAH é a inclusão de classificações de comportamento por diversos professores. A interpretação das classificações resultantes pode ser problemática, dada a amostra limitada de comportamento do aluno observada por cada professor. Muitas vezes, é útil obter classificações feitas por várias pessoas, incluindo algumas que não são professores (por exemplo, orientador escolar), com as quais o adolescente tem maior contato. Em vez da análise da classificação feita por qualquer professor individualmente (como ocorre com crianças menores), as coerências entre os perfis resultantes (por exemplo, elevações em fatores relacionados ao TDAH) são usadas para documentar a abrangência ou falta de abrangência das dificuldades de controle comportamental em vários contextos. Detalhes adicionais envolvendo o conteúdo das avaliações de TDAH com adolescentes estão disponíveis em vários textos recentes (Anastopoulos & Shelton, 2001; Barkley, 1998).

IMPLEMENTAÇÃO DO MODELO DE AVALIAÇÃO

O modelo de avaliação proposto neste capítulo representa o que acreditamos ser o processo de avaliação mais atualizado para a identificação de estudantes com TDAH e para a criação de intervenções em sala de aula para essa população. Assim, este é um modelo idealizado, que deve ser adaptado para a aplicação prática no nível local. Alguns componentes ou processos da avaliação (por exemplo, entrevista com o pai ou mãe) podem ser menos viáveis para alguns profissionais da escola. Portanto, serão necessárias algumas mudanças no modelo de avaliação.

Como um exemplo de uma adaptação local deste modelo de avaliação, a Carroll County Public Schools[1] (no estado norte-americano de Maryland) desenvolveu diretrizes de procedimento para professores e psicólogos escolares (Carroll County Public Schools, 1997). Essas diretrizes estruturam o processo de identificação e tratamento do TDAH em quatro estágios, em vez de cinco: triagem, avaliação multimodal do TDAH, interpretação dos resultados e tratamento. Embora o estágio de triagem seja praticamente idêntico ao conteúdo e processo deste estágio como descrito neste capítulo, foram feitas algumas adaptações no protocolo de avaliação multimodal. Os pais, por exemplo, precisam completar um questionário, em vez de realizar uma entrevista, que apresenta as preocupações atuais com o comportamento, assim como fornecer o histórico médico, do desenvolvimento e familiar. Ainda assim, este segundo estágio das diretrizes de Carroll County inclui os principais componentes do protocolo de múltiplos métodos proposto neste capítulo, como questionários para pais e professores sobre o comportamento, a observação direta e a revisão de registros escolares.

Embora nosso modelo de avaliação possa incluir alguns componentes que não são práticos para algumas escolas, é possível adaptar este processo para que atenda a certas necessidades e limitações práticas. O objetivo geral é reter as principais características deste modelo. Em primeiro lugar, o processo de avaliação deve usar um modelo de solução de problemas baseado em dados, no qual medições sensatas em termos psicométricos são usadas para a tomada de decisões de identificação e trata-

1. Semelhante às nossas secretarias municipais de educação. (N. de T.)

mento. Em segundo lugar, deve ser usado um sistema de triagem no qual os alunos são testados para determinar quem necessitará de uma avaliação e/ou tratamento mais profundos. Em terceiro lugar, informações obtidas de múltiplos respondentes, usando mais de um tipo de medição, devem ser buscadas para construir o quadro mais completo possível do funcionamento de uma criança em casa e na escola. Como ocorre com a avaliação de deficiência de aprendizagem, os profissionais nunca devem confiar em um único instrumento ou questionário para tomarem decisões quanto à identificação do TDAH. Em quarto lugar, dados da avaliação (por exemplo, avaliação comportamental funcional e/ou avaliação baseada no currículo) úteis para o planejamento do tratamento devem ser coletados de modo rotineiro. E, em quinto lugar, algum subconjunto de medidas de avaliação deve ser coletado periodicamente para determinar o sucesso dos planos de intervenção e para servirem como guias para as mudanças contínuas no tratamento.

EXEMPLOS DE CASOS

Exemplo de Caso Número 1

Arthur era um menino de 7 anos que cursava a segunda série e foi encaminhado para a psicóloga da escola devido a problemas para completar tarefas independentes sentado na cadeira, por falar sem permissão e por desobedecer às regras da escola. A professora relatou que os trabalhos de Artur eram semelhantes aos de seus colegas quando trabalhava com o menino individualmente. Além disso, devido à inconstância do término de trabalhos solicitados e à sua freqüente desatenção durante as provas, o menino obtinha um aproveitamento abaixo de seu potencial, de acordo com a professora.

Após uma breve discussão do caso, a psicóloga da escola pediu que a professora completasse um instrumento de triagem (isto é, a Escala de Avaliação para TDAH – IV). A pontuação de Arthur estavam além do percentual de 93 para o escore total, assim como a pontuação para Desatenção e Hiperatividade-Impulsividade. Além disso, seis sintomas de desatenção e seis de hiperatividade-impulsividade (usando os critérios do DSM-IV) estavam presentes pelo menos "em grande parte" do tempo. Com base nessas informações de triagem e na natureza do encaminhamento, uma avaliação multimodal do TDAH pareceu indicada.

Como primeiro passo no processo de avaliação, a psicóloga conduziu uma entrevista com a professora da sala de aula de Arthur. No curso da entrevista, foi relatado que o menino exibia problemas freqüentes de desatenção, impulsividade, hiperatividade e desobediência na maior parte das situações na escola e em atividades na sala de aula. Esses problemas eram mais evidentes quando ele precisava completar trabalhos independentes sentado e quando a professora explicava as matérias para toda a classe ou em pequenos grupos. Não parecia haver qualquer diferença em seu comportamento de uma matéria para outra. De acordo com o relatório, Arthur exibia seis dos sete sintomas de desatenção e sete dos nove sintomas de hiperatividade-impulsividade do TDAH com bastante freqüência. Esses sintomas haviam sido exibidos diariamente nos últimos seis meses (isto é, desde o início do ano escolar). Além disso, um número significativo (isto é, cinco de nove) de sintomas de transtorno oposicional desafiante ocorria com freqüência. Estes últimos incluíam desobediência às ordens da professora, perda freqüente do controle sobre o humor e perturbação deliberada de outrem. Problemas associados a outros transtornos (por exemplo, transtorno de conduta e depressão) não ocorriam com freqüência, de acordo com o relato.

Como resultado de seus problemas de atenção e comportamento, Arthur não estava se saindo tão bem quanto os colegas em matemática e em leitura. Apesar disso, não tinha problemas de aprendizagem em qualquer dessas áreas, segundo a professora. Ela contou que, quando trabalhava individualmente com ele, Arthur conseguia demonstrar conhecimento adequado nessas duas áreas (por exemplo, ele era capaz de ler materiais que o interessavam muito). Quando solicitado a completar algum trabalho independente, particularmente materiais que não captassem seu interesse, ele não conseguia demonstrar suas habilidades devido ao abandono da tarefa.

Arthur tinha poucos amigos na sala de aula e era rejeitado por muitos de seus companheiros. Não seguia as regras nos jogos e com freqüência se tornava física e verbalmente agressivo em cenários não estruturados (por exemplo, no pátio da escola). A professora achava que muitos de seus comportamentos diruptivos (por exemplo, falar fora de hora durante as aulas) eram uma tentativa de chamar a atenção dos colegas. Infelizmente, esses esforços para promover a interação com os companheiros resultava em ostracismo adicional por parte destes.

A professora sentia-se bastante frustrada nas tentativas de lidar com o comportamento de Arthur. Suas intervenções incluíam ignorar seu comportamento diruptivo, repreendê-lo na frente dos outros para fazê-lo voltar à tarefa, enviar bilhetes aos pais do menino quando este se comportava mal, dar-lhe recompensas (por exemplo, acesso ao computador da sala de aula) por uma semana pelo comportamento apropriado e reduzir o número de itens que deveria completar sentado em seu lugar durante as aulas. Nenhuma dessas estratégias resultou em melhora comportamental consistente.

Os boletins escolares dos anos anteriores foram examinados. Os comentários escritos de seus professores da pré-escola e da primeira série indicavam que ele exibia problemas semelhantes de controle do comportamento, embora menos graves. Um padrão de problemas com a atenção e controle do comportamento, iniciado em uma idade precoce e ocorrendo em todas as séries, era evidente.

A mãe de Arthur foi entrevistada brevemente por telefone. Ela confirmou o relato da professora sobre problemas significativos de desatenção, impulsividade e hiperatividade. Na verdade, quase todos os sintomas de TDAH também ocorriam com freqüência em casa. Estes eram evidentes desde que o menino tinha 3 anos e começara a freqüentar a escolinha maternal. A mãe disse que Arthur mostrava-se desafiador e não cooperava em casa, especialmente em resposta às ordens da mãe. Ele não mantinha a atenção à maioria das tarefas domésticas a menos que estivesse interessado em completá-las. A maioria dos sintomas de transtorno oposicional desafiante estava presente. Não foi relatada outra sintomatologia do DSM-IV. Arthur não tinha histórico de dificuldades médicas significativas ou atrasos no desenvolvimento. O pai, segundo a mãe, também tinha problemas de atenção e de comportamento quando criança, mas agora era um bem-sucedido homem de negócios. Não foram relatados outros problemas dignos de preocupação em familiares imediatos. Por fim, a mãe declarou seu interesse em receber ajuda para lidar com o comportamento de Arthur, uma vez que o nível de estresse em casa estava diretamente relacionado ao grau em que ele demonstrava comportamento apropriado. Tentativas anteriores de intervenção, incluindo terapia familiar, haviam fracassado.

As respostas da mãe à Lista de Conferência de Comportamentos para Crianças resultaram em elevações significativas em três subescalas: Problemas de Atenção, Agressividade e Comportamento Delinqüente. Os escores-T nessas escalas estavam acima de 67, ou mais que o percentil na ordem de 95. Todas as subescalas restantes estavam abaixo do 93º percentil (isto é, na faixa normal). As classificações na Escala de Avaliação do TDAH – IV estavam dois desvios-padrão acima da média para o escore total e em ambas as subescalas. Os problemas de atenção de Arthur ocorriam, de acordo com o relato, em quase todas as situações domésticas identificadas no HSQ-R e sua gravidade média estava 2 desvios-padrão acima da média.

As classificações feitas pela professora eram coerentes com as fornecidas pela mãe de Arthur. No Formulário de Avaliação pelo Professor da Lista de Conferência de Comportamentos para Crianças, elevações significativas foram obtidas nas subescalas de Problemas com a Atenção e Agressividade. Os escores-T estavam acima de 70, ou maiores que o 98º percentil para ambas as dimensões. Os escores na subescala restante estavam na faixa normal. No SSQ-R, Arthur exibia problemas de atenção em todos os contextos escolares, em um nível de gravidade 2 desvios-padrão acima da média. As classificações pela professora no SSRS resultaram em um escore abaixo da média (escore-T de 85) para as habilidades sociais. Finalmente, as classificações na Escala de Avaliação do Desempenho Acadêmico estavam na faixa clinicamente significativa (isto é, 1,5 desvio-padrão abaixo da média) apenas para o fator de Produtividade Acadêmica.

O comportamento de Arthur foi observado em várias ocasiões, tanto na sala de aula quanto no pátio da escola. As observações em sala de aula (usando o sistema de codificação do Apêndice 2.1) foram conduzidas durante 20 minutos em três ocasiões (uma vez durante exercícios de matemática individuais, duas vezes enquanto o menino trabalhava em uma folha de exercícios de fonética). Observou-se que Arthur exibia altas taxas de comportamentos verbais e motores não relacionados com a tarefa. Especificamente, ele exibia comportamento verbal não relacionado à tarefa durante uma média de 20% dos intervalos de observação, enquanto exibia comportamento motor não relacionado à tarefa em aproximadamente 15% do tempo. Em contraste, colegas selecionados aleatoriamente exibiam comportamento verbal fora da tarefa em apenas 4% do tempo e se engajavam em comportamento motor não relacionado à tarefa durante menos que 8% dos intervalos de observação. O comportamento de Arthur no pátio da escola foi observado em duas ocasiões, usando o SOC. O menino mostrou-se mais agressivo verbal e fisicamente que os colegas selecionados de modo aleatório. Portanto, as observações diretas eram coerentes com os relatos da mãe e da professora de dificuldades significativas de controle do comportamento.

Os dados sobre o desempenho acadêmico foram coletados em conjunto com observações do comportamento de Arthur durante tarefas independentes que ele deveria realizar sentado na cadeira. Ele completou em média 60% do trabalho nessas três ocasiões. Isso contrasta com uma taxa média de finalização de trabalhos de 95% no caso de seus colegas. Sob uma perspectiva mais positiva, seu trabalho mostrava um alto nível de exatidão (isto é, M = 93% correto). Isso corrobora a afirmação da professora de que as capacidades de Arthur equivaliam às de seus colegas, mas que ele simplesmente não terminava os trabalhos.

A próxima etapa no processo de avaliação foi a de interpretação dos resultados. A professora e a mãe de Arthur relataram, independentemente, pelo menos seis sintomas de desatenção e seis de hiperatividade-impulsividade que eram freqüentemente evidentes. De acordo com a mãe, ele começou a exibir dificuldades relacionadas ao TDAH aos 3 anos, sem diminuição na gravidade. Portanto, os sintomas já eram evidentes em uma idade precoce e eram crônicos. As classificações feitas pela mãe e pela professora indicavam que os problemas de Arthur relacionados à desatenção, à impulsividade e à hiperatividade eram mais freqüentes e graves que aqueles da imensa maioria dos outros meninos da sua idade. Isso foi confirmado pelas observações diretas de seu comportamento em sala de aula. Além disso, os problemas de atenção ocorriam em numerosas situações na escola e em casa, segundo os relatos. Por fim, os comportamentos relacionados ao TDAH do menino haviam comprometido seu relacionamento com companheiros e seu desempenho acadêmico em um grau significativo.

Embora os relatos também indicassem que Arthur exibia um número substancial de sintomas de transtorno oposicional desafiante, a presença destes não explicava plenamente suas dificuldades de atenção. Particularmente digno de nota era o fato de que seus sintomas de TDAH precediam o início de seus problemas com desobediência e desafio. Especificamente, os primeiros já ocorriam aos 3 anos, enquanto os últimos só se tornaram evidentes quando Arthur estava com 6 anos de idade. Não havia indicações de quaisquer dificuldades emocionais ou de aprendizagem que explicassem os sintomas de TDAH. Portanto, a psicóloga determinou que ele tinha tanto TDAH quanto transtorno oposicional desafiante.

A professora de Arthur foi entrevistada sobre os antecedentes e as conseqüências envolvendo seu comportamento diruptivo não relacionado à tarefa na sala de aula. Além disso, a psicóloga da escola registrou a freqüência de eventos antecedentes (por exemplo, apresentação da tarefa) e conseqüentes (por exemplo, risadas dos colegas) durante várias situações em sala de aula. Dados da entrevista e da observação indicaram que o comportamento diruptivo de Arthur ocorria com mais freqüência quando ele tinha de completar trabalho independente sentado na cadeira e que esse comportamento era seguido de freqüentes lembretes da professora para que ele se concentrasse no trabalho. Aparentemente, a função de seu comportamento quando fora da tarefa visava evitar e escapar do trabalho na classe.

Diversas intervenções foram implementadas com base nesta avaliação. Primeiro, a psicóloga da escola e a professora designaram um programa de intervenção na sala de aula que incluía a modificação das exigências da tarefa, reforço por fichas, custo da resposta e um programa de comunicação entre a casa do menino e a escola (veja o Capítulo 5 para detalhes sobre o programa em sala de aula). Essas intervenções visavam reduzir o desejo de Arthur de evitar o trabalho, aumentando os aspectos positivos deste e oferecendo maior motivação para que ele terminasse suas tarefas. Depois, foram feitos encaminhamentos para um psicólogo clínico infantil e ao pediatra de Arthur para fornecer treinamento para os pais e para uma avaliação medicamentosa, respectivamente. O treinamento para os pais era necessário devido ao alto nível de desafio e desatenção do menino em casa. A avaliação medicamentosa foi recomendada devido à gravidade do TDAH de Arthur e à alta probabilidade de deficiência contínua em seu funcionamento em várias áreas importantes A cronicidade e a gravidade de seus problemas de comportamento podem exigir um programa de educação especial, algo que a família do menino desejaria evitar, se possível. A probabilidade de colocação em educação especial pode ser reduzida se Arthur responder positivamente ao medicamento. Por fim, uma intervenção para habilidades sociais foi criada para abordar o comportamento de Arthur durante o recreio. Especificamente, foi usado um procedimento mediado por colegas, no qual vários de seus colegas foram treinados para lembrá-lo sobre o comportamento social apropriado e reforçá-lo. Pensava-se que essa combinação de intervenções seria necessária no longo prazo, devido à natureza crônica e à gravidade do TDAH de Arthur.

Uma avaliação contínua do desempenho deste menino em sala de aula foi conduzida pela psicóloga da escola para avaliar seu progresso e determinar a necessidade de mudanças no programa de intervenção. Avaliações por parte da professora e observações em sala de aula foram obtidas com a freqüência mínima de uma vez por semana durante os estágios iniciais da implementação da intervenção comportamental com múltiplos componentes. Como resultado disso, foram feitos ajustes nos momentos de ocorrência e na freqüência do reforço. Essas mesmas medidas foram usadas diariamente ao longo de várias semanas para avaliar três doses diferentes de Ritalina (isto é, 5 mg, 10 mg e 15 mg). Ao longo do ano escolar, essas medidas eram readministradas periodicamente para avaliar a necessidade ou não de ajustes adicionais nos procedimentos comportamentais ou na dosagem do medicamento.

Exemplo de Caso Número 2

Kate era uma menina afro-americana de 10 anos que cursava a quinta série regular em uma escola urbana. Apresentou algumas dificuldades com a leitura e matemática em todas as séries, embora jamais tivesse sido encaminhada para serviços de educação especial. Seus professores atuais se preocuparam com a possibilidade de a menina ter TDAH porque ela demonstrava freqüente dificuldade para concentrar-se no trabalho, esquecia-se de materiais e tarefas com muita freqüência e quase sempre parecia distraída. As avaliações da professora na subescala de Desatenção da Escala de Avaliação do TDAH – IV estavam acima do 85º percentil, indicando a necessidade de uma avaliação mais completa para possível TDAH.

As avaliações feitas pela mãe e pela professora usando o BASC resultaram em escores clinicamente significativos nos domínios de Desatenção e Ansiedade, com classificações apenas limítrofes de hiperatividade-impulsividade e problemas de conduta. As respostas da mãe e da professora às questões da entrevista diagnóstica revelaram que, embora Kate exibisse sete dos nove sintomas de desatenção do TDAH, ela não exibia muitos sintomas de hiperatividade-impulsividade. Além disso, seus problemas de desatenção eram relativamente recentes (isto é, haviam começado no início do ano escolar). De acordo com os relatos tanto da mãe quanto da professora, ela também exibia sintomas de transtorno de ansiedade generalizada (por exemplo, preocupações excessivas em relação à qualidade de seu desempenho social e acadêmico) que pareciam piorar com o avanço do ano escolar. Não foram relatados sintomas significativos de transtorno oposicional desafiante ou transtorno de conduta.

A psicóloga da escola observou o comportamento de Kate durante atividades de leitura e matemática na sala de aula (por exemplo, instrução guiada pela professora, trabalho independente sentado, trabalho em pequenos grupos). Kate exibia comportamentos fora da tarefa (por exemplo, desviar os olhos da tarefa ou atividade, falar com colegas) durante aproximadamente 15% dos intervalos de observação, enquanto seus colegas exibiam comportamento semelhante durante apenas 6% desses intervalos. Kate também completava bem menos trabalhos sozinha em sua carteira que seus companheiros.

Uma entrevista com a menina revelou que ela se via como "estúpida" e freqüentemente se sentia frustrada por sua incapacidade para ler textos no mesmo ritmo que os colegas. Ela reconheceu que muitas vezes não completava os trabalhos e declarou que tinha medo de ser reprovada na quinta série. Também indicou preocupação acerca do bem-estar da mãe, já que esta adoecera com freqüência durante esse ano escolar. Por fim, Kate disse que não tinha muitos amigos e que se sentia envergonhada quando precisava falar na frente de um grupo de colegas. As classificações por auto-relato no RCMAS (Escala de Ansiedade Manifesta para Crianças – Revisada) também eram elevadas.

Uma vez que os problemas de desatenção de Kate eram relativamente recentes, não estavam associados a sintomas de hiperatividade-impulsividade e pareciam não estar associados a sintomas importantes de transtorno de ansiedade, a equipe de avaliação da escola concluiu que a menina provavelmente não tinha TDAH. A psicóloga da escola sugeriu que a menina recebesse aconselhamento individual na escola para os sintomas de ansiedade e que talvez fosse necessária uma avaliação adicional por um psicólogo clínico. Além disso, em virtude de suas dificuldades acadêmicas crônicas, a avaliação de possível deficiência de aprendizagem deveria ser conduzida pela equipe da escola.

ENVOLVIMENTO DOS PROFISSIONAIS DA ESCOLA NO PROCESSO DE AVALIAÇÃO

Nos últimos anos, tem havido controvérsia sobre o papel dos profissionais da escola na avaliação diagnóstica do TDAH. Por exemplo, a legislação de vários estados norte-americanos limitou a identificação de alunos com TDAH pela escola, particularmente quando o objetivo é encaminhá-los para possível tratamento com medicamento. Os oponentes do envolvimento da escola no processo de diagnóstico apontam que o TDAH é um "diagnóstico médico", dada sua inclusão no DSM-IV e, portanto, avaliações deste transtorno devem ser conduzidas por profissionais médicos. Ainda assim, quando examinamos os métodos de avaliação apoiados empiricamente para a identificação de TDAH, fica claro que os psicólogos escolares e outros profissionais da educação têm a experiência e o conhecimento para se envolverem nesse processo. Na verdade, dados recentes de um levantamento realizado indicam que os psicólogos escolares estavam tão propensos a usar métodos de avaliação apoiados empiricamente quanto os psicólogos clínicos (Handler & DuPaul, 2002). Os psicólogos escolares também têm mais oportunidades para conduzir observações na sala de aula e no pátio, durante o recreio, que outros profissionais. Além disso, poucos profissionais da medicina têm a mesma bagagem cultural, conhecimentos e oportunidades – pelo menos no que se refere à administração de escalas de avaliação e observações do comportamento. Além disso, a mera inclusão do TDAH no DSM-IV não delega esse diagnóstico unicamente aos profissionais médicos, uma vez que os critérios de diagnóstico para o retardo mental e a deficiência de aprendizagem (entidades avaliadas rotineiramente por psicólogos escolares) também estão incluídos no DSM. Finalmente, uma vez que crianças com TDAH experimentam suas maiores dificuldades no contexto escolar, a falta de envolvimento dos profissionais da escola na identificação equivale a negligência.

Certamente, não estamos propondo que os psicólogos escolares e outros educadores sejam os únicos profissionais a identificarem crianças com TDAH. Pelo contrário. Acreditamos fortemente que o diagnóstico e o tratamento de alunos com este transtorno exige a colaboração entre pais, profissionais da escola, médicos e outros profissionais baseados na comunidade (por exemplo, psicólogos clínicos). Uma avaliação abrangente do TDAH requer a coleta de dados confiáveis e válidos envolvendo o funcionamento da criança em vários ambientes. Com demasiada freqüência, avaliações de crianças suspeitas de terem TDAH baseadas na comunidade não incluem informações detalhadas oriundas da escola. Alternativamente, avaliações baseadas na escola podem negligenciar as informações fornecidas pelos pais. Portanto, os profissionais das escolas devem tentar colaborar com outros, de modo que os dados baseados na escola possam ser comunicados de modo sistemático aos médicos e psicólogos clínicos para a tomada de decisões diagnósticas bem informadas (veja o Capítulo 8).

RESUMO

A avaliação do TDAH baseada na escola compreende múltiplas técnicas de avaliação usadas em uma variedade de contextos e envolvendo diversas fontes de informações. Após o encaminhamento da criança por um professor para avaliação de possível TDAH, esta é conduzida e compreende cinco estágios: (1) triagem de sintomas de TDAH; (2) avaliação multimodal; (3) interpretação dos resultados para chegar a uma decisão de classificação; (4) desenvolvimento de um plano de tratamento; e (5) avaliação contínua do programa de intervenção. O objetivo da avaliação não é apenas chegar a um diagnóstico de TDAH, mas determinar um plano de intervenção com probabilidade de ser bem-sucedido com base nas informações coletadas. O uso de um enfoque de avaliação comportamental que incorpora entrevistas com os pais e professores, escalas para pais e professores, observações diretas do comportamento e dados sobre o desempenho acadêmico é a metodologia mais adequada para enfocar os dois objetivos do processo de avaliação. É importante salientar que os dados da avaliação são coletados continuamente, ao longo de todo o tratamento, para determinar a eficácia e/ou as limitações do programa de intervenção.

APÊNDICE 2.1

♦

Código Híbrido de Observação na Escola para Crianças (Volpe & Lorah, 2000)

O Código Híbrido de Observação na Escola para Crianças (*School Hybrid Observation Code for Kids* - SHOCK) é uma combinação de dois códigos de observação: o Código de Observação para TDAH na Escola (*ADHD School Observation Code – ADHD SOC*, Gadow, Sprafkin & Nolan, 1996) e a Observação Comportamental de Estudantes nas Escolas (*Behavioral Observation of Students in Schools – BOSS*, Shapiro, 1996). Os códigos de comportamento extraídos da BOSS incluem Tempo Ativo Engajado (AET), Tempo Passivo Engajado (PET), Motor Fora da Tarefa (OFT-M), Verbal Fora da Tarefa (OFT-V), Passivo Fora da Tarefa (OFT-P) e Instrução Dirigida pelo Professor (TDI). A categoria de Desobediência (NonC) extraída do ADFD SOC também é codificada. Com exceção do AET e do PET (que são codificados em uma base de amostragem momentânea de tempo), todos os comportamentos serão pontuados pelo uso de intervalos parciais (15 segundos). Os leitores com interesse por este código de observação podem consultar a obra de Gadow e colegas (1996) e de Shapiro (1996) para obter as definições específicas de cada categoria de observação.

Extraído de Volpe e Lorah (2000).Copyright 2000 pelos autores. Reimpresso com permissão.

Folha de Resumo do SHOCK

Criança:________________________ Matéria:________________________

Data________________________ Ambiente:

Observador:________________________ ISW: TPsnt SmGP: TPsnt

ISW: TSmGp LgGp: TPsnt

Hora da Observação:________________________ Outros:________________________

Resumo

Aluno sob Observação

	Σ AET______	% AET______
	Σ PET______	% PET______
	Σ OFT-M______	% OFT-M______
	Σ OFT-V______	% OFT-V______
Total de Intervalos	Σ OFT-P______	% OFT-P______
Observados	Σ NPAg______	% NPAg______
	Σ NonC______	% NonC______

Comparação com Colegas		Professora	
Σ AET ______	% AET ______	Σ TDI______	
Σ PET ______	% PET ______	% TDI______	
Σ OFT-M______	% OFT-M______		
Σ OFT-V______	% OFT-V ______		
Σ OFT-P ______	% OFT-P ______		
Σ NPAg ______	% NPAg ______		Total de Intervalos
Σ NonC ______	% NonC ______		Observados

Formulário de Observação do SHOCK

Momento	1	2	3	4	**5**	6	7	8	9	**10**	11	12	13	14	**15**	S	P	T
AET																		
PET																		
Parcial																		
OFT-M																		
OFT-V																		
OFT-P																		
NonC																		
TDI																		

Momento	16	17	18	19	**20**	21	22	23	24	**25**	26	27	28	29	**30**	S	P	T
AET																		
PET																		
Parcial																		
OFT-M																		
OFT-V																		
OFT-P																		
NonC																		
TDI																		

Momento	31	32	33	34	**35**	36	37	38	39	**40**	41	42	43	44	**45**	S	P	T
AET																		
PET																		
Parcial																		
OFT-M																		
OFT-V																		
OFT-P																		
NonC																		
TDI																		

Momento	46	47	48	49	**50**	51	52	53	54	**55**	56	57	58	59	**60**	S	P	T
AET																		
PET																		
Parcial																		
OFT-M																		
OFT-V																		
OFT-P																		
NonC																		
TDI																		

APÊNDICE 2.2

♦

Critérios para o Sistema de Codificação do Comportamento Professor-Aluno

As primeiras categorias de observação dizem respeito a quem (professor ou estudante) iniciou a interação e como esta foi iniciada (pelo professor quando o aluno estava envolvido na tarefa ou fora dela, ou pelo estudante, de modo apropriado ou inapropriado).

PA/RT – O Professor Aborda o Estudante Engajado em Comportamento Relacionado à Tarefa

O professor inicia, verbal ou fisicamente, uma interação com o estudante, que no momento do contato está engajado em um comportamento relacionado à tarefa (veja no início do apêndice). Não é codificado se o estudante levantou a mão ou se pronunciou para obter a atenção do professor.

PA/NRT – O Professor Aborda o Estudante Engajado em Comportamento Não Relacionado à Tarefa

O Professor inicia, verbal ou fisicamente, uma interação com o aluno que não está engajado em um comportamento relacionado à tarefa naquele momento (veja a definição de não relacionado à tarefa no início do apêndice). PA/NRT é codificado, não importando o que aconteça após a interação (por exemplo, um redirecionamento para voltar à tarefa resulta na volta do aluno à tarefa).

AA/AP = O Estudante Aborda o Professor de Modo Apropriado

O estudante inicia, verbal ou fisicamente, uma interação com o professor de modo "apropriado", incluindo:

- Levantar a mão

- Fazer perguntas sem levantar a mão quando as regras da sala de aula são especificamente mais flexíveis (deve ser especificado pelo professor, por exemplo, durante a instrução em pequenos grupos)
- Abordar o professor na mesa deste durante o trabalho independente sentado

AA/INA = O Estudante Aborda o Professor de Modo Inapropriado

O estudante inicia, verbal ou fisicamente, uma interação com o professor de modo "inapropriado", incluindo:

- Manifestar-se sem permissão
- Sair da cadeira (exceto durante o trabalho independente sentado ou atividade similar quando isso é aceitável na sala de aula)
- A segunda categoria de códigos de observação pelo professor é uma determinação relativa a se a interação entre professor e aluno foi positiva, negativa ou outra.

POSITIVA = A interação incluiu qualquer tipo de comentário verbal positivo envolvendo o comportamento social ou acadêmico apropriado. Também pode incluir o contato físico (por exemplo, tapinha no ombro), desde que não seja para disciplinar. Os comentários positivos podem ser dirigidos ao estudante alvo ou ao grupo, se o estudante fizer parte dele.

NEGATIVA = A interação negativa inclui comentários verbais de desaprovação, como críticas, reprimendas negativas, ou se o professor ameaça punir o estudante. Pode incluir contato físico (por exemplo, levar o aluno pela mão até a carteira) se ocorrer em resposta ao comportamento inapropriado por parte do aluno. O estudante pode ser o alvo direto do professor ou pode ser parte de um grupo para o qual o professor faz um comentário negativo.

OUTRA = Qualquer outra interação entre professor e estudante que não é codificada como positiva ou negativa, como:

- Instruir a classe
- Responder questões (a menos que o professor acrescente "bom trabalho" ou outra declaração de aprovação)
- Conversar com o aluno
- Dar instruções à classe (por exemplo, para mudar de atividade).

CAPÍTULO 3

♦ ♦ ♦

TDAH e Dificuldades de Aprendizagem: Qual É a Ligação?

♦

Crianças com TDAH freqüentemente demonstram fraca conquista acadêmica (Barkley, 1998; Forness & Kavale, 2001). Dentro da sala de aula, essas crianças muitas vezes exibem taxas significativamente mais baixas de comportamento relacionado à tarefa durante períodos de instrução e trabalho independente que aquelas exibidas por seus colegas (Abikoff et al., 1977). Como resultado, as crianças com TDAH têm menos oportunidades para responder durante a instrução acadêmica e completam menos trabalho independente, comparadas com seus companheiros (Pfiffner & Barkley, 1998). Esta última constatação pode explicar, pelo menos parcialmente, a associação de TDAH com fraca conquista acadêmica: até 80% das crianças com este transtorno exibem problemas de aprendizagem e/ou conquista acadêmica (por exemplo, Cantwell & Baker, 1991; Frick et al., 1991; Pastor & Reuben, 2002). Além disso, os resultados de estudos prospectivos de acompanhamento de crianças com TDAH até a adolescência (por exemplo, Barkley, Fischer et al., 1990) indicam que os maiores riscos para essa população são a fraca conquista acadêmica crônica e taxas superiores de abandono da escola.

Dada a associação entre TDAH e fraca conquista acadêmica, é importante que os psicólogos da escola e outros profissionais da educação tenham consciência do potencial de dificuldades de aprendizagem entre crianças diagnosticadas ou suspeitas de terem TDAH. Além disso, quando indicado, cabe a esses profissionais criar e implementar estratégias eficientes de prevenção e intervenção para a melhora do funcionamento acadêmico (veja os Capítulos 4 e 5). A finalidade deste capítulo é oferecer uma visão geral de diversos aspectos da relação entre o TDAH e problemas de aprendizagem. Em primeiro lugar, oferecemos uma revisão dos problemas específicos de aprendizagem associados ao TDAH. Em segundo lugar, oferecemos uma revisão dos estudos empíricos que examinaram possíveis conexões causais entre dificuldades de aprendizagem e TDAH desde a primeira edição deste livro (DuPaul & Stoner, 1994), juntamente com uma seção sobre perspectivas contemporâneas sobre a relação das dificuldades de aprendizagem e de atenção. A possibilidade de tratamento do TDAH e da deficiência de aprendizagem como um subtipo do TDAH é discutida nesse contexto. Em terceiro lugar, apresentamos sugestões para a avaliação e intervenção para enfocar as dificuldades de desempenho acadêmico entre estudantes com TDAH. Aqui, as leis federais norte-americanas envolvendo a potencial capacitação de alunos com TDAH para educação especial e outros serviços são discutidas. Em quarto lugar, oferecemos sugestões para determinar a elegibilidade de um estudante com TDAH para educação especial ou outros serviços de apoio frente a essas leis.

ASSOCIAÇÃO DO TDAH COM DÉFICITS COGNITIVOS

Diferenças entre as crianças com TDAH e seus colegas com desenvolvimento normal têm sido descobertas em várias áreas do funcionamento cognitivo. As crianças com TDAH com freqüência exibem dificuldades em tarefas que exigem estratégias complexas de solução de problemas e habilidades organizacionais (Barkley, 1998; Tant & Douglas, 1982). De modo interessante, esses problemas não se devem necessariamente à ausência da capacidade de solução de problemas em si, mas parecem refletir um esforço insuficiente ou uso ineficiente de estratégias apropriadas durante a própria tarefa (Barkley, 1990, 1998; Voelker, Carter, Sprague, Gdowski & Lachar, 1989). Uma segunda área de déficit em relação aos companheiros típicos é observada com freqüência em medições neuropsicológicas do funcionamento executivo (Barkley, 1990; Barkley, Grodzinsky & DuPaul, 1992). Testes visando especificamente a avaliação da solução de problemas, a inibição da resposta e o esforço constante discriminam de forma confiável as crianças com e sem TDAH (Barkley et al., 1992; Chelune, Ferguson, Koon, & Dicken, 1986; Rapport et al., 2000). Novamente, as estratégias empregadas por crianças com TDAH nessas tarefas são ineficientes, freqüentemente impulsivas e mal organizadas (Zentall, 1988). Portanto, não é de admirar que os professores relatem as dificuldades desses estudantes com anotações, término de trabalhos de longo prazo, organização da carteira e habilidades de estudo.

Outra área de funcionamento na qual as crianças com TDAH podem estar mais propensas a apresentar dificuldades que as crianças sem o transtorno é o desenvolvimento da fala e da linguagem. Embora investigações empíricas ofereçam resultados dúbios com relação a possíveis atrasos no início da fala, existem evidências relativamente coerentes de dificuldades na linguagem expressiva entre muitas crianças com TDAH (Barkley, 1998). Especificamente, 10-54% das crianças com TDAH podem exibir problemas com a linguagem expressiva, comparado com 2-25% da população normal (Barkley, DuPaul & McMurray, 1990; Hartsough & Lambert, 1985). Além disso, crianças com TDAH exibem uma taxa superior de fala não fluente (por exemplo, com falha na articulação) e/ou desorganizada em tarefas que exigem explicações verbais (por exemplo, responder a questões sobre a compreensão da leitura) (Hamlett, Pelligrini & Conners, 1987; Zentall & Leib, 1985).

Problemas com a coordenação motora fina e grossa podem estar associados ao transtorno de déficit de atenção/hiperatividade. Estudos de grupos revelaram que aproximadamente 52% das crianças com TDAH exibem deficiência na coordenação motora fina, comparadas com um máximo de 35% daquelas sem diagnóstico de TDAH (Barkley, DuPaul & McMurray, 1990; Hartsough & Lambert, 1985; Szatmari et al., 1989). Esses achados foram obtidos com bastante constância em tarefas como traçado de labirintos ou testes de encaixe de pinos (por exemplo, Ullman, Barkley & Brown, 1978). Novamente, esses resultados não são surpreendentes, uma vez que os professores com freqüência relatam que estudantes com TDAH têm problemas significativos com a caligrafia e com a escrita (Barkley, 1998). Diversos estudos também documentaram uma freqüência maior de sinais neurológicos "leves", incluindo dificuldades com a coordenação motora grossa e movimentos de excesso motor, entre crianças com TDAH em relação a seus colegas com desenvolvimento típico e/ou com deficiência de aprendizagem (Denckla, Rudel, Chapman & Krieger, 1985). Por exemplo, quando solicitadas a realizar movimentos com grupos musculares específicos (por exemplo, mexer o dedão dos pés), as crianças com TDAH podem exibir movimentos desnecessários associados, talvez indicando uma fraca inibição motora (Denckla & Rudel, 1978).

A extensão em que o TDAH está associado a atrasos no funcionamento intelectual geral é tema de controvérsias. Em uma análise em grupo, as crianças com este transtorno pontuam constantemente uma média de 7-15 pontos abaixo de seus próprios irmãos ou de crianças típicas em testes padronizados de inteligência (Barkley, 1998). Embora essas diferenças possam representar uma discrepância real no funcionamento cognitivo entre os grupos, existem pelo menos duas explicações alternativas para esses resultados. Em primeiro lugar, o desempenho diferencial em testes de Q.I. pode dever-se a diferenças no comportamento frente ao teste, como níveis superiores de desatenção entre o grupo com TDAH em relação a seus companheiros com funcionamento típico (Barkley, 1998). Um segundo fator possível para explicar esses achados é a alta probabilidade de um número maior de crianças com deficiência de aprendizagem concomitante no grupo com TDAH. Portanto, escores mais baixos em testes de Q.I. para o grupo com TDAH como um todo podem ser causados pela pontuação de um subconjunto de crianças que também apresentam deficiência de aprendizagem. Em apoio a essa asserção, temos os resultados de dois estudos que não encontraram diferenças de Q.I. entre amostras com TDAH e normal quando a influência de deficiência de aprendizagem foi descontada (August & Garfinkel, 1989; Dykman & Ackerman, 1991). Não importando as diferenças de Q.I. obtidas em amostras normais e com TDAH, está claro que a faixa de funcionamento intelectual em grupos de crianças com TDAH é similar àquela obtida na população em geral (isto é, representada por uma distribuição normal do funcionamento significativamente abaixo da média até o funcionamento significativamente acima da média; Kaplan, Crawford, Dewey & Fisher, 2000).

Resumo

Crianças com TDAH apresentam risco maior para diversos problemas nas áreas de desempenho em testes e funcionamento cognitivo em relação a seus colegas. Especificamente, uma porcentagem significativa de crianças com este transtorno exibe dificuldades com solução de problemas e habilidades organizacionais, capacidades de linguagem expressiva e/ou controle motor fino ou grosso. Quando qualquer uma dessas dificuldades ou uma combinação delas é exibida por uma criança com TDAH, o risco de fraca conquista acadêmica aumenta. Em contraste com essas preocupações, existem pelo menos dois achados positivos provenientes da literatura de estudos. O primeiro deles é que, em média, crianças com TDAH não diferem do resto da população escolar em termos de funcionamento intelectual. Isto é, o transtorno não parece afetar as capacidades cognitivas gerais de crianças diagnosticadas como um grupo. Isso reforça a suposição de que o TDAH não está relacionado a uma falta de capacidade, mas representa um déficit de desempenho (Barkley, 1998). Em segundo lugar, muitas crianças individuais com TDAH não apresentam os déficits cognitivos específicos citados. Isto é, embora como um grupo as crianças com o transtorno apresentem um risco maior que a média para dificuldades de linguagem, controle motor e solução de problemas, muitas crianças com TDAH não exibem esses problemas.

ASSOCIAÇÃO DO TDAH COM FRACA CONQUISTA ACADÊMICA

Uma das dificuldades mais comuns e potencialmente debilitantes exibidas pelas crianças com TDAH é a fraca conquista acadêmica crônica, em relação a suas capacidades intelectuais (Barkley, 1998). A grande maioria dos estudantes com este transtorno obtém notas mais baixas que o esperado em uma ou mais matérias. Além disso, elas tipicamente conquistam escores significativamente mais baixos em testes escolares padronizados que grupos comparáveis de crianças típicas (Barkley, DuPaul & McMurray, 1990; Cantwell & Satterfield, 1978). Problemas com o desempenho acadêmico estão diferencialmente associados ao TDAH mesmo entre grupos de crianças com outros transtornos psicológicos. Foi descoberto, por exemplo, que crianças com TDAH recebem as classificações mais baixas por professores em termos de competência acadêmica na Lista de Conferência de Comportamentos para Crianças entre grupos de crianças encaminhadas a clínicas (McConaughty, Achenbach & Gent, 1988). Essa fraca conquista acadêmica presumivelmente se deve à exibição dos sintomas principais (isto é, desatenção, impulsividade e inquietação motora) do TDAH em sala de aula, embora esta seja uma questão envolta em debates, como discutido na próxima seção.

As dificuldades crônicas de conquista acadêmica encontradas por muitas crianças com TDAH aumentam seu risco de fraco resultado escolar, como medida por diversas variáveis. Aproximadamente 40% ou mais das crianças com TDAH são colocadas em programas de educação especial para estudantes com deficiência de aprendizagem ou transtornos de comportamento (Barkley, 1998). Além disso, cerca de um terço das crianças com TDAH em amostras de pesquisas já haviam sido reprovadas em pelo menos uma série antes de chegarem ao ensino secundário (Barkley, Fischer et al., 1990; Brown & Borden, 1986). Suspensões e expulsões escolares ocorrem em uma freqüência maior que a média para alunos com TDAH, embora isso possa dever-se, pelo menos em parte, à taxa superior de transtorno de conduta entre crianças com déficits de atenção (Barkley, Fischer, et al., 1990). Além disso, a taxa de abandono durante o segundo grau é maior (cerca de 10%) entre estudantes com este transtorno, comparados com a população geral (Barkley, Fischer et al., 1990). As dificuldades de desempenho acadêmico associadas ao TDAH podem persistir até a idade adulta, e estudos de acompanhamento indicam que apenas cerca de 20% dos adultos com histórico do transtorno na infância estavam ainda estudando aos 21 anos, em comparação com cerca de 50% das amostras normais (Weiss & Hechtman, 1986, 1993). Portanto, os problemas educacionais e as conseqüências associadas a este transtorno aumentam o risco de experimentar dificuldades profissionais e sociais na idade adulta (Barkley, Fischer et al., 1990; Weiss & Hechtman, 1986, 1993).

POSSÍVEIS CONEXÕES CAUSAIS ENTRE O TDAH E PROBLEMAS ACADÊMICOS

Hipóteses de Relações entre TDAH e Problemas Acadêmicos

Dado o potencial para fraca conquista acadêmica crônica e dificuldades de aprendizagem relacionadas que as crianças com TDAH podem vivenciar, algumas conexões possíveis entre déficits significativos nas habilidades acadêmicas (isto é, deficiência de aprendizagem) e TDAH foram formuladas pela literatura de pesquisas. Pelo menos três hipóteses de conexões foram apresentadas: (1) problemas com habilidades acadêmicas levam à exibição de comportamentos relacionados ao TDAH; (2) os sintomas comportamentais do TDAH (desatenção, impulsividade e hiperatividade) perturbam a conquista de habilidades acadêmicas e o desempenho escolar; e (3) tanto o TDAH quanto as dificuldades de aprendizagem são causados por uma terceira variável ou por diversas delas (por exemplo, déficits neurológicos). Cada uma dessas hipóteses é apresentada em detalhes abaixo, seguida de uma seção que resume os resultados de estudos empíricos voltados à sua investigação.

Hipótese Número 1: Problemas com Habilidades Acadêmicas Causam TDAH

Uma possível conexão entre dificuldades de aprendizagem e TDAH é que os déficits nas habilidades acadêmicas terminam por levar à exibição de desatenção, impulsividade e problemas de comportamento associados. Esta hipótese foi articulada com maior clareza por McGee e Share (1988). Esses autores apontam que a deficiência de aprendizagem leva a uma fraca conquista acadêmica crônica que, ao longo do tempo, faz com que a criança desenvolva uma fraca imagem acadêmica de si mesma (isto é, baixa auto-estima). Como resultado da falta de confiança em suas próprias habilidades acadêmicas, essas crianças sentem-se menos motivadas para prestar atenção à instrução e para seguir as regras na sala de aula. Esses aparentes "sintomas" comportamentais de TDAH levam, então, a uma fraca conquista acadêmica adicional, completando o "círculo vicioso". Dada tal situação, McGee e Share argumentam que as dificuldades de aprendizagem das crianças com aparente TDAH deveriam ser os focos principais de tratamento, em vez dos sintomas comportamentais do TDAH em si.

McGee e Share (1988) citam diversas evidências como apoio a esta hipótese. Em primeiro lugar, a fraca conquista acadêmica é uma característica importante de crianças com TDAH. Em segundo lugar, crianças com TDAH, como um grupo, exibem desempenho deficiente em testes cognitivos que também estão correlacionados com deficiências ligadas à leitura (por exemplo, dar nomes às tarefas, testes de velocidade do processamento perceptivo). Em terceiro lugar, os déficits de atenção de crianças com TDAH podem refletir baixa motivação, em vez de um déficit intrínseco na capacidade de concentração. E, finalmente, McGee e Share declaram, embora erroneamente, que não existem evidências de que o tratamento principal para o TDAH (por exemplo, medicamento estimulante) leva a melhoras no desempenho acadêmico simultaneamente com reduções na sintomatologia do TDAH. Embora seus argumentos em apoio a esta hipótese sejam bastante convincentes, existem importantes limitações para cada um deles, como veremos na próxima seção.

Hipótese Número 2: O TDAH Leva a Problemas Acadêmicos

É possível que os comportamentos primários que compreendem o TDAH (isto é, desatenção, impulsividade e hiperatividade) perturbem a capacidade da criança para adquirir habilidades acadêmicas e/ou para demonstrar seu conhecimento de modo coerente (Silver, 1990). Uma das primeiras versões desta hipótese foi proposta por Keogh (1971). Ela declarou que comportamentos relacionados ao TDAH podem interferir com a aprendizagem no mínimo de duas formas. Na primeira delas, o alto nível de atividade da criança poderia desviar sua atenção da instrução e, assim, minimizar a *conquista* das informações acadêmicas. Na segunda, e alternativamente, uma vez que crianças com TDAH são impulsivas, elas podem tomar decisões apressadas demais em tarefas acadêmicas, prejudicando assim seu *desempenho* em tarefas independentes.

Em apoio a esta hipótese estão as evidências crescentes de que os medicamentos estimulantes (por exemplo, metilfenidato) não apenas aliviam a sintomatologia do TDAH, mas levam à melhora do desempenho acadêmico (DuPaul, Barkley & Connor, 1998; Rapport & Kelly, 1991). Portanto, um tratamento que afeta diretamente o alcance da atenção da criança e seu controle do comportamento com freqüência leva a uma melhora concomitante, embora indireta, da produtividade e da exatidão da criança em tarefas escolares, implicando desta forma os sintomas de TDAH como a causa principal das dificuldades acadêmicas da criança. Entretanto, estudos sobre o relacionamento causal entre TDAH e dificuldades de aprendizagem são escassos e, portanto, conclusões sobre a causalidade são prematuras. Além disso, embora uma minoria de crianças com TDAH evidenciem *deficiências* específicas de aprendizagem (veja abaixo), a maioria não tem *déficits* específicos de aprendizagem (Cantwell & Backer, 1991). Portanto, esta hipótese não explica por que algumas crianças com TDAH exibem deficiência de aprendizagem, se outras não passam por isso.

Hipótese Número 3: Terceira Variável Não Específica Leva ao TDAH e a Problemas Acadêmicos

As duas hipóteses descritas anteriormente propuseram uma relação causal direta entre TDAH e dificuldades de aprendizagem. Também é possível que os dois problemas sejam causados por uma terceira variável separada e distinta. A hipótese mais comum é que algum prejuízo neurológico não específico pode levar tanto ao TDAH quanto às dificuldades de aprendizagem, pelo menos em algumas crianças (Keogh, 1971). Uma diversidade de outras variáveis orgânicas (por exemplo, temperamento, dificuldades com a linguagem) e ambientais (por exemplo, lares onde há discórdia) também têm sido propostas como fatores causais tanto para o TDAH quanto para as dificuldades acadêmicas (Hinshaw, 1992b).

As pesquisas que investigam esta hipótese são perturbadas pelo fato de que grupos de crianças identificadas com TDAH e/ou déficits de aprendizagem são tipicamente heterogêneos. Em vez de se buscar um único fator causal, múltiplas variáveis podem exigir investigação, complicando assim a verificação desta hipótese (Cantwell & Satterfield, 1978; Hinshaw, 1992b). Na verdade, pode ser que mecanismos causais distintos estejam envolvidos no caso de diferentes subgrupos de crianças (Hinshaw, 1992b). Investigações longitudinais que avaliam supostas trajetórias do desenvolvimento para variados subgrupos de crianças com TDAH, problemas de aprendizagem ou ambos serão necessárias para delinear as múltiplas variáveis envolvidas.

Associação entre TDAH e Problemas Acadêmicos: Evidências Empíricas

Um fator que tem ofuscado conclusões sobre a associação entre TDAH e problemas de aprendizagem é a confusão entre déficits nas *habilidades* acadêmicas (isto é, deficiência de aprendizagem) e déficits no *desempenho* acadêmico. Os primeiros presumem uma falta de *capacidade* para aprender determinada matéria, pelo menos como esta é ensinada. Assim, o aluno pode demonstrar deficiência nas habilidades reais que estão sendo ensinadas mesmo sob condições de instrução individual. Alternativamente, um déficit no *desempenho* acadêmico seria definido como a situação na qual um aluno possui as habilidades necessárias, mas não demonstra esse conhecimento de modo constante sob condições típicas de sala de aula (por exemplo, produzindo trabalho independente correto enquanto sentado). No caso da criança com TDAH, uma falta de atenção para os materiais acadêmicos pode levar ao fraco desempenho em tarefas distribuídas, embora a criança possa exibir as habilidades necessárias para completar o trabalho corretamente. Além disso, a desatenção e as dificuldades com o controle do comportamento podem comprometer a *disponibilidade* do estudante para aprender (por exemplo, perdendo pontos importantes durante a instrução devido à desatenção) e, portanto, levar a níveis ainda menores de conquista acadêmica (Silver, 1990). O desempenho acadêmico de crianças com TDAH também pode ser deficiente devido a suas capacidades ineficientes e incoerentes de solução de problemas (Douglas, 1980). Infelizmente, grande parte dos estudos que investigam a relação entre TDAH e problemas acadêmicos não diferencia claramente os déficits nas habilidades acadêmicas do decréscimo no desempenho.

Investigações empíricas sobre a associação entre TDAH e problemas acadêmicos têm empregado, principalmente, esquemas correlacionais. Muito poucos estudos têm sido conduzidos usando projetos de pesquisas que permitem atribuições de causalidade e exame específico das hipóteses relacionadas anteriormente. Em contraste, um grande volume de pesquisas tem examinado a prevalência de problemas acadêmicos em populações de crianças com TDAH. A maior parte desses estudos definiu os problemas acadêmicos como "deficiência de aprendizagem", embora existam grandes incoerências na definição deste conceito entre os estudos, como discutimos anteriormente. Ainda assim, o termo *deficiência de aprendizagem* será usado aqui na discussão desta literatura, dada sua prevalência entre os autores dos estudos examinados. Embora um número substancial de crianças com TDAH exiba deficiência de aprendizagem em relação à população normal, as taxas de prevalência variam imensamente entre os estudos, e a associação entre os dois transtornos é decididamente menos que perfeita. Nas duas próximas seções, oferecemos uma breve revisão da literatura de pesquisas nessa área. Diversos textos podem ser consultados se o leitor desejar revisões mais abrangentes (Cantwell & Baker, 1991; Hinshaw, 1992b; Semrud-Clikeman et al., 1992).

Prevalência de Deficiência de Aprendizagem em Amostras com TDAH

Entre 1978 e 1993, pelo menos 17 estudos individuais foram conduzidos para determinar a porcentagem de crianças com TDAH que também apresentavam deficiência de aprendizagem em uma ou mais matérias (veja a Tabela 3.1 para uma listagem desses estudos). As taxas de prevalência obtidas para deficiência de aprendizagem variam amplamente entre os estudos, variando de apenas 7% (August & Holmes, 1984) até 92% (Silver, 1981). Entre os estudos, observou-se uma média de aproximadamente uma em cada três crianças com TDAH e uma deficiência de aprendizagem concomitante (*M* = 31,1%; Mediana = 27%). A associação entre TDAH e deficiência de aprendizagem era ainda mais forte no caso de crianças identificadas com TDAH e transtorno de conduta simultâneo (veja a Tabela 3.1).

Como poderíamos esperar, a prevalência de deficiência de aprendizagem entre controles normais é muito mais baixa que entre seus colegas com TDAH, variando de 0% (Barkley, 1990) a 22% (Semrud-Clikeman et al., 1992). A porcentagem média de deficiência de aprendizagem nos grupos de controle entre os estudos era de 8,9% (Mediana = 3%), que corresponde a estimativas da prevalência deste transtorno na população geral. Com base nesses estudos, parece que crianças com TDAH estão aproximadamente três a quatro vezes mais propensas a exibir deficiência de aprendizagem que seus companheiros.

Os estudos resumidos anteriormente levaram a diversas conclusões importantes acerca da associação entre TDAH e deficiência de aprendizagem. Em primeiro lugar, as investigações que empregaram amostras epidemiológicas são coerentes no estabelecimento de uma correlação significativa entre fraca conquista acadêmica e exibição de desatenção e hiperatividade (para revisões, veja Hinshaw, 1992b; Semrud-Clikeman et al., 1992). Essa associação é mais forte no caso de crianças do ensino fundamental (dos 6 aos 11 anos de idade). Em segundo lugar, embora a deficiência de aprendizagem também esteja altamente correlacionada com outros transtornos de comportamento diruptivo (por exemplo, transtorno de conduta), a relação com dificuldades acadêmicas é mais forte no caso do TDAH (Frick et al., 1991; Hinshaw, 1992b).

Na verdade, a coexistência de TDAH com outros transtornos de comportamento pode explicar a associação destes últimos com deficiência de aprendizagem. Em terceiro lugar, a relação entre TDAH e deficiência de aprendizagem é altamente dependente dos critérios usados para definir deficiência de aprendizagem. Estudos que empregam critérios rígidos para deficiência de aprendizagem (por exemplo, Frick et al., 1991; Semrud-Clikeman et al., 1992) são coerentes ao identificar que a sobreposição entre TDAH e deficiência de aprendizagem é menor que 20%. Embora isso represente um número importante de crianças, a extensão da deficiência de aprendizagem entre estudantes com TDAH não é tão alta quanto se acreditava anteriormente. Finalmente, os problemas acadêmicos de crianças com TDAH não estão limitados à deficiência de aprendizagem, uma vez que elas também apresentam risco maior de repetência, notas abaixo da média e abandono da escola no segundo grau (Hinshaw, 1992b).

O uso de reprovação nas séries para abordar as dificuldades relacionadas ao TDAH é particularmente problemático, uma vez que as dificuldades de comportamento tipicamente persistem ou pioram como conseqüência disso (Pagani, Tremblay, Vitaro, Boulerice & McDuff, 2001).

TABELA 3.1 Estudos Que Examinaram a Prevalência de Deficiência de Aprendizagem em Crianças com TDAH

Estudo	Descrição da Amostra	Grupos de Diagnósticos	N	Taxas de DA (%)
August & Garfinkel (1989)	Epidemiológica, baseada na escola	TDAH Controle	50 47	22 8
Holborow & Berry (1986)	Epidemiológica, baseada na escola	TDAH Controle	188 1.405	27 5
Lambert & Sandoval (1980)	Epidemiológica, baseada na escola	TDAH TCo Controle TDAH TC	100 44 108 18 21	14,8-42,6 0,0-14,6 2,8-11,3 19 19
McGee, Williams & Silva (1984)	Epidemiológica, baseada na escola	TDAH + TC Controle	24 426	37 7
Schachar, Rutter & Smith (1981)	Epidemiológica, baseada na escola	TDAH Controle	31 1.285	23 2
August & Garfinkel (1990)	Encaminhada à clínica	TDAH Controle	115 50	39 8
August & Holmes (1984)	Encaminhada à clínica	TDAH TDAH+TC	14 24	7 8
Barkley (1990)	Encaminhada à clínica	TDAH Controle	42 36	19,0-26,2 0,0-2,9
Cantwell & Satterfield (1978)	Encaminhada à clínica	TDAH Controle	93 54	27,6 5,5
Dykman & Ackerman (1991)	Encaminhada à clínica	TDAH Controle TDAH TDA+H TDA-H	182 52 111 97 15	45 0 18 17 20
Frick et al., (1991)	Encaminhada à clínica	TC Controle da clínica	68 42	16 2
Halperin et al., (1984)	Encaminhada à clínica	TDAH	241	9
Levine, Busch & Aufseeser (1982)	Encaminhada à clínica	TDAH	220	66
Livingston (1990)	Encaminhada à clínica	TDAH Controle	147 52	>50 Não relatada
Nussbaum et al., (1990)	Encaminhada à clínica	TDAH na infância TDAH na idade adulta	38 36	29 53

Estudo	Descrição da Amostra	Grupos de Diagnósticos	N	Taxas de DA (%)
Semrud-Clikeman et al., (1992)	Encaminhada a clínica	TDAH	60	23-30
		Problemas Acadêmicos	30	10-33
		Controle	36	2-22
Silver (1981)	Encaminhada a clínica	TDAH	95	92
		Controle da clínica	100	4

Nota. DA = deficiência de aprendizagem; TDAH = transtorno de déficit de atenção/hiperatividade; TCo = transtorno de comportamento; TC = transtorno de conduta; TDA+H = transtorno de déficit de atenção com hiperatividade; TDA-H = transtorno de déficit de atenção sem hiperatividade.

Prevalência de TDAH em Amostras de Crianças com Deficiência de Aprendizagem

Diversos estudos examinaram a incidência de TDAH entre estudantes identificados inicialmente como portadores de deficiência de aprendizagem. A Tabela 3.2 inclui sete estudos conduzidos nessa área entre 1982 e 1993. As taxas de prevalência para TDAH variavam de 18% até quase 60%, com uma porcentagem média de 37,2 (Mediana = 38,2) entre os estudos (veja a Tabela 3.2). Como ocorre com os estudos revisados na seção anterior, a porcentagem de crianças identificadas com TDAH foi, em parte, uma função dos critérios usados para a definição deste transtorno. Por exemplo, Fuerst, Fisk e Rourke (1989) usaram análises agrupadas de escores do Inventário de Personalidade para Crianças (Wirt, Lachar, Klinedinst & Seat, 1977) para obter uma taxa de prevalência relativamente baixa de 18% para TDAH em sua amostra de deficiência de aprendizagem. Alternativamente, Holborow e Berry (1986) usaram um critério mais liberal, excedendo o escore de limite (ou corte) para "hiperatividade" na Escala Conners de Avaliação para Professores – Abreviada. Como resultado, descobriram que aproximadamente 42% das crianças com problemas de aprendizagem em sua amostra também reuniam seus critérios para TDAH. Interessantemente, este último resultado é comensurável com a taxa de prevalência obtida por Vatz (1990) que, em relação a esse grupo de estudos, usou a bateria de avaliação mais abrangente (isto é, entrevista diagnóstica estruturada com os pais e duas escalas de classificação para professores) para definir o TDAH (veja a Tabela 3.2).

Está claro que uma proporção substancial de estudantes com deficiência de aprendizagem também exibe sintomas significativos de TDAH. Na verdade, estudantes com deficiência de aprendizagem estão sete vezes mais propensos a ter TDAH, em comparação com seus colegas normais. Além disso, a prevalência de TDAH na população com deficiência de aprendizagem é superior à incidência de deficiência de aprendizagem entre amostras com TDAH. A força dessa associação levou à indagação relativa a se o TDAH e a deficiência de aprendizagem não compreendiam um único transtorno (Silver, 1990). Entretanto, as evidências empíricas sugerem que a deficiência de aprendizagem e o TDAH são dimensões separadas mas sobrepostas, como podemos ver na Figura 3.1. Embora esses transtornos compartilhem uma variância considerável, sua associação não é tão completa como esperaríamos se fossem transtornos idênticos. Portanto, a associação entre o TDAH e a deficiência de aprendizagem provavelmente é uma função das características específicas exibidas por certos indivíduos com um dos transtornos em vez de um fenômeno unitário para todas as crianças com um dos transtornos.

TABELA 3.2 Estudos Que Examinaram a Prevalência de TDAH em Crianças com Deficiência de Aprendizagem.

Estudo	Descrição da Amostra	Grupos de Diagnóstico	N	Taxas de TDAH (%)
Cantwell & Baker (1991)	Deficiência da fala e linguagem	Amostra total DA	600 42	19 40
Felton et al., (1987)	Amostra baseada na escola	TL Sem TL	45 53	57,7 24,5
Fuerst et al., (1989)	Encaminhada devido a dificuldades de aprendizagem	TL	132	18
Holborow & Berry (1986)	Epidemiológica baseada na escola	TL Sem TL	123 1.470	41,1 7,9
Levine et al., (1982)	Encaminhada devido a dificuldades de aprendizagem	TL	646	34
McConaughy, Mattison & Peterson (1994)	Epidemiológica baseada na escola	TL	503	28,1-36,3
Vatz (1990)	Epidemiológica baseada na escola	TL Controle aleat.	84 87	42 Não relatado

Nota. TDAH = transtorno de déficit de atenção/hiperatividade; DA = deficiência de aprendizagem; TL = transtorno de leitura; controle aleat. = grupo de controle aleatório.

Estudos de Relações Causais entre TDAH e Deficiência de Aprendizagem

Até o momento, não foram conduzidas investigações longitudinais controladas que permitam a avaliação direta de conexões causais entre o TDAH e a deficiência de aprendizagem. Entretanto, os resultados de dois estudos que empregaram uma modelagem por equação estrutural abordam parcialmente essa questão. Os resultados desses estudos implicam que a direção predominante da causalidade é que os déficits de atenção influenciam a conquista acadêmica, e não o contrário.

Fergusson e Horwood (1992) investigaram possíveis relacionamentos recíprocos entre o TDAH e o desempenho na leitura em uma amostra de 777 crianças da Nova Zelândia. Medições do desempenho na leitura e de comportamentos relacionados ao TDAH foram coletadas em dois momentos, quando os sujeitos estavam com 10 e 12 anos de idade. Possíveis conexões causais entre o TDAH e o funcionamento acadêmico foram analisadas por meio do uso de procedimentos de modelagem por equação estrutural. Essas técnicas estatísticas visam testar o "ajuste" dos dados obtidos a um modelo teórico de relacionamentos causais entre variáveis específicas. Neste caso, um modelo de conexões causais recíprocas entre o TDAH e o desempenho na leitura foi proposto e testado. Os resultados desse estudo indicaram que o grau de déficit de atenção de uma criança aos 12 anos influencia negativamente o desempenho na leitura, embora não tenham sido apresentadas evidências que indicassem que a capacidade de leitura nessa idade exercia algum efeito sobre os déficits de atenção. Portanto, pelo menos em parte, os sintomas de TDAH pareciam estar causalmente relacionados com os níveis de desempenho na leitura nessa amostra. Entretanto, os autores desse estudo são rápidos em apontar que é possível que existam diferentes relacionamentos entre os déficits de atenção e o desempenho na leitura entre grupos etários mais jovens ou mais velhos.

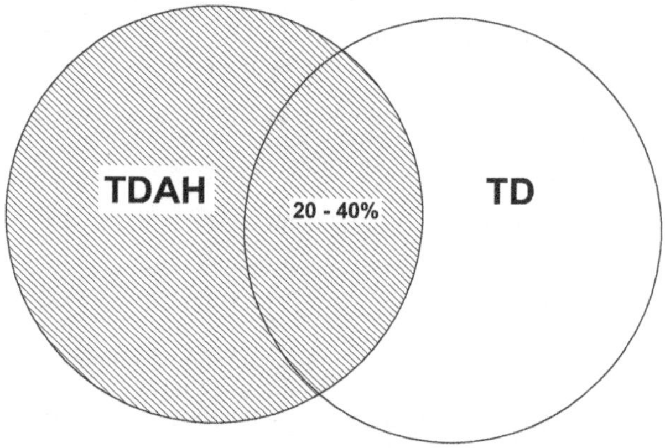

FIGURA 3.1 Diagrama de Venn que exibe a sobreposição entre deficiência de aprendizagem e TDAH.

Achados semelhantes foram obtidos por Rowe e Rowe (1992), que empregaram a modelagem por equação estrutural para testar dois possíveis modelos para o relacionamento entre o desempenho na leitura e a desatenção na sala de aula. O primeiro modelo sustentava, hipoteticamente, que embora diversos fatores (por exemplo, situação socioeconômica da família, atitudes com relação à leitura e atividade de leitura em casa) possam influenciar o desempenho na leitura, existe uma influência negativa direta da desatenção sobre tal desempenho. O segundo modelo propunha uma relação causal recíproca entre a desatenção e o desempenho na leitura, embora admitisse os efeitos de fatores domésticos sobre essas duas variáveis. Os sujeitos incluíam 5.092 estudantes da Austrália, divididos para o estudo em quatro grupos etários: 5-6 anos, 7-8 anos, 9-11 anos e 12-14 anos. Classificações pelos professores, classificações de auto-relato e testes de conquista acadêmica foram usados para medir a desatenção na sala de aula, fatores domésticos (por exemplo, situação socioeconômica) e desempenho na leitura.

Os resultados desse estudo apoiaram os dois modelos propostos de influência entre o desempenho na leitura e a desatenção. Como sustentado pelo primeiro modelo identificado, os estudiosos descobriram que a desatenção em sala de aula influenciava diretamente o desempenho na leitura, as atitudes do aluno com relação à leitura e a atividade de leitura em casa de modo negativo. Portanto, níveis maiores de desatenção estavam associados a escores mais baixos de desempenho na leitura. Na verdade, das variáveis estudadas, a desatenção em sala de aula respondia pela maior variância no desempenho na leitura, como apresentado na Figura 3.2. A quantidade de variância registrada oscilava de 13,4% (grupo de 7-8 anos) a 22,9% (grupo de 12-14 anos). Além disso, o modelo proposto de influência recíproca também recebeu apoio, porque o estudo revelou que níveis superiores de desempenho na leitura tinham uma influência positiva e significativa sobre a atenção em sala de aula.

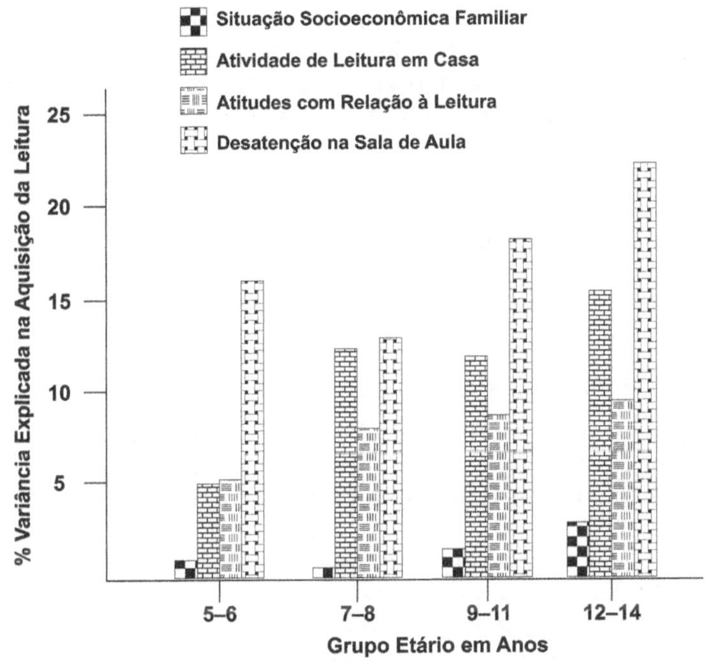

FIGURA 3.2 Histograma que mostra proporções de variância explicada no desempenho na leitura como uma função da situação socioeconômica familiar, da atividade de leitura em casa, das atitudes em relação à leitura e da desatenção na sala de aula para quatro grupos etários de estudantes. Extraído de Rowe e Rowe (1992). Copyright 1992 pela American Academy of Child and Adolescent Psychiatry. Reimpresso com permissão.

Mais recentemente, uma série de estudos longitudinais (Fergusson & Horwood, 1995; Fergusson, Horwood & Lynskey, 1993; Fergusson, Lynskey e Horwood, 1997) conduzidos com uma amostra de mais de 700 crianças na Nova Zelândia demonstrou ligações claras entre comportamentos relacionados ao TDAH e à conquista acadêmica no ensino fundamental, secundário (com base em relatos de mães e professores) e superior (do ensino secundário até os 18 anos). Especificamente, modelos de equação estrutural demonstraram que níveis altos e precoces de comportamentos relacionados ao TDAH estavam associados a níveis inferiores, concomitantes e mais tardios, de conquista acadêmica.

Rapport, Scanlan e Denney (1999) tentaram reproduzir os achados de Fergusson e colegas avaliando sintomas de TDAH e conquista acadêmica em uma amostra de etnia diferente que consistia em 325 crianças havaianas em idade escolar. A relação entre sintomas precoces de TDAH (com base em classificações pelos professores) e conquista acadêmica posterior (com base em um teste de conquista acadêmica administrado em grupo) foi confirmada por esses investigadores. Análises adicionais indicaram que a influência dos comportamentos relacionados ao TDAH sobre a situação escolar era mediada por variáveis cognitivas (por exemplo, memória) e comportamentais (por exemplo, conduta em sala de aula).

Embora as técnicas de modelagem por equação estrutural não permitam testes diretos de causalidade, elas proporcionam medições da influência relativa entre variáveis. Está claro, pelos estudos revisados, que os comportamentos relacionados ao TDAH (por exemplo, desatenção e impulsividade) influenciam diretamente a conquista acadêmica de modo negativo, com níveis superiores de sintomas de TDAH associados ao desempenho escolar inferior. Os resultados do estudo de Rowe e Rowe (1992), em particular, indicam que a desatenção pode exercer um papel ainda maior em termos de influenciar o desempenho na leitura que os outros fatores (por exemplo, situação socioeconômica da família) que supostamente exercem efeito sobre a leitura. É importante observar, contudo, que a relação entre a conquista acadêmica e o TDAH é bidirecional, na maior parte das vezes, embora tal suposição não tenha recebido apoio no estudo de Fergusson e Horwood (1992).

Limitações nos Resultados de Investigações Empíricas

Além do fato de que nenhum estudo avaliou diretamente a relação causal entre TDAH e deficiência de aprendizagem, diversos outros fatores limitam as conclusões sobre a associação entre os dois transtornos com base na literatura existente. Uma das dificuldades mais comuns com as investigações anteriores nessa área é a incoerência nas definições de deficiência de aprendizagem usadas entre os estudos (Barkley, 1990, 1998; Frick et al., 1991; Hinshaw, 1992b). Dependendo do estudo, a deficiência de aprendizagem é definida de variadas formas, incluindo desempenho abaixo da média em um teste de avaliação do conteúdo; discrepância de mais de um desvio padrão entre escores de Q.I. e testes de avaliação de conteúdo; ou classificações de problemas significativos de aprendizagem feitas pelos professores. Não nos surpreende, portanto, que essa falta de consenso na definição de deficiência de aprendizagem tenha levado a um amplo leque de taxas de prevalência para deficiência de aprendizagem em amostras de crianças com TDAH (veja a Tabela 3.1) e que, em alguns casos, tenha "inchado" a incidência de deficiência de aprendizagem (veja Semrud-Clikeman et al., 1992, para uma discussão sobre esse tema).

Outro fator que limita as conclusões da literatura de pesquisas disponível tem sido o uso freqüente de uma única medição para a definição de deficiência de aprendizagem e/ou TDAH dentro de determinado estudo. Por exemplo, Holborow e Berry (1986) usaram escores isolados em uma escala de classificação para professores para determinar a situação de TDAH e deficiência de aprendizagem. Mesmo quando tais medições são confiáveis e válidas, o uso de uma única técnica de medição para "diagnosticar" cada transtorno tende a gerar decisões incorretas de classificação. Portanto, essa prática não é recomendada nem para pesquisas nem para fins de prestação de serviços profissionais.

A maior parte dos estudos conduzidos até o momento usa amostras encaminhadas a clínicas para investigar o grau em que a deficiência de aprendizagem e o TDAH estão associados. O uso de tais amostras pode levar a uma superestimativa na taxa de prevalência da deficiência de aprendizagem em amostras de TDAH e vice-versa, porque crianças com múltiplos problemas são mais propensas a ser encaminhadas a serviços baseados em clínicas (Semrud-Clikeman et al., 1992). Portanto, a taxa de prevalência média de deficiência de aprendizagem em amostras de TDAH relatada acima (isto é, 31,1%) provavelmente deve ser vista como uma estimativa no limite superior, assim como a taxa de incidência de TDAH em amostras de crianças com deficiência de aprendizagem.

Perspectivas Recentes sobre o Relacionamento entre TDAH e Dificuldades de Aprendizagem

Desde que terminamos a revisão de estudos para a primeira edição deste livro, os pesquisadores continuam investigando, especulando e escrevendo sobre o relacionamento entre déficits de atenção e dificuldades de aprendizagem. Nós discutimos parte desse trabalho aqui e notamos, desde o início, que as conclusões fundamentais a serem inferidas hoje ainda são coerentes com aquelas de nosso trabalho anterior, como os leitores poderão ver na próxima seção deste capítulo. Sobre o tópico de taxas de prevalência de TDAH e dificuldades de aprendizagem, bem como sua co-ocorrência, recentemente foi publicado o que tende a ser o maior estudo jamais conduzido com esse foco (Pastor & Reuben, 2002). Aqui, pesquisadores do National Center for Health Statistics relataram resultados pertinentes extraídos do Levantamento Nacional de Entrevistas de Saúde (National Health Interview Survey) conduzido no período de 1997 a 1998. Foram coletados dados de mais de 8.600 crianças entre 6 e 11 anos de idade, dentro de mais de 78.000 lares representativos da população norte-americana.

A partir dos dados coletados, os pesquisadores geraram estimativas nacionais (norte-americanas) sobre a prevalência de TDAH, a prevalência de deficiência de aprendizagem e a prevalência da co-ocorrência desses transtornos da infância. Um dos principais achados do estudo foi que *no período de 1997-1998, mais de 2,6 milhões de crianças de 6-11 anos de idade já haviam tido um diagnóstico de Transtorno de Déficit de Atenção (TDA) ou Deficiência de Aprendizagem (DA) conforme relatos. Três por cento das crianças nessa faixa etária havia recebido apenas o diagnóstico de TDA, 4% apenas o diagnóstico de DA e 4% havia recebido diagnósticos de ambas as condições. (Pastor & Reuben, 2002, p. 1)*

Essas estimativas são coerentes com outras, anteriores, ligadas à prevalência de TDAH na população de crianças norte-americanas (Barkley, 1990, 1998). O achado de que os meninos estão três vezes mais propensos que as meninas a receberem diagnóstico de TDAH também é coerente com pesquisas anteriores (Pastor & Reuben, 2002). Vale observar que crianças com um único diagnóstico de deficiência de aprendizagem eram cinco vezes mais propensas a participar de serviços de educação especial em relação àquelas com um único diagnóstico de TDAH. Esse achado é coerente com nossa discussão anterior, sugerindo que algumas crianças com diagnóstico de TDAH, mas nem todas, terão problemas significativos de aprendizagem que as levará a serviços de educação especial. Entretanto, na comparação entre crianças apenas com TDAH, crianças apenas com deficiência de aprendizagem e crianças com ambos os diagnósticos, aquelas com TDAH concomitante com deficiência de aprendizagem tinham, segundo relatos, as taxas mais altas de uso de drogas prescritas e de serviços de saúde mental durante o ano anterior. Em comparação, as taxas de uso dessas duas espécies de apoio eram as segundas mais altas para crianças com TDAH e as mais baixas entre os três grupos para crianças que exibiam apenas deficiência de aprendizagem.

Em um tópico relacionado sobre a prevalência, mas com foco maior sobre a prestação de serviços educacionais, Forness e colegas (Forness & Kavale, 2001; Forness, Kavale, Sweeney & Crenshaw, 1999) relatam que crianças com TDAH representam mais de 40% das crianças em programas de educação especial na categoria de perturbação emocional. Além disso, crianças com TDAH perfazem aproximadamente 25% da população das crianças que recebem serviços de educação especial para deficiência de aprendizagem. Esses pesquisadores chegam a sugerir que o diagnóstico cuidadoso da presença ou ausência de co-morbidades, tais como deficiência de aprendizagem e transtorno de conduta, é um componente crucial para determinar os mecanismos de oferta de serviços apropriados e intervenções baseadas na escola.

De modo similar, outros importantes pesquisadores na área concordam com a importância do diagnóstico cuidadoso (Barkley, 1997; Shaywitz, Fletcher & Shaywitz, 1995; Shaywitz & Shaywitz, 1991), enquanto salientam que o TDAH e a deficiência de aprendizagem são transtornos distintos com diferentes causas subjacentes. Ao colocar o TDAH como um transtorno da desinibição e do autocontrole, com bases neuropsicológicas, Barkley (1997) sugere, a partir de seu exame das pesquisas disponíveis, que o TDAH envolve déficits demonstrados na inibição e na função executiva não encontrados em crianças com deficiência de aprendizagem. De modo semelhante, Shaywitz e colegas vêem a deficiência de aprendizagem fundamentalmente como tendo base em fatores cognitivos, mas julgam que o TDAH tem base no comportamento. Eles também reconhecem e salientam a importância de se determinar a ocorrência de um, do outro ou de ambos em uma criança específica que enfrenta problemas de aprendizagem e atenção na sala de aula.

Conclusões

Apesar das limitações observadas, evidências empíricas disponíveis indicam um relacionamento coerente entre o TDAH e déficits significativos nas habilidades acadêmicas (isto é, deficiência de aprendizagem). Aproximadamente uma em cada três ou quatro crianças com TDAH tende a apresentar uma deficiência específica de aprendizagem. Além disso, a maioria das crianças com TDAH terá desempenho escolar abaixo do esperado, supostamente devido à realização incoerente de tarefas e/ou baixos níveis de exatidão nos trabalhos em sala de aula e em testes. Quase 40% dos estudantes com deficiência de aprendizagem também exibirão sintomas significativos de TDAH. Vemos, portanto, uma sobreposição bastante pronunciada entre os dois transtornos, como apresentado na Figura 3.1. É importante observar, porém, que a associação entre TDAH e deficiência de aprendizagem não é perfeita e que os dois não são um único transtorno, como já foi afirmado por alguns investigadores (McGee & Share, 1988). Na verdade, a maioria das crianças com TDAH *não* apresenta deficiência de aprendizagem e a maioria dos estudantes com deficiência de aprendizagem *não* reúne os critérios de diagnóstico para TDAH. Ainda assim, o fato de que uma minoria significativa de crianças em cada grupo pode ser identificada com os dois transtornos deve ser considerado durante o planejamento de procedimentos de avaliação e intervenção baseados na escola, como veremos a seguir.

Não está claro se o TDAH "causa" ou leva à deficiência de aprendizagem em algumas crianças ou vice-versa. Nenhum estudo realizado aborda adequadamente essa questão. Talvez a tarefa não seja viável. Entretanto, investigações que empregam a modelagem por equação estrutural lançaram alguma luz sobre essa questão. Essas investigações indicam que os comportamentos relacionados ao TDAH, especificamente a desatenção e a impulsividade, exercem uma forte influência negativa sobre a conquista acadêmica. Essa relação pode ser recíproca (isto é, o nível de desempenho na leitura pode influenciar a desatenção na sala de aula); contudo, o efeito do TDAH sobre a conquista parece ser mais definido. Na verdade, os resultados de um estudo (Rowe & Rowe, 1992) indicam que a desatenção é um dos fatores mais importantes para determinar o desempenho na leitura.

Embora a direção da causalidade seja desconhecida atualmente, está claro que muitas crianças com TDAH apresentam déficits de habilidades acadêmicas que precisam ser abordados. Já foi especulado que certos subtipos de TDAH podem estar associados a uma probabilidade maior de problemas de aprendizagem. Por exemplo, alguns estudos investigaram se crianças com TDAH do tipo predominantemente desatento apresentam risco maior de déficits de aprendizagem que crianças com TDAH do tipo combinado. Em geral, esses estudos não descobriram diferenças importantes na prevalência de deficiência de aprendizagem entre os subtipos de TDAH (Lahey & Carlson, 1992). Inversamente, certos subtipos de crianças com deficiência de aprendizagem podem apresentar maior risco de problemas com o controle do comportamento, incluindo o TDAH. Especificamente, Rourke (1988) identificou que crianças com déficits de aprendizagem não-verbal apresentam maior risco em relação a essas dificuldades. Na verdade, pesquisas futuras sobre a associação entre TDAH e deficiência de aprendizagem deveriam dividir as amostras em subtipos conhecidos de cada transtorno, em vez de agrupar crianças em duas amostras heterogêneas. O procedimento poderia oferecer a melhor oportunidade para identificar as crianças com TDAH que apresentam maior risco de déficits de aprendizagem, e vice-versa.

SUBTIPOS DE TDAH COM BASE NOS DÉFICITS EM HABILIDADES ACADÊMICAS

Devido à heterogeneidade no funcionamento entre crianças com TDAH, tem havido um esforço para identificar possíveis subtipos do transtorno que possam ser mais homogêneos dentro de dimensões importantes (por exemplo, hiperatividade, agressividade e sintomas de internalização). Uma vez que quase um terço das crianças com TDAH exibe déficits significativos de aprendizagem, vale a pena considerar se a presença de deficiência de aprendizagem poderia representar um subtipo viável do transtorno. Para ser útil em termos práticos, crianças que apresentam TDAH e deficiência de aprendizagem simultaneamente deveriam diferir daquelas que apresentam apenas TDAH com relação à etiologia, ao curso do desenvolvimento, ao resultado no longo prazo e/ou à resposta ao tratamento (Barkley, 1990, 1998). Em outras palavras, deveriam diferir de forma clinicamente significativa, além de discrepâncias específicas às medições nas quais a classificação do subtipo foi feita (isto é, conquista acadêmica). Nesta seção, analisaremos brevemente os argumentos e evidências contra e a favor de um subtipo de TDAH com deficiência de aprendizagem.

Além do aumento do risco de deficiência de aprendizagem associada ao TDAH, existem pelo menos duas razões adicionais para explorarmos o valor de um subtipo de TDAH + deficiência de aprendizagem. Em primeiro lugar, subdividir as crianças com base nos déficits de aprendizagem poderia ser útil para determinar os "mecanismos causais" subjacentes a suas dificuldades tanto de comportamento quanto cognitivas. Em vez de buscarmos causas isoladas para todas as crianças com cada um dos transtornos, pode ser mais produtivo explorar a possibilidade de diferentes etiologias para subtipos de deficiência de aprendizagem e de TDAH (Hinshaw, 1992a; Rourke, 1988). Por exemplo, os déficits de atenção de crianças com deficiência de aprendizagem podem ser causados ou estar relacionados a um fator ou conjunto de diferentes fatores que aqueles que levam aos déficits de atenção sem dificuldades de leitura (Felton, Wood, Brown, Campbell & Harter, 1987; Shaywitz et al., 1995; Shaywitz & Shaywitz, 1991).

Um segundo fator usado para o argumento em favor de um subtipo de TDAH com deficiência de aprendizagem relaciona-se a possíveis diferenças no resultado no longo prazo. É possível que crianças que apresentam tanto TDAH quanto alguma forma de deficiência de aprendizagem tenham maior risco de dificuldades crônicas que os estudantes com TDAH ou deficiência de aprendizagem isoladamente. Por exemplo, Beitchman, Wekerle e Hood (1987) descobriram déficits significativos de linguagem expressiva e receptiva e dificuldades visual-motoras entre um pequeno grupo de pré-escolares com TDAH e atrasos concomitantes da linguagem. Com base nesses achados, eles propuseram que essas crianças apresentam maior risco de exibir TDAH e deficiência de leitura no futuro. De modo similar, Felton e colegas (1987) descobriram padrões diferenciais de desempenho em vários testes de habilidades motoras entre crianças com TDAH que haviam sido subdivididas com base na presença de deficiência de leitura. O fato de que aquelas com TDAH e dificuldades de leitura concomitantes exibiam deficiência em todas as áreas de funcionamento verbal levou esses investigadores a formularem a hipótese de que essas crianças apresentavam maior risco de déficits crônicos. Deve ser notado, contudo, que um resultado mais problemático no caso de crianças com TDAH e deficiência de aprendizagem concomitante ainda é apenas uma hipótese, uma vez que nenhum estudo longitudinal e bem controlado foi conduzido para examinar especificamente essa questão.

Segundo relatos, crianças com TDAH e deficiência de aprendizagem concomitante diferem ao longo de várias dimensões daquelas que apresentam apenas TDAH ou apenas deficiência de aprendizagem. O achado mais importante é que crianças identificadas com TDAH *e* deficiência de aprendizagem estão "duplamente prejudicadas" (August & Garfinkel, 1990). Além de exibirem comportamentos associados ao TDAH, crianças com os dois transtornos exibem deficiência em testes cognitivos associada tanto ao TDAH quanto à deficiência de aprendizagem. August e Garfinkel (1990) descobriram que a deficiência de leitura, isoladamente, leva a dificuldades em tarefas que exigem habilidades de processamento automático (por exemplo, identificação rápida de letras, dar nomes a objetos). Alternativamente, crianças apenas com TDAH exibiam habilidades normais de processamento automático, mas eram deficientes em testes que exigiam processamento prolongado e concentrado (por exemplo, decorar textos). Crianças com TDAH e deficiência de leitura concomitantes exibiam fraquezas em tarefas de processamento automático e com concentração. Além disso, de acordo com relatos, aquelas com TDAH e deficiência de aprendizagem apresentam maior risco de ansiedade da separação (Dykman & Ackerman, 1991) e rejeição social (Flicek, 1992) que aquelas com qualquer dos transtornos isoladamente. Esses e outros achados têm sido usados para apoiar a diferenciação do TDAH em subtipos ligados ao comportamento (isto é, TDAH sem deficiência de aprendizagem) e à cognição (isto é, TDAH com deficiência de aprendizagem) (August & Garfinkel, 1989).

Apesar dos achados citados, seria prematuro concluirmos que a subtipagem do TDAH com base em déficits de aprendizagem é um procedimento útil em termos práticos. A maior parte dos estudos voltados ao exame da questão da subtipagem revelou diferenças entre subtipos em medições relacionadas ao funcionamento acadêmico (por exemplo, Q.I., tarefas de aprendizagem, testes de conquista acadêmica). Essas diferenças são esperadas, já que resultam da medição da mesma dimensão usada para definir os subtipos. Exceto pelos casos isolados (por exemplo, Flicek, 1992) citados, a maior parte dos estudos não revelou diferenças qualitativas ou quantitativas no funcionamento comportamental entre os subtipos (August & Garfinkel, 1989, 1990; Dykman & Ackerman, 1991; Halperin et al., 1984). Além disso, crianças com TDAH e deficiência de aprendizagem não diferem daquelas que apresentam apenas TDAH em termos de resposta ao tratamento com medicamentos estimulantes (Dykman & Ackerman, 1991; Halperin, Gittelman, Klein & Rudel, 1984). Portanto, ainda não foram obtidas evidências confiáveis para estabelecer diferenças entre subtipos com relação à etiologia, ao curso do desenvolvimento, ao resultado no longo prazo e à resposta ao tratamento. Enquanto pesquisas adicionais não forem conduzidas sobre essa questão, a subtipagem do TDAH ao longo de outras dimensões (por exemplo, com e sem agressividade) será uma trilha mais útil para os profissionais práticos.

DIRETRIZES PARA A AVALIAÇÃO: TDAH E DÉFICITS NO DESEMPENHO ACADÊMICO

Como observado antes, as dificuldades de conquista acadêmica de crianças com TDAH podem ser divididas em duas categorias: déficits no desempenho acadêmico e déficits nas habilidades acadêmicas. Portanto, a avaliação de alunos encaminhados por problemas de atenção realizada nas escolas deve incluir medições da conquista acadêmica que revelem o potencial de déficits no desempenho e nas habilidades. A avaliação do TDAH é discutida em detalhes no Capítulo 2. A seção a seguir pretende abordar os procedimentos de avaliação relevantes para o funcionamento acadêmico das crianças encaminhadas. Primeiro, discutimos os métodos de triagem para déficits nas habilidades acadêmicas entre crianças que podem ter TDAH. De modo semelhante, cobrimos os procedimentos para a triagem de alunos com dificuldades nas habilidades acadêmicas (por exemplo, deficiência de aprendizagem) em relação ao TDAH. A seguir, uma vez que o problema de conquista acadêmica mais freqüente exibido por crianças com TDAH é o desempenho acadêmico inconstante (por exemplo, conclusão dos trabalhos), detalhamos as técnicas para avaliar possíveis déficits no desempenho. Por fim, apresentamos métodos que ajudam a esclarecer se os problemas de atenção da criança devem-se à falta de habilidades acadêmicas, ao TDAH ou a ambos. Apresentamos um estudo de caso para explicar um pouco melhor essa difícil diferenciação.

Procedimentos de Triagem

Sempre que uma criança é encaminhada por problemas de atenção ou de controle do comportamento possivelmente relacionados ao TDAH, precisamos incorporar vários procedimentos na avaliação para a triagem de deficiência nas habilidades acadêmicas. Antes de tudo, as questões relacionadas às dificuldades acadêmicas devem ser incorporadas nas entrevistas com os pais e o professor (veja o Capítulo 2; veja também Barkley, 1990, 1998). Em particular, o professor da criança deve fornecer informações relacionadas a possíveis dificuldades em cada matéria escolar. Em segundo lugar, as classificações feitas pelo professor sobre as dificuldades na conquista acadêmica devem ser obtidas pelo uso da Escala de Avaliação do Desempenho Acadêmico (APRS; DuPaul, Rapport & Perriello, 1991) ou pela Escala de Avaliação da Competência Acadêmica (ACES; DiPerna & Elliott, 2000). Escores superiores ou iguais a 1,5 desvio padrão abaixo da média para a idade e gênero da criança para o Escore Total da APRS e subescala de Sucesso Acadêmico são considerados significativos para fins de triagem. O professor deve ser sondado em relação a respostas a itens específicos da APRS para esclarecer a natureza específica das possíveis dificuldades acadêmicas.

Na maioria dos casos, crianças com TDAH estarão no mesmo nível ou próximo a ele em todas as matérias, sem déficits das habilidades acadêmicas. Avaliações na subescala de Sucesso Acadêmico da APRS estariam, de acordo com o esperado, dentro de 1,5 desvio padrão da média. Em geral, essas mesmas crianças exibem problemas com o desempenho acadêmico (por exemplo, problemas para concluir trabalhos e/ou inexatidão em trabalhos independentes em sala de aula) com pontuações abaixo da média para as escalas Total e de Produtividade Acadêmica da APRS. O profissional deve conduzir uma avaliação adicional das dificuldades no desempenho acadêmico, como discutido a seguir.

Se os dados da entrevista e da escala de avaliação indicam potenciais déficits nas habilidades acadêmicas, será necessária uma avaliação adicional das habilidades de aprendizagem. Embora tipicamente seja conduzida uma avaliação psicoeducacional que incorpora medições de Q.I. e conquista acadêmica, nós preferimos uma avaliação comportamental dos déficits nas habilidades acadêmicas por diversas razões (por exemplo, maior relevância para as estratégias de ensino, validade ecológica mais robusta). Uma avaliação comportamental geralmente inclui sondagens baseadas no currículo (Shinn, 1989, 1998), observações diretas do comportamento relacionado à tarefa, revisão de produções escritas e entrevistas com o professor centradas no problema (para detalhes, veja Shapiro, 1996; Shapiro & Kratochwill, 2000). A avaliação do funcionamento acadêmico deve ser conduzida simultaneamente com uma avaliação adicional do TDAH, como discutido no Capítulo 2.

As crianças encaminhadas para uma avaliação de possível deficiência de aprendizagem devem ser examinadas para possível TDAH, uma vez que apresentam maior risco para esse transtorno em relação a seus colegas. Essa triagem deve ser conduzida mesmo se o agente encaminhador não especificou problemas de atenção e/ou comportamento como parte da razão para o pedido de avaliação. Procedimentos de triagem para TDAH são discutidos em detalhes no Capítulo 2. Esses procedimentos incluem o questionamento dos professores sobre a presença de possíveis comportamentos relacionados ao TDAH. Essa tarefa é mais fácil quando o professor completa a Escala de Avaliação do TDAH – IV (DuPaul, Power et al., 1998). Usando os critérios do DSM, se seis ou mais dos itens em cada um dos domínios de Desatenção ou Hiperatividade-Impulsividade são classificados como ocorrendo "em grande parte" ou "na maior parte" do tempo, então uma avaliação adicional de possível TDAH é indicada. Se um número menor de sintomas é relatado, uma avaliação adicional de TDAH seria realizada em casos nos quais outras informações da avaliação a indicam.

Avaliação de Déficits no Desempenho Acadêmico

Mesmo quando crianças com TDAH não demonstram deficiência significativa em habilidades acadêmicas específicas, elas com freqüência têm dificuldade para completar trabalhos independentes no prazo exigido, obter notas adequadas nos testes em sala de aula, estudar para exames, fazer anotações de explicações em sala de aula, e realizar os deveres de casa. Na verdade, os comportamentos relacionados ao desempenho acadêmico estão entre os alvos mais importantes para mudança em qualquer programa de intervenção que visa abordar o TDAH. Portanto, a avaliação dos comportamentos acadêmicos deve ser um componente padrão de uma avaliação envolvendo o TDAH.

Parte dos comportamentos acadêmicos mais importantes da avaliação inclui a finalização e exatidão do trabalho independente em sala de aula, a conclusão e exatidão dos deveres de casa e habilidades organizacionais (por exemplo, organização dos materiais sobre a carteira, exatidão das anotações em sala de aula). Os métodos para obter esses dados incluem observações diretas do comportamento em sala de aula, avaliações por parte dos professores e coleta de produções (por exemplo, lições de casa e trabalhos individuais em sala de aula) completadas pelo aluno. Esses métodos são discutidos em mais detalhes no Capítulo 2. Espera-se que crianças com TDAH completem significativamente menos trabalhos e/ou completem as tarefas de modo menos exato que seus companheiros.

Diferenciação entre TDAH e Déficits nas Habilidades Acadêmicas

Como vimos acima, a sobreposição entre TDAH e déficits nas habilidades acadêmicas ou deficiência de aprendizagem é bem grande. Portanto, muitas crianças encaminhadas para uma avaliação envolvendo o TDAH exibirão sintomas tanto de TDAH quanto de déficits nas habilidades acadêmicas. A grande maioria das crianças com TDAH, entretanto, não apresenta problemas com as habilidades acadêmicas em si. Em vez disso, seus problemas de desatenção e impulsividade levam a dificuldades para obedecer a instruções; completar tarefas de modo coerente e exato; e obter escores em testes que representem adequadamente seus conhecimentos. Portanto, um dos objetivos da avaliação de TDAH é determinar se os problemas acadêmicos de um estudante devem-se ao TDAH, à deficiência de aprendizagem ou a ambos. O que torna tal discriminação particularmente difícil é a ambigüidade das muitas definições de deficiência de aprendizagem, bem como as incoerências nas definições de deficiência de aprendizagem entre várias secretarias de educação. Seja qual for a definição de deficiência de aprendizagem empregada, uma avaliação de TDAH serve a dois objetivos. O primeiro é avaliar se os sintomas aparentes de TDAH da criança reúnem os critérios para o transtorno. O segundo é coletar informações que ajudem a julgar a extensão em que os problemas acadêmicos de um estudante são explicados por dificuldades relacionadas à desatenção, impulsividade e hiperatividade.

Diversos fatores devem ser considerados quando tentamos determinar se os problemas de uma criança com a atenção na escola, o controle dos impulsos e o nível de atividade devem-se ao TDAH ou são secundários a déficits nas habilidades acadêmicas. Essas considerações são listadas no contexto de três possíveis situações:

1. Se os dados coletados no curso da avaliação, como descritos no Capítulo 2, indicam níveis clinicamente significativos de sintomas de TDAH evidentes em vários cenários e em uma base crônica, é provável que os problemas acadêmicos da criança sejam secundários ao TDAH. Neste caso, dados das entrevistas com os pais e o professor, classificações feitas pelos pais e pelo professor, e os resultados de observações diretas são coerentes e colocam o comportamento relacionado ao TDAH da criança na faixa extrema para seu gênero e idade. Uma avaliação adicional de possível deficiência de aprendizagem é indicada apenas se existem dúvidas relacionadas à *capacidade* abaixo da média em uma ou mais matérias escolares.
2. Uma segunda situação é aquela em que os dados da avaliação indicam coerentemente que alguns sintomas de TDAH estão presentes e que os sintomas observados são exibidos principalmente em situações acadêmicas (por exemplo, instrução em sala de aula, trabalho independente sentado). Nesses casos, dados das entrevistas com os pais e o professor, classificações feitas por ambos e dados obtidos de observações diretas estarão na faixa normal para sintomas de TDAH. Se problemas acadêmicos estiverem presentes, então outras hipóteses, que não de TDAH, devem ser exploradas, incluindo a possibilidade de déficits nas habilidades acadêmicas.
3. Conclusões baseadas nas duas situações citadas são relativamente simples. Julgamentos profissionais mais difíceis devem ser feitos nos casos em que os dados da avaliação são incoerentes com relação à freqüência, à gravidade e à abrangência de possível sintomatologia de TDAH em várias situações. Por exemplo, os professores de uma criança podem relatar sintomas significativos de TDAH, enquanto os pais relatam apenas alguns problemas de atenção e controle do comportamento, quando chegam a relatá-los. Embora o problema geral de interpretar dados incoerentes de avaliação seja discutido no Capítulo 2, a discriminação específica entre TDAH e déficits nas habilidades acadêmicas será auxiliada pelas seguintes considerações:
    a. Crianças com TDAH tipicamente obtêm pontuações clinicamente significativas nas classificações feitas pelos pais e professores em termos de problemas de comportamento diruptivo, além do TDAH (por exemplo, subescala de Agressividade na Lista de Conferência de Comportamentos para Crianças). Crianças com deficiência de aprendizagem na ausência de TDAH em geral não obtêm escores altos nessas dimensões (Barkley, DuPaul & McMurray, 1990). Além disso, crianças com deficiência de aprendizagem raramente são impulsivas, desinibidas e agressivas, enquanto crianças com TDAH estão mais propensas a exibir tais dificuldades (Barkley, 1990, 1998).
    b. Crianças com deficiência de aprendizagem obtêm escores na faixa média em medições que revelam a abrangência situacional dos problemas de comportamento (por exemplo, HSQ, SSQ) e atenção (por

exemplo, HSQ-R, SSQ-R), enquanto aquelas com TDAH geralmente recebem pontuações altas para o número de situações problemáticas e gravidade média dos problemas de comportamento nessas medições (Barkley, DuPaul & McMurray, 1990).

c. Crianças com deficiência de aprendizagem, mas sem TDAH, geralmente exibem taxas equivalentes às de seus colegas em termos de comportamento relacionado à tarefa e de finalização de trabalhos quando são conduzidas observações de trabalho independente sentado (Barkley, DuPaul & McMurray, 1990).

d. Estudantes com deficiência de aprendizagem também diferem daqueles com TDAH com relação ao início e à abrangência dos sintomas aparentes de TDAH. Em geral, crianças que exibem problemas de atenção e controle do comportamento devido a déficits nas habilidades acadêmicas não apresentam histórico de hiperatividade e comportamento problemático desde os primeiros anos de vida. Este último é um marco do TDAH, visto que é tipicamente um transtorno com início precoce. Por outro lado, os problemas de atenção de alunos com deficiência de aprendizagem geralmente surgem no meio da infância (isto é, na terceira ou quarta série) e são exibidos apenas em situações específicas. Em geral, relata-se que os problemas de atenção ocorrem apenas quando estão recebendo instruções acadêmicas e/ou completando tarefas nas matérias em que têm mais problemas. Alternativamente, as crianças com TDAH tendem a exibir sintomas de TDAH na maior parte das situações escolares e domésticas, se não em todas.

e. Crianças que apresentam apenas TDAH tendem a obter pontuações em testes de conquista acadêmica individual similares aos de seus companheiros, em contraste com escores abaixo da média geralmente obtidos por estudantes com déficits de aprendizagem.

No geral, crianças com déficits nas habilidades acadêmicas podem ser diferenciadas daquelas com TDAH com base no início, na gravidade e na abrangência situacional de sintomas de TDAH observados. Em particular, quanto mais específicos às situações e tarefas acadêmicas são os problemas de atenção e de comportamento, mais provável é que essas dificuldades sejam secundárias a déficits nas habilidades acadêmicas, em vez de ao TDAH.

EXEMPLO DE CASO

David era um menino de 8 anos, encaminhado pela professora da segunda série, que expressou preocupação com a desatenção e com dificuldades de natureza acadêmica do menino. David exibia, de acordo com relatos, dificuldades significativas para completar trabalhos dentro de um período razoável de tempo e com freqüência mostrava-se distraído e alheio durante a instrução em sala de aula. Ele exibia esses problemas de modo inconstante nos dias de aula. A professora preocupava-se particularmente com o progresso muito lento do menino nas habilidades de leitura e com sua dificuldade para compreender o material que acabara de ler.

Uma entrevista com a mãe de David não indicou anormalidades em seu nascimento, desenvolvimento inicial e histórico médico. Seu nível de atividade enquanto bebê e pré-escolar foi descrito como "normal para um menino". De acordo com relatos, seu pai exibira problemas de aprendizagem e possível TDAH quando criança, mas não foram mencionados outros problemas importantes com os pais. A mãe disse que não tinha dificuldade com o comportamento do filho em casa e descreveu os relacionamentos deste com amiguinhos como "excelente". David não estava envolvido em serviços especiais ou terapia profissional na época da avaliação, embora sua mãe chegasse a relatar que o colocara recentemente em uma dieta modificada de Feingold, que causara leves mudanças no controle de seu comportamento. Nenhuma estratégia formal de modificação do comportamento estava sendo usada em casa ou na escola.

Uma avaliação psicoeducacional foi conduzida pelo psicólogo da escola, incluindo teste da inteligência e diversos testes individuais de conquista acadêmica. Os resultados sugeriram que David tinha inteligência mediana, com capacidades verbais um pouco abaixo da média. Os testes de conquista acadêmica indicaram diversos déficits na linguagem e leitura. Com base nesses resultados, a equipe da escola sugeriu que David recebesse apoio acadêmico para leitura e habilidades da linguagem, várias vezes por semana, com um professor da própria escola.

Diversas medidas foram empregadas para a averiguação de TDAH no menino. Uma entrevista diagnóstica com a mãe de David foi conduzida, na qual apenas seis dos 18 sintomas de TDAH do DSM-IV foram relatados como presentes com freqüência. Esses sintomas incluíam distração e mudança freqüente de uma atividade incompleta para outra. David demonstrava desatenção apenas em tarefas relacionadas à escola (por exemplo, leitura), mas conseguia completar as lições de casa com segurança. Não foram mencionados problemas de impulsividade e hiperatividade. Relatos adicionais indicaram que David não exibia comportamentos relacionados a qualquer outro transtorno de comportamento, incluindo transtorno de conduta, depressão ou transtorno de ansiedade.

A mãe de David completou diversas escalas de avaliação para documentar a gravidade dos problemas de controle do comportamento do filho em relação a outros meninos de sua idade. Suas respostas na Lista de Conferência de Comportamentos para Crianças resultaram em um perfil na faixa normal (isto é, escores $T < 65$) em todas as escalas clínicas, incluindo aquelas relacionadas ao TDAH. Na Escala de Avaliação do TDAH – IV, apenas cinco dos 18 sintomas de TDAH foram relatados como ocorrendo com freqüência. Classificações no Questionário de Situações Domésticas – Revisado (*Home Situations Questionnaire – Revised*) indicaram leves problemas de atenção apenas em determinados contextos domésticos (por exemplo, quando solicitado a completar as lições de casa). Escores no Sistema de Avaliação das Habilidades Sociais (*Social Skills Rating System* – Gresham & Elliott, 1990) estavam na faixa normal. Portanto, as respostas da mãe não indicavam sintomas problemáticos de TDAH, nem estes eram vistos como abrangendo outros cenários na vida do menino.

A professora da segunda série de David completou questionários semelhantes. Suas respostas no Formulário de Avaliação pelo Professor e da Lista de Conferência de Comportamentos para Crianças resultaram em classificações limítrofes significativas (por exemplo, escore $T = 66$ ou maior que o 93º percentil) na subescala de Problemas de Atenção. As escalas restantes, incluindo aquelas relacionadas a outros transtornos do comportamento diruptivo, estavam na faixa normal. Os escores no Sistema de Avaliação das Habilidades Sociais não indicavam níveis significativos de dificuldades no relacionamento com companheiros. Na Escala de Avaliação do TDAH – IV, cinco dos 18 sintomas de TDAH ocorriam com freqüência, segundo os relatos. No Questionário de Situações na Escola – Revisado (*School Situations Questionnaire – Revised*), foram relatados leves problemas de atenção na maior parte dos cenários estruturados em sala de aula. Os problemas mais importantes ligados ao TDAH diziam respeito à concentração e à finalização de tarefas, e não ao controle dos impulsos ou hiperatividade. Portanto, os sintomas relatados pela professora de David eram mais coerentes com TDAH do tipo predominantemente desatento.

David foi observado na sala de aula em diversas ocasiões, usando o Sistema Restrito de Codificação da Situação Acadêmica (*Restricted Academic Situation Coding System*, Barkley, 1990, 1998). Cada observação ocorreu durante períodos em que David deveria realizar algum trabalho independente sentado, que envolvia leitura ou outra tarefa de linguagem. Depois de extraída a média das três observações de 20 minutos cada, tornou-se claro que David mantinha um comportamento relacionado à tarefa em aproximadamente 80% do tempo, embora esses percentuais variassem de apenas 53% até 90%. Portanto, sua atenção ligada à tarefa era bastante variável em diferentes dias. David exibia inquietação motora durante uma média de apenas 28% dos intervalos de observação. Ele completou uma média de 80% do trabalho exigido com um nível de exatidão relativamente baixo (74%). Embora realmente evidenciasse alguns comportamentos relacionados ao TDAH, seus problemas mais importantes relacionavam-se ao entendimento e à finalização correta das tarefas atribuídas.

Em resumo, a maior parte dos dados coletados no curso da avaliação não era coerente com a conclusão de que David reunia os critérios para um diagnóstico de TDAH. Na verdade, apenas uma fração das informações — as classificações feitas pela professora na Lista de Conferência de Comportamentos para Crianças — estava na faixa clinicamente significativa para este transtorno. As medições restantes estavam na faixa normal, incluindo dados da entrevista com a mãe, classificações feitas pela mãe e pela professora na Escala de Avaliação do TDAH – IV, classificações feitas pela mãe na Lista de Conferência de Comportamentos para Crianças e dados da observação comportamental. Os comportamentos relacionados ao TDAH diziam respeito estritamente ao campo da desatenção e, mais especificamente, David era bastante desatento quanto às lições de casa e a outras tarefas não acadêmicas que deveria executar. Portanto, seus problemas de desatenção pareciam refletir sua frustração ao tentar realizar tarefas que considerava muito difíceis, em vez de representarem o TDAH. As recomendações incluíram uma avaliação comportamental adicional de possíveis déficits nas habilidades acadêmicas para determinar objetivos e procedimentos apropriados para o aumento de sua competência acadêmica. Embora houvesse a suposição de que a melhora em suas habilidades acadêmicas melhoraria seu comportamento relacionado à tarefa, este foi diretamente enfocado como alvo para a mudança por meio do uso de um programa de manejo de contingência em sala de aula combinado com um sistema de cartão de relato diário (veja o Capítulo 5).

IMPLICAÇÕES PARA A INTERVENÇÃO

Determinar se as dificuldades acadêmicas de uma criança devem-se ao TDAH, a um déficit nas habilidades acadêmicas ou a ambos apresenta implicações diretas para a intervenção em sala de aula (Cantwell & Baker, 1991). Os comportamentos visados para a mudança, os ajustes do tratamento e as intervenções específicas empregadas variarão em função das decisões tomadas na avaliação. Como discutido no Capítulo 5, os alvos comuns para o tratamento, no caso de um aluno com TDAH, são os comportamentos relacionados à conduta em sala de aula, como prestar atenção à instrução, permanecer sentado e obedecer às regras em sala de aula. No caso de as dificuldades no desempenho acadêmico estarem presentes, certos comportamentos escolares também serão visados, incluindo a finalização oportuna do trabalho sentado e/ou a exatidão do trabalho escrito. No caso das crianças com déficits nas habilidades acadêmicas, os comportamentos relacionados à conquista acadêmica e o desenvolvimento de habilidades acadêmicas são os principais alvos para a intervenção. Esses alvos incluiriam não apenas os comportamentos ligados ao trabalho independente sentado, mas também outras habilidades de sobrevivência acadêmica, como a resposta correta durante leituras em grupo, anotações apropriadas durante a instrução do professor e fornecimento de respostas corretas a itens em testes escritos. Quando uma criança revela ter tanto TDAH quanto um déficit nas habilidades acadêmicas, os comportamentos escolares geralmente servem como principais alvos para a intervenção. Isso se deve ao achado freqüente de que, quando o desempenho acadêmico é melhorado, a conduta em sala de aula com freqüência também melhora (DuPaul & Eckert, 1997; Hinshaw, 1992a; McGee & Share, 1988). Não é incomum, entretanto, descobrir circunstâncias nas quais tanto o comportamento acadêmico quanto a conduta ligada aos estudos devem ser visados para a mudança a fim de se obterem efeitos coerentes e duradouros. Além disso, no caso de crianças que apresentam tanto TDAH quanto déficits de aprendizagem, a programação motivacional extrínseca deve ser combinada com intervenções acadêmicas, não importando os comportamentos específicos que servirão como alvo para a mudança (Hinshaw, 1992a).

Programas de intervenção que visam tratar crianças com TDAH geralmente são aplicados em uma variedade de contextos, dada a abrangência trans-situacional dos sintomas deste transtorno (Barkley, 1998). Sistemas de reforço por fichas, por exemplo, podem ser aplicados em uma variedade de situações (por exemplo, no pátio, na sala de aula e na cantina), tanto na escola quanto em casa, em uma tentativa de melhorar a obediência às regras e a atenção às tarefas designadas. Por outro lado, o cenário principal da intervenção em crianças com déficits nas habilidades acadêmicas é a sala de aula. Embora vários cenários de sala de aula possam estar envolvidos, o tratamento das dificuldades acadêmicas raramente ocorre fora da sala de aula, mas nos últimos anos têm havido fortes argumentos em favor de intervenções adjuntas entre a casa e a escola (Kelley, 1990). As crianças que apresentam tanto TDAH quanto déficits nas habilidades acadêmicas necessitarão de tratamento em múltiplos contextos, implementado por vários profissionais. Nesses casos, a necessidade de comunicação e colaboração eficiente entre os indivíduos envolvidos no tratamento da criança é óbvia (veja os Capítulos 5 e 8).

Como discutiremos nos capítulos a seguir, as duas intervenções mais eficientes para o TDAH são os medicamentos estimulantes (por exemplo, metilfenidato) e os procedimentos de manejo de contingências. Embora estes últimos possam envolver mudanças nas condições antecedentes (por exemplo, lembretes mais freqüentes para prestar atenção) e conseqüências (por exemplo, reforço positivo para a finalização das tarefas), a programação motivacional tem recebido a maior ênfase na literatura sobre o tratamento do TDAH (DuPaul & Eckert, 1997; Pfiffner & Barkley, 1998). Portanto, intervenções comportamentais baseadas em sala de aula para o TDAH geralmente incluem sistemas de reforço por fichas combinados com custo da resposta, nos quais as contingências estão disponíveis na escola, em casa ou em ambos os cenários, a fim de se motivar a criança a prestar atenção às tarefas designadas e às regras da sala de aula (veja o Capítulo 5 para detalhes). Em contraste, déficits nas habilidades acadêmicas não são diretamente aliviados pela farmacoterapia, e geralmente são tratados com programas psicoeducacionais que visam o alívio dos supostos déficits de processamento subjacentes aos problemas de aprendizagem da criança (Semrud-Clikeman et al., 1992; veja também Crenshaw et al., 1999, para uma revisão meta-analítica dos efeitos dos psicoestimulantes sobre os resultados comportamentais e acadêmicos). Esse enfoque de tratamento ainda é bastante usado nos Estados Unidos, apesar da falta de evidências para sua eficácia (por exemplo, Kavale & Mattson, 1983). Intervenções baseadas no comportamento e na instrução para déficits nas habilidades acadêmicas que receberam apoio empírico incluem modificações nas condições tanto antecedentes quanto conseqüentes (veja Shinn, Walker & Stoner, 2002). Embora programas motivacionais similares aos empregados para o TDAH possam ser úteis para abordar déficits nas habilidades acadêmicas, existe uma ênfase equivalente na literatura em relação à mudança das condições do estímulo antecedente (por exemplo, taxa de apresentação do material acadêmico). Portanto, embora tanto o TDAH quanto os déficits nas habilidades acadêmicas possam ser tratados com estratégias comportamentais, os parâmetros específicos do programa de intervenção variarão em função do status diagnóstico.

TDAH E EDUCAÇÃO ESPECIAL

Antes de 1991, alunos com TDAH não eram candidatos a serviços de educação especial nos Estados Unidos, a menos que se qualificassem para tais serviços com base nas categorias de classificação existentes (por exemplo, deficiência de aprendizagem específica, perturbação emocional grave). Portanto, a imensa maioria das crianças com TDAH era colocada em salas de aula de educação geral e eram feitas apenas alterações mínimas no modo como eram instruídas. Devido a intensos esforços de vários profissionais e grupos de pais, em 1991 o Departamento Norte-Americano de Educação publicou uma mudança em sua interpretação das diretrizes federais (veja Hakola, 1992). Nesta seção, oferecemos um resumo dessas mudanças nos regulamentos federais norte-americanos e oferecemos sugestões para psicólogos escolares acerca de como determinar se uma criança com TDAH necessita de serviços de educação especial.

Em um memorando aos secretários estaduais de educação dos Estados Unidos, com data de 16 de setembro de 1991, o Departamento Norte-Americano de Educação ofereceu esclarecimentos sobre sua política para abordar as necessidades educacionais de crianças com TDAH (Davila, Williams & McDonald, 1991). O ponto crucial do memorando era que estudantes com diagnóstico de TDAH podem qualificar-se para serviços de educação especial de três maneiras. A criança com TDAH e uma outra "deficiência" (por exemplo, deficiência de aprendizagem) poderia qualificar-se para serviços de educação especial sob uma das categorias existentes de deficiência definidas na Parte B da Lei para a Educação de Indivíduos com Deficiências (IDEA) de 1990 (isto é, uma reautorização da Lei para a Educação de Deficientes). Essa era a única forma pela qual uma criança com TDAH poderia qualificar-se para educação especial antes da publicação desse memorando.

Uma segunda possibilidade para capacitação para educação especial foi identificada sob a categoria de "Outros Prejuízos de Saúde" da Parte B. O memorando definia a capacitação para educação especial da seguinte maneira:

> O termo "outra deficiência relacionada à saúde" inclui deficiências crônicas ou agudas que resultam em alerta limitado, que afeta diretamente o desempenho educacional. Portanto, crianças com TDAH devem ser classificadas como elegíveis para serviços sob a categoria de "outra deficiência relacionada à saúde", visto que o TDAH é um problema de saúde crônico ou agudo e resulta em alerta limitado, afetando adversamente o desempenho educacional. *Em outras palavras, crianças com TDAH, quando este é um problema de saúde crônico ou agudo que resulta em alerta limitado, podem ser consideradas deficientes sob a Parte B unicamente com base neste transtorno dentro da categoria de "outra deficiência relacionada à saúde" em situações nas quais a educação especial e serviços relacionados são necessários em virtude do transtorno de déficit de atenção.* (Davila et al., 1991, p. 3, ênfase acrescentada).

A inclusão do TDAH como uma "outra deficiência relacionada à saúde" (ODS) foi reafirmada com a reautorização de 1997 do IDEA (daqui em diante chamada de "IDEA-1997"). Além disso, a provisão de ODS tem sido o critério mais aplicado para julgar a capacitação de um aluno para serviços de educação especial com base na presença de TDAH: houve um aumento de 280% no número de alunos identificados com ODS na última década (U.S. Department of Education, 1999). Essa provisão afirma claramente que, se o alerta da criança é limitado por TDAH crônico a ponto de prejudicar seu desempenho educacional, a criança pode necessitar de serviços de educação especial. A sentença anterior descreve a maior parte das crianças diagnosticadas com TDAH, se não todas, uma vez que, por definição, este é um transtorno crônico no qual o paciente exibe alerta limitado e seu desempenho acadêmico é adversamente afetado. A decisão difícil, portanto, é se a criança realmente *precisa* de um programa de educação especial (isto é, o segundo critério para determinar a elegibilidade para educação especial, sendo que o primeiro é a presença de uma deficiência) para abordar essas dificuldades e/ou competências acadêmicas ou se intervenções na sala de aula normal serão suficientes.

Um critério final que poderia ser usado para determinar a elegibilidade de uma criança para modificações na instrução com base na presença do TDAH está contido na Seção 504 da Lei de Reabilitação (norte-americana) de 1973. Tais modificações podem ou não exigir a provisão de serviços de educação especial. Essa lei diz respeito aos direitos civis e declara que as escolas devem abordar as necessidades de crianças consideradas "deficientes" com tanta competência quanto abordam as necessidades das crianças sem deficiência. Uma *pessoa deficiente* é definida como "qualquer pessoa que tenha uma deficiência física ou mental que limita substancialmente uma atividade importante de sua vida" (Davilla et al., 1991, p. 6). Certamente, a aprendizagem, na medida em que é relacionada ao desempenho acadêmico e ao funcionamento escolar, pode ser considerada uma "atividade importante da vida". Portanto, mesmo crianças com TDAH que não são elegíveis para serviços de educação especial sob a Parte B poderiam ser consideradas necessitadas de intervenção individualizada com base em sua "deficiência", de acordo com a Seção 504.

Se interpretarmos frouxamente as leis mencionadas, podemos sustentar que a maioria das crianças com TDAH têm direito a receber algum grau de serviços de educação especial. Porém, dada a alta porcentagem de crianças que já recebem tais serviços e a base de dados limitada que apóia a eficácia geral da educação especial, esse pode não ser o curso mais prudente de ação. Em vez disso, como ocorre com crianças com outros transtornos de comportamento, um dos principais critérios para o recebimento de serviços de educação especial deveria ser a resposta da criança a intervenções na sala de aula normal (Gresham, 1991). Assim sendo, o diagnóstico de TDAH não indica, necessariamente, a prescrição de serviços de educação especial, a menos que o comportamento da criança não tenha mudado em função das intervenções na sala de aula regular (Nacional Association of School Psychologists, 1998; Silver, 1990).

Sob o ponto de vista da prática, uma criança diagnosticada com TDAH e que também apresenta problemas de aprendizagem e/ou conquista acadêmica provavelmente seria avaliada para fins de elegibilidade para educação especial após a falta de resposta às intervenções oferecidas dentro de contextos de educaçao geral (veja Telzrow & Tankersley, 2000). Caso a criança fosse considerada elegível para serviços de educação especial, uma equipe de profissionais elaboraria, implementaria e avaliaria um programa educacional individualizado. Se a criança não fosse considerada elegível para serviços de educação especial, o pessoal da escola permaneceria responsável por "remover barreiras" à aprendizagem na sala de aula/instrução geral. Nos Estados Unidos, a menção a essa remoção de barreiras geralmente é mencionada como a criação de "um plano de acomodação à Seção 504" (veja Zirkel & Aleman, 2000, para uma abordagem mais completa sobre a Seção 504 e sobre estudantes com deficiência).

Ao planejar as acomodações, os educadores devem considerar a própria acomodação potencial e a "barreira" à aprendizagem que está sendo removida. Por exemplo, ao oferecer modificações nas tarefas a um aluno, na forma de permitir a escolha dos trabalhos a serem executados, a barreira à aprendizagem de ter apenas uma tarefa na qual ele pode trabalhar está sendo removida. De modo semelhante, permitir que um aluno com TDAH complete menos itens em uma tarefa independente enquanto sentado na sala de aula (mas com o mesmo nível de correção esperado de seus colegas) equivale a remover aspectos das tarefas designadas que reconhecidamente exacerbam os problemas relacionados ao TDAH na sala de aula – especificamente, itens repetitivos no trabalho. Por fim, o uso de instrução por colegas e/ou assistida por computador como acomodações remove as barreiras à aprendizagem representadas pelo *feedback* atrasado e pela instrução em um grande grupo, que são impedimentos potenciais e conhecidos à aprendizagem de estudantes com transtorno de TDAH (veja o Capítulo 5 para uma discussão das intervenções baseadas na escola).

Zirkel (1992) criou uma lista de conferência para determinar a elegibilidade legal para serviços de educação especial de acordo com as leis enumeradas anteriormente (veja o Apêndice 3.1). A Figura 3.3 apresenta um fluxograma de tomada de decisões adaptado da lista de conferência de Zirkel. Usando essa lista e o fluxograma como guias, as etapas seguintes devem ser seguidas para determinar se uma criança exigirá serviços de educação especial para o TDAH:

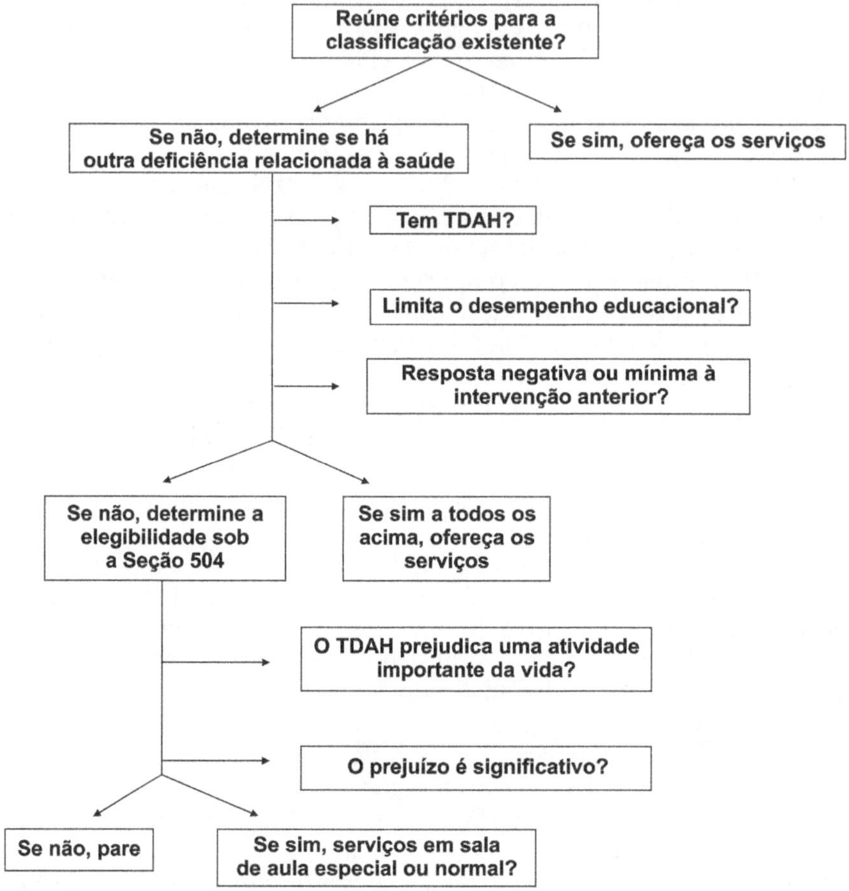

FIGURA 3.3 Fluxograma para a tomada de decisões para a elegibilidade aos serviços de educação especial para alunos com TDAH. Extraído de Zirkel (1992). Copyright 1992 por LRP Publications. Reimpresso com permissão.

1. Conduza uma avaliação do TDAH e dificuldades relacionadas, como discutido no Capítulo 2. Se a criança reúne os critérios para TDAH então, por definição, ela tem um problema crônico que limita significativamente o alerta, satisfazendo assim dois componentes dos critérios de elegibilidade para serviços de educação especial sob a categoria de "outra deficiência relacionada à saúde" da Parte B, como discutido anteriormente.
2. Se a criança exibe comportamentos relacionados a uma das categorias de classificação existentes do IDEA-1997 (por exemplo, deficiência de aprendizagem), então os serviços de educação especial podem ser indicados.
3. Se a criança não se qualifica para serviços de educação especial sob uma das categorias existentes, duas determinações adicionais devem ser feitas. Em primeiro lugar, o comportamento relacionado ao TDAH da criança na sala de aula limita significativamente seu desempenho educacional? Isso pode ser determinando usando-se dados sobre o desempenho acadêmico,

como discutido no Capítulo 2. Em geral, algum aspecto da conquista acadêmica da criança é negativamente afetado pela sintomatologia do TDAH. Portanto, alguma forma de intervenção será necessária, uma vez que a Seção 504 estipula tal ação quando a "deficiência" prejudica substancialmente uma atividade importante da vida (isto é, a educação). A etapa inicial típica é elaborar e implementar um programa de intervenção na sala de aula de educação geral (veja o Capítulo 5). Esses programas incluirão modificações no programa de instrução da criança com base em princípios comportamentais. A criança também poderá ser encaminhada a um médico para que este considere um ensaio com medicamento estimulante, como discutido no Capítulo 6.

4. O último critério, e o mais crítico para a elegibilidade para a educação especial, é se a criança *precisa* de tais serviços em virtude do TDAH. Esse critério pode ter várias interpretações ambíguas. Portanto, o modo mais objetivo de se chegar a uma decisão com relação a esse critério é pela avaliação da eficácia das intervenções em sala de aula normal (Gresham, 1991). Dados de *linha-base* devem ser coletados sobre vários comportamentos alvo antes da implementação de uma intervenção específica (incluindo medicamento). Após a implementação do tratamento ou tratamentos recomendados, os dados são novamente reunidos em relação às mesmas variáveis para avaliar a mudança comportamental. Se a criança não exibe melhora significativa após um ensaio de intervenção ou intervenções na sala de aula de educação geral, um de três possíveis cursos de ação deve ser assumido. O primeiro envolve mudanças no programa de intervenção na sala de aula de educação geral. No segundo, a criança pode receber alguma forma de programa de educação especial. O terceiro diz respeito a mudanças nas intervenções de educação geral e à oferta de um programa de educação especial.
5. Não importando se serviços de educação especial serão oferecidos ou não, a criança precisará de intervenções que abordem o TDAH. A eficácia de intervenções de educação geral e especial deve ser avaliada continuamente para determinar o momento em que mudanças no programa e/ou na colocação da criança serão necessárias.

RESUMO

A maioria das crianças com TDAH exibe problemas significativos com o desempenho acadêmico, como longo tempo para completar trabalhos, resultados corretos inconstantes em trabalhos sentados e lições de casa e fracas habilidades de estudo. Além disso, cerca de 25% dessas crianças exibem habilidades acadêmicas significativamente abaixo da média e, portanto, receberão um diagnóstico de deficiência de aprendizagem. O fato de os problemas acadêmicos estarem constantemente associados ao TDAH tem implicações diretas para a avaliação e o tratamento desses estudantes. A avaliação de TDAH não deve ser dirigida apenas às dificuldades de controle do comportamento, mas também deve incluir medições do desempenho acadêmico. Além disso, essas crianças devem passar por triagens rotineiras para déficits nas habilidades acadêmicas, com avaliação adicional do funcionamento acadêmico conduzida sempre que necessário. De modo semelhante, programas de intervenção visando tratar o TDAH devem incluir comportamentos alvo relacionados ao desempenho acadêmico. No caso de crianças com TDAH e déficits nas habilidades acadêmicas simultaneamente, o tratamento deve ser voltado para o alívio dos dois problemas ao mesmo tempo. Por fim, as diretrizes federais permitem a oferta de serviços de educação especial para crianças com TDAH quando estas reúnem os critérios para deficiência de aprendizagem, perturbação emocional ou outra deficiência relacionada à saúde que limite o desempenho educacional. Decisões quanto à elegibilidade para educação especial devem ser tomadas com base em uma avaliação confiável do TDAH; no grau em que o TDAH afeta o funcionamento acadêmico e social da criança; e no sucesso das intervenções na sala de aula de instrução geral para aliviar as dificuldades acadêmicas e comportamentais relacionadas ao TDAH.

APÊNDICE 3.1

♦

Lista de Conferência de Zirkel para Determinar a Elegibilidade Legal para Alunos com TDA/TDAH

1ª PARTE

1. O aluno exibe, em um grau preponderante, todas as qualificações de "outra deficiência relacionada à saúde" de acordo com a IDEA:

    - Um problema crônico ou agudo de saúde? SIM NÃO
    - Se SIM, esse problema resulta em limitação da força, vitalidade ou alerta? SIM NÃO
    - Se SIM, essa limitação na força, vitalidade ou alerta afeta adversamente o desempenho educacional da criança a ponto de exigir educação especial? SIM NÃO

2. O aluno exibe, em um grau preponderante, todas as qualificações para "deficiência de aprendizagem específica" de acordo com a IDEA:

    - um transtorno básico do processamento psicológico no entendimento ou uso da linguagem que se manifesta em discrepância grave entre a conquista e a capacidade intelectual em (a) compreensão oral; (b) compreensão auditiva; (c) expressão escrita; (d) habilidade de compreensão básica; (e) compreensão; (f) cálculo matemático; ou (g) raciocínio matemático? SIM NÃO
    - Se SIM, a discrepância é grave e não pode ser corrigida sem educação especial e serviços relacionados? SIM NÃO

- Se SIM, o problema é apenas secundariamente atribuível ou não é absolutamente atribuível a (a) desvantagem ambiental, cultural ou econômica; (b) deficiências visuais, auditivas ou motoras; (c) retardo mental; ou (d) perturbação emocional

SIM NÃO

3. O aluno exibe, em um grau preponderante, todas as qualificações para qualquer outra deficiência de acordo com a IDEA:

- grave perturbação emocional? SIM NÃO
- retardo mental? SIM NÃO
- autismo ou lesão cerebral traumática? SIM NÃO

2ª PARTE

4. Se o estudante não se qualifica sob a *1ª Parte,* o problema de TDA/TDAH da criança reúne todas as qualificações sob a Seção 504:
   - a condição é física ou mental? SIM NÃO
   - se SIM, a condição prejudica uma atividade importante da vida, como a aprendizagem? SIM NÃO
   - se SIM, o grau de prejuízo é substancial? SIM NÃO

3ª PARTE

5. Se o estudante não se qualifica sob a *1ª* ou *2ª Parte,* pode habilitar-se de acordo com uma lei estadual que suplemente a IDEA ou a Seção 504? SIM NÃO

CAPÍTULO 4

Triagem, Identificação e Intervenção Precoces

Por definição, o TDAH é um transtorno de início precoce, com sintomas comportamentais exibidos antes ou concomitantemente com o início da escolarização fundamental (American Psychiatric Association, 2000). As crianças geralmente só recebem esse diagnóstico quando ingressam na escolarização formal (isto é, pré-escola e primeira série). Nos últimos anos, contudo, aumentou o número de crianças que ingressam em escolinhas maternais e creches já na primeira infância. Embora programas de educação pré-escolar sejam orientados tipicamente para atividades lúdicas e ofereçam mais atividades livres que a escolarização formal, as tarefas pré-acadêmicas, atividades sociais e projetos de arte que perfazem a escolarização durante esses anos exigem atenção e obediência da criança a regras por curtos períodos de tempo. Portanto, crianças com comportamentos relacionados ao TDAH podem perturbar significativamente as atividades estruturadas, as transições de uma atividade para outra e as interações no grupo (por exemplo, atividades em círculo). Além disso, pré-escolares com hiperatividade motora e maior impulsividade que seus colegas podem ter dificuldade para compartilhar, esperar sua vez e controlar a frustração, mesmo durante atividades menos estruturadas, como brincadeiras livres. Assim, dado o potencial para o início precoce dos sintomas de TDAH, é importante que o pessoal da escola, particularmente aqueles que trabalham com crianças pequenas, saiba (1) como o transtorno se manifesta nos primeiros anos da infância; (2) como identificar crianças pequenas em risco para TDAH; e (3) como elaborar programas para a redução de sintomas e a melhora no funcionamento acadêmico, social e familiar.

TDAH EM CRIANÇAS PEQUENAS

Apesar das inúmeras dificuldades associadas a sintomas de TDAH em crianças pequenas, a grande maioria das pesquisas sobre este transtorno foi conduzida com crianças das primeiras séries do ensino fundamental (veja Barkley, 1998). Dados epidemiológicos disponíveis indicam que aproximadamente 2% das crianças nesse grupo etário têm TDAH (Lavigne et al., 1996). Keenan, Shaw, Walsh, Deliquadri e Giovanelli (1997) descobriram que 5,7% das crianças de 5 anos de idade em uma amostra proveniente de famílias de baixa renda reuniam os critérios de diagnóstico para TDAH. Além disso, uma vez que o TDAH tende a ser crônico, pelo menos 50% das crianças pré-escolares com este transtorno continuarão exibindo sintomas significativos de TDAH durante a escola fundamental (Campbell, 2002). Aquelas que exibem altos níveis de comportamentos hiperativos e impulsivos (isto é, o tipo predominantemente hiperativo ou predominantemente hiperativo-impulsivo de TDAH) exibirão um risco superior à média para o desenvolvimento de outros transtornos do comportamento diruptivo (por exemplo, transtorno oposicional desafiante e transtorno de conduta), juntamente com déficits acadêmicos e sociais (Campbell & Ewing, 1990). Crianças pequenas que exibem sintomas de TDAH têm habilidades sociais significativamente mais fracas que seus colegas normais e exibem níveis significativamente superiores de agressividade verbal e física nas salas de aula pré-escolares e quando interagindo com os pais (DuPaul et al., 2001). Como uma preocupação adicional, 59-67% das crianças com TDAH cujas dificuldades persistem quando ingressam na escola continuarão exibindo sintomas importantes de transtorno de comportamento diruptivo durante os anos intermediários da infância e no começo da adolescência (Pierce, Ewing & Campbell, 1999). Portanto, sintomas significativos de TDAH estão associados à deficiência comportamental/acadêmica crônica em uma grande porcentagem dos afetados.

Interações anormais entre mãe e filho, bem como comportamentos sociais diruptivos e agressivos, estão relacionados ao TDAH em uma idade precoce. As mães de crianças pequenas com TDAH dão mais ordens, fazem mais críticas e punem mais que as mães de crianças pré-escolares sem o diagnóstico (Barkley, 1988). Além disso, as mães de crianças pré-escolares com TDAH relatam níveis maiores de estresse nos cuidados com os filhos que as mães de crianças normais em idade similar ou mesmo que os pais de crianças mais velhas com TDAH (DuPaul et al., 2001; Fischer, 1990). Como resultado, os pais de crianças pequenas com este transtorno lidam com dificuldades de comportamento de modo menos adaptado que os pais de crianças pequenas sem TDAH (DuPaul et al., 2001). Em cenários de pré-escola e creches, crianças com TDAH exibem altos níveis de comportamentos diruptivos, desobedientes e, talvez, fisicamente agressivos (Campbell, Endman & Bernfield, 1977; DuPaul et al., 2001). Esses comportamentos não apenas afetam as interações com responsáveis adultos mas também apresentam um impacto negativo nos relacionamentos com companheiros. Na verdade, a rejeição por parte dos colegas está fortemente associada à agressividade, de acordo com a avaliação de companheiros e professores, entre crianças pré-escolares (Milich, Landau, Kilby & Whitten, 1982). Esse achado não é surpreendente, dado que crianças com TDAH e que também são agressivas perturbam as atividades lúdicas de outras crianças e são excessivamente mandonas e barulhentas durante as interações com colegas (Campbell et al., 2977; Campbell, Schliefer & Weiss, 1978). Em alguns casos, os comportamentos relacionados ao TDAH são suficientemente graves para indicar a remoção da pré-escola ou creche, reduzindo assim as oportunidades para que essas crianças desenvolvam habilidades apropriadas de interação social e pré-acadêmicas (Blackman, Westervelt, Stevenson & Welch, 1991).

Crianças pequenas com TDAH podem ser mais propensas a usar serviços médicos que seus colegas normais por pelo menos duas razões. Em primeiro lugar, elas parecem apresentar risco maior que a média de ferimentos físicos e envenenamentos acidentais, presumivelmente devido a altas taxas de comportamento impulsivo e hiperativo (por exemplo, Lahey et al., 1998). Além disso, crianças com TDAH são mais propensas a sofrer ferimentos mais graves (incluindo perda da consciência) que crianças sem TDAH que se machucam (DiScala, Lescohier, Barthel & Li, 1998, Lahey, 2000). A relação entre TDAH e ferimentos acidentais parece ser mais forte no caso de crianças com o subtipo hiperativo-impulsivo (Lahey et al., 1998) e é exacerbada pela agressividade (Bijur, Golding, Haslum & Kurzon, 1988; Davidson, Hughes & O'Connor, 1988). Em segundo lugar, como ocorre com crianças mais velhas com TDAH, alguns pré-escolares com TDAH recebem medicamentos psicotrópicos (por exemplo, metilfenidato) para reduzir os sintomas deste transtorno. Na verdade, aproximadamente 1,2% a 2% das crianças de 2 a 4 anos recebem prescrição de medicamentos, presumivelmente para o tratamento de TDAH (Zito et al., 2000).

Ao ingressar na escolarização formal, as crianças pequenas com TDAH tendem a ficar para trás em relação aos colegas sem o transtorno em conceitos básicos de matemática, habilidades de pré-leitura e capacidades motoras finas (Lahey et al., 1998; Mariani & Barkley, 1997; Shelton et al., 1998). Por exemplo, DuPaul e colegas (2001) descobriram que uma amostra de 58 crianças pré-escolares com TDAH tinham uma pontuação em média 1 desvio padrão abaixo de uma amostra de 36 colegas normais em um teste de desenvolvimento cognitivo e de habilidades pré-acadêmicas. Isso é particularmente preocupante dado o forte relacionamento entre as habilidades iniciais e a conquista acadêmica posterior (por exemplo, Kameenui, 1993). A presença de fatores de risco acadêmicos (e outros) em crianças com TDAH é apoiada por dados que indicam que crianças pequenas com TDAH podem apresentar risco maior que a média de serem colocadas em programas de educação especial durante os primeiros anos de escola (Lahey et al., 1998) e que alunos com TDAH são menos propensos a completar a educação secundária que seus companheiros sem o transtorno (por exemplo, Barkley, Fischer et al., 1990).

Os resultados de um estudo recente (O'Reilly, 2002) salientam a extensão em que crianças pequenas com TDAH ingressam na primeira série com atraso em relação aos colegas em áreas importantes do funcionamento acadêmico. O'Reilly examinou a trajetória de habilidades de pré-leitura e de leitura em uma pequena amostra de pré-escolares e alunos de primeira série que exibiam sintomas de TDAH, bem como em uma amostra semelhante de crianças normais usadas para comparação. Os Indicadores Dinâmicos de Habilidades Iniciais Básicas de Alfabetização (*Dynamic Indicators of Basic Early Literacy Skills*, DIBELS, Kaminski & Good, 1996) foram usados para avaliar a aquisição de habilidades em três momentos (outono, inverno e primavera) do ano escolar. Os resultados indicaram que alunos do jardim de infância com TDAH diferiam da amostra de comparação em aproximadamente 0,5 desvio padrão em habilidades iniciais de alfabetização em todos os três momentos da avaliação. Diferenças similares entre os grupos em termos de fluência na leitura oral foram descobertas em alunos da primeira série. Além disso, alunos de primeira série com TDAH mostravam uma taxa mais lenta de aquisição de fluência na leitura oral em relação ao grupo de comparação e ao 50º percentil usando as normas do DIBELS para aquele distrito escolar (veja a Figura 4.1). Portanto, crianças pequenas com TDAH *ingressam* no ensino fundamental atrás de seus colegas em termos de habilidades acadêmicas críticas e esse déficit continua nas séries elementares iniciais.

Em resumo, as dificuldades comportamentais, médicas, sociais e acadêmicas associadas ao TDAH normalmente começam em uma idade precoce e geralmente não apresentam remissão (Pierce et al., 1999). Portanto, a melhor oportunidade para prevenir déficits comportamentais, acadêmicos e sociais importantes; para reduzir a necessidade de intervenção médica; e para melhorar o funcionamento acadêmico de crianças com TDAH durante as primeiras séries (isto é, jardim de infância e primeira série) envolve a identificação precoce e a intervenção intensiva.

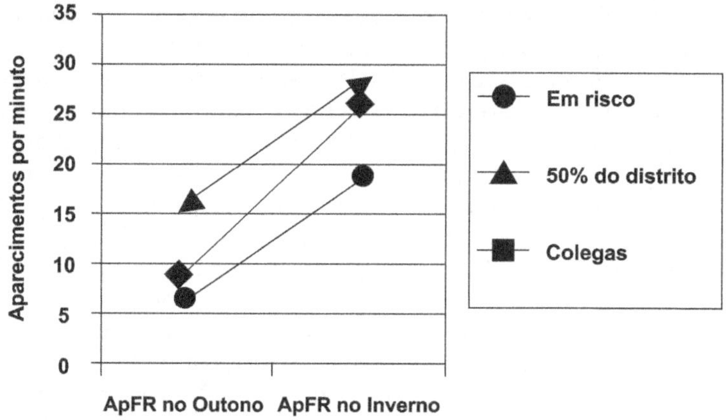

FIGURA 4.1 Escores médios de aparecimento da fluência de reconhecimento (ApFR) em grupos de risco e de comparação com colegas, comparados com o 50º percentil em normas do distrito escolar para valores de comparação no outono e no inverno. Extraído de O'Reily (2002). Copyright do autor. Reimpresso com permissão.

PROCEDIMENTOS DE TRIAGEM E DIAGNÓSTICO

Para identificar crianças pequenas em risco para TDAH, devemos usar métodos confiáveis e válidos para (1) selecionar aquelas que necessitam de uma avaliação adicional e (2) avaliar comportamentos relacionados ao TDAH e outros transtornos de comportamento diruptivo. Embora tenhamos métodos de avaliação bem fundados em termos psicométricos, a avaliação de pré-escolares para TDAH apresenta muitas dificuldades. Dentre estas está o fato de que crianças típicas nessa faixa etária com freqüência se engajam em comportamentos desatentos, impulsivos e altamente ativos. Em muitos casos, esses comportamentos podem ser apenas uma manifestação da pouca idade. Uma preocupação relacionada é a natureza efêmera das dificuldades de comportamento exibidas por crianças pequenas. Embora cerca de 50% das crianças pequenas que exibem sintomas de TDAH apresentem dificuldades crônicas nessa área, a experiência nos diz que esses sintomas apresentarão remissão em cerca de 50% das crianças afetadas (Campbell, 1990). Além disso, o comportamento de crianças pequenas pode ser altamente inconstante ao longo do tempo e dos ambientes. Por fim, diferenciar comportamentos que são uma manifestação de TDAH ou de outros transtornos (por exemplo, autismo) é particularmente difícil, uma vez que nessa idade há uma variabilidade natural em termos de desenvolvimento de habilidades e capacidades. Portanto, a triagem e o diagnóstico de TDAH em crianças pequenas devem ser conduzidos de modo conservador, mas com uma consideração simultânea sobre questões ligadas ao desenvolvimento.

Triagem

A triagem de crianças em risco pode ser feita de duas maneiras: na sala de aula e individualmente. A triagem em sala de aula é um procedimento preventivo, que visa identificar as crianças em risco para TDAH ou transtornos relacionados de comportamento diruptivo *antes* do encaminhamento por um professor ou pelos pais. Em outras palavras, dada a prevalência do TDAH na população geral, presume-se que uma ou duas crianças em cada sala de aula poderá ter este transtorno. Em vez de esperarmos que professores ou pais manifestem preocupação por essas crianças, podemos usar métodos para identificá-las na época mais precoce possível. Por exemplo, o Projeto de Triagem Precoce (Feil, Walker & Severson, 1995) emprega um procedimento de múltiplos pontos de passagem (ou "portões") para identificar crianças em risco para transtornos de comportamento. Inicialmente, o professor da pré-escola deve classificar todos os alunos em termos da gravidade e da freqüência dos comportamentos de externalização. As três crianças com maior pontuação passam, então, para o "portão" seguinte, no qual o professor avalia o comportamento usando um bom questionário psicométrico. As crianças que recebem classificações que excedem os critérios normativos (por exemplo, 1,5 desvio padrão acima da média) são então passadas para o próximo "portão", onde são coletadas observações comportamentais sistemáticas e classificações feitas pelos pais. Se estas últimas medições resultam em pontuações que excedem os critérios normativos, uma intervenção em sala de aula é planejada e implementada e/ou a criança é encaminhada para uma avaliação mais detalhada.

A triagem individual, por outro lado, é um processamento reativo, no qual a avaliação ocorre *após* o encaminhamento feito pelos pais ou professores. Esse processo é muito semelhante àquele descrito para o 1º Estágio de nosso modelo de avaliação (veja o Capítulo 2). Portanto, sempre que um professor ou um dos pais declara preocupações acerca da atenção, do controle dos impulsos, do nível de atividade ou do controle do comportamento de uma criança, indicamos a triagem para possível TDAH. Além disso, devido à forte associação entre sintomas deste transtorno e dificuldades de aquisição das habilidades iniciais de leitura e matemática, a triagem para TDAH deve ocorrer quando os professores ou pais indicam preocupações envolvendo a aprendizagem de letras ou números por parte da criança. Como ocorre com crianças mais velhas, os principais métodos de avaliação usados aqui são classificações dos comportamentos de TDAH feitas pelo professor ou por um dos pais e/ou uma breve entrevista com os pais ou o professor. Para auxiliar esse processo, McGoey e colegas (2002) criaram uma versão pré-escolar da Escala de Avaliação do TDAH – IV. Esta contém os 18 sintomas do TDAH adaptados para uso com pré-escolares. Especificamente, itens comportamentais incluem exemplos de como os sintomas poderiam manifestar-se em crianças pequenas (por exemplo, dificuldade para seguir instruções manifestada como problema de transação de uma atividade para outra).

Se um número significativo de sintomas é relatado como ocorrendo com bastante ou com muita freqüência, pode ser necessária uma avaliação adicional de TDAH.

Como parte do processo de triagem, as seguintes questões devem ser consideradas:

1. Quanto do comportamento diruptivo da criança deve-se à "imaturidade"? Será que a criança é imatura em muitas áreas do desenvolvimento, além de ter pouco alcance da atenção e alta distração? Os comportamentos da criança melhoraram ao longo do tempo e com atenção cuidadosa para seu alívio? Se não, pode ser indicado um encaminhamento para avaliação de TDAH.
2. As expectativas na sala de aula são apropriadas à idade da criança? Por exemplo, será que se espera que as crianças permaneçam sentadas por longos períodos? O currículo pode ser demasiadamente centrado em temas acadêmicos e/ou pode exigir habilidades além do nível de instrução da criança. Será que os comportamentos diruptivos ocorrem em função da frustração?
3. As regras da sala de aula são claras? Essas regras foram ensinadas às crianças? Será que o estilo de disciplina do professor é claro e coerente? Será que a criança é opositiva e desafiadora em relação às regras da sala de aula?
4. Os pais e os profissionais com freqüência relutam em "rotular" uma criança com pouca idade. Assim como os professores, eles podem sentir-se mais confortáveis esperando até o jardim-de-infância para ver se a criança "supera" os problemas (isto é, se o comportamento se torna mais fácil de manejar). Alternativamente, se uma criança que exibe comportamentos relacionados ao TDAH não recebe intervenção durante os anos pré-escolares, o enfoque de "esperar para ver" pode resultar em aumento da frustração nas atividades escolares, no desenvolvimento de relacionamentos mais pobres com os colegas e em redução da auto-estima com relação ao sucesso na escola. Portanto, devemos indagar se os benefícios da identificação e intervenção nessa idade superam os custos.

Quando os dados da triagem indicam uma avaliação adicional, um protocolo multimodal deve ser usado, como descrito no Estágio II de nosso modelo de avaliação (veja o Capítulo 2). Embora as questões que guiam o processo e o processo em si sejam os mesmos que usamos com crianças mais velhas, existem algumas diferenças importantes. Em primeiro lugar, diferentes métodos de avaliação devem ser usados com pré-escolares, comparados com crianças mais velhas. Especificamente, devemos usar escalas de avaliação e outros instrumentos que tenham sido desenvolvidos para uso com pré-escolares. No mínimo, os métodos de avaliação devem incluir uma amostra normativa adequada e representativa de crianças de 3 a 5 anos de idade. Algumas medições que atendem a esse critério são apresentadas a seguir. Em segundo lugar, dada a natureza variável do comportamento das crianças em idade pré-escolar, observações e classificações precisam amostrar o comportamento ao longo de um período maior de tempo e em contextos mais variados. Deve-se pedir, por exemplo, que os professores avaliem o comportamento durante todo o ano escolar e que os pais classifiquem os comportamentos durante um período de seis meses. As observações precisam ser conduzidas durante atividades tanto estruturadas (por exemplo, hora do círculo) quanto não estruturadas (por exemplo, brincadeiras livres). Por fim, deve ser dada uma ênfase primária ao relato de sintomas de TDAH pelos pais, porque estes tipicamente passam a maior parte do tempo com os filhos pequenos. Quando outros adultos (por exemplo, funcionários de creches) passam um tempo considerável com a criança, dados de entrevista e/ou escala de avaliação devem ser coletados com esses indivíduos.

Várias entrevistas e escalas de avaliação do comportamento foram criadas para a avaliação do comportamento diruptivo de crianças pequenas. Versões pré-escolares de entrevistas diagnósticas estruturadas, como a Entrevista Diagnóstica para Crianças e Adolescentes (*Diagnostic Interview for Children and Adolescents*, Reich, 2000) e o Roteiro de Entrevista Diagnóstica para Crianças (*Diagnostic Interview Schedule for Children*, DISC; Columbia University DISC Development Group, 2000), estão disponíveis atualmente. Embora essas entrevistas sejam um pouco extensas (30-60 minutos), elas servem como um modo abrangente e confiável de avaliar comportamentos sintomáticos de vários transtornos que podem afetar crianças em idade pré-escolar. As escalas de avaliação que contêm itens especificamente voltados para o comportamento de crianças pequenas também estão disponíveis para que pais (ou outros responsáveis) e professores de pré-escolas as completem. Escalas de ampla abrangência para pais incluem a Escala Comportamental para Pré-Escola e Jardim-de-Infância (*Preschool and Kindergarten Behavior Scale*, PKBS; Merrell, 1994), a Escala Conners de Avaliação para Pais (*Conners Parent Rating Scale*, Conners, 1997), o Inventário para Crianças Pequenas – 4 (*Early Childhood Inventory – 4*. ECI-4; Gadow & Sprafkin, 1997) e uma versão da Lista de Conferência de Comportamentos para Crianças (Achenbach & Rescorla, 2000). Escalas similares de avaliação estão disponíveis para professores, incluindo a PKBS, a Escala Conners de Avaliação para Professores (*Conners Teacher Rating Scale*) e a ECI-4. Uma escala menos abrangente, que pode ser usada para obter o relato de sintomas de TDAH por pais e professores, é a Escala de Avaliação do TDAH para Pré-Escolares – IV (*Preschool ADHD Rating Scale – IV*, McGoey et al., 2002). Como ocorre com crianças mais velhas, as escalas de avaliação podem ser usadas para avaliar o desvio de desenvolvimento em áreas cruciais que poderiam estar prejudicadas em associação a sintomas de TDAH, incluindo habilidades pré-acadêmicas e sociais. O Sistema de Avaliação das Habilidades Sociais (Gresham & Elliott, 1990) inclui versões para pais e para professores apropriadas para a avaliação de habilidades sociais de crianças pequenas. A Escala de Comportamentos de Aprendizagem Pré-Escolar (*Preschool Learning Behaviors Scale*, McDermott, Leigh & Perry, 2002) pode ser completada por professores para indicar o grau em que as crianças exibem problemas com comportamentos relacionados à aprendizagem e à motivação.

Outro componente crítico da avaliação multimodal dos sintomas de TDAH para crianças pequenas é a observação direta do comportamento em sala de aula e/ou em casa. Por exemplo, DuPaul e colegas (2001) usaram uma adaptação do sistema de codificação do comportamento social Projeto de Triagem Precoce (*Early Screening Project*, Feil et al., 1995) para obter informações envolvendo o comportamento de crianças pequenas em risco para TDAH em situações estruturadas (por exemplo, ouvir enquanto o professor lê) e não estruturadas (por exemplo, brincadeiras livres) nas salas de aula da pré-escola. Esse sistema usa uma combinação de intervalos parciais (15 segundos) para comportamentos negativos, intervalos completos para comportamentos positivos e intervalos momentâneos para o registro de mudanças de atividades. A categoria de comportamento social negativo inclui o engajamento social negativo, desobediência às regras estabelecidas, comportamentos não relacionados à tarefa e ataques de raiva pela criança. O comportamento social positivo inclui o engajamento social positivo, jogos paralelos e obediência às regras estabelecidas. A mudança de atividade é medida independentemente do comportamento social negativo e positivo e é definida como o engajamento da criança em uma atividade diferente daquela na qual estava engajada no começo do intervalo de observação anterior. DuPaul e colegas descobriram que crianças pequenas com TDAH exibiam taxas significativamente maiores de comportamento social negativo em situações estruturadas que os colegas com desenvolvimento típico.

Observações de interações entre pais e filhos em uma variedade de situações podem ser úteis não apenas para determinar o desvio do desenvolvimento de uma criança pequena, mas também para fornecer informações que podem ser úteis no planejamento de intervenções comportamentais a serem usadas na casa da criança. DuPaul e colegas (2001) observaram interações entre pais e filhos na sala de jogos de uma clínica em quatro situações controladas diferentes, cada uma com 10 minutos de duração na seguinte ordem. Na primeira situação, uma mãe permitia que o filho brincasse com alguns brinquedos livremente (SBL). Na segunda, um dos pais oferecia atenção mínima à criança em uma situação de baixa atenção de um adulto (SBAA). Na terceira situação, um dos pais supervisionava a atividade do filho (por exemplo, montar um quebra-cabeça ou fazer um desenho) em uma situação supervisionada pelos pais (SSP). Na situação final, cada criança completava tarefas (por exemplo, limpar a sala de brinquedos) em uma situação de tarefa dirigida por um dos pais (SFDP). Os comportamentos codificados envolvendo um dos pais incluíam comandos alfa (isto é, diretos), beta (isto é, indiretos e vagos), comportamento positivo, comportamento negativo, perguntas e reforço à obediência da criança. Os comportamentos por parte da criança incluíam atividade, obediência, desobediência, comportamento inapropriado e comportamento relacionado à tarefa. A porcentagem de intervalos de observação foi calculada para todas as categorias, menos a de atividade. O escore de atividade representava o número de intervalos em que ocorriam mudanças de atividade.

Esse sistema de codificação da interação entre pais e filhos comprovadamente discrimina crianças pequenas com TDAH de companheiros normais (DuPaul et al., 2001). Crianças com TDAH exibiam mais do que duas vezes o nível de desobediência e mais que cinco vezes o nível de comportamento inapropriado exibido por controles, quando solicitados pelos pais a completar atividades e tarefas. Além disso, os pais de crianças com TDAH exibiam comportamento negativo em relação aos filhos com três vezes mais freqüência que os pais de controles, particularmente quando pediam que os filhos completassem atividades ou tarefas. Interessantemente, foram descobertas diferenças mínimas entre os grupos durante a SBAA, sugerindo que, para muitas crianças pequenas com TDAH, escapar das tarefas dirigidas pelos pais é uma motivação fundamental para o comportamento de desobediência (ao contrário da exibição de comportamento negativo para captar a atenção de um dos pais). Portanto, esse sistema pode ser útil para sugerir direções para uma avaliação funcional.

Ao longo dessas linhas, é imperativo que os dados da avaliação funcional sejam coletados. Os componentes de uma avaliação comportamental funcional para crianças pequenas não são diferentes daqueles para crianças mais velhas (veja o Capítulo 2) e incluem entrevistas com pais e professores, bem como observações do comportamento. Na maioria dos casos, os dados da avaliação serão descritivos, de modo que eventos antecedentes e conseqüentes possam ser delineados como ocorrem naturalmente em casa e na escola. Quando possível, procedimentos de análise experimental, como descritos por Boyajian, DuPaul, Wartel Handler, Eckert e McGoey (2001), podem ser usados para identificar de modo mais definitivo a função ou funções de um comportamento alvo específico. Mais detalhes envolvendo a avaliação funcional de crianças pequenas são oferecidos posteriormente neste capítulo (veja a seção sobre o "Modelo do Projeto ACHIEVE").

O protocolo de avaliação multimodal deve incluir medições que vão além da simples avaliação de preocupações comportamentais. Especificamente, deve ser conduzida uma avaliação das habilidades alfabéticas e aritméticas iniciais da criança pequena, uma vez que crianças com TDAH apresentam risco de déficits no desempenho na leitura e matemática acima da média. Em termos ótimos, a avaliação das habilidades alfabéticas iniciais não deve apreciar apenas o conteúdo relevante, mas também atender critérios que envolvem praticidade, características técnicas e utilidade da tomada de decisão (veja Good, Gruba & Kaminski, 2002). Dados esses critérios, o método mais abrangente para a avaliação das habilidades de pré-leitura é o teste Indicadores Dinâmicos de Habilidades Iniciais Básicas de Alfabetização (*Dynamic Indicators of Basic Early Literacy Skills*, DIBELS; Kaminski & Good, 1996). O DIBELS é formado por quatro medições, incluindo fluência de reconhecimento inicial, fluência de segmentação de fonemas, fluência para palavras absurdas e fluência para citar nomes das letras. Há uma quinta medição, a Medição Baseada no Currículo (CBM) para a fluência da leitura oral, que pode ser usada para leitores principiantes. Cada uma das medições é bem curta e pode ser repetida ao longo do tempo para avaliar o progresso. Além disso, a confiabilidade e a validade relacionada ao critério do DIBELS são fortes (para uma revisão, veja Good et al., 2002). Infelizmente, um conjunto semelhante de medições não está disponível para avaliar as habilidades iniciais na aritmética, embora Sokol (2002) tenha criado um protocolo de avaliação que faz parte do protocolo de tratamento do Projeto ACHIEVE, descrito a seguir. Claramente, a avaliação de conceitos numéricos e relacionados a quantidades é uma área importante que requer avanços para crianças pequenas em geral.

Depois de coletados os dados da avaliação, os resultados devem ser interpretados de modo semelhante ao processo de interpretação descrito no Estágio III de nosso modelo de avaliação (veja o Capítulo 2). Decisões diagnósticas devem ser tomadas no contexto do grau em que os dados de avaliação são coerentes com os critérios do DSM-IV (American Psychiatric Association, 2000) para um dos três subtipos de TDAH. Aqui, devemos ter em mente alguns alertas. Em primeiro lugar, um diagnóstico de TDAH é feito com menos confiança em crianças pequenas em virtude da inerente variabilidade do comportamento nessa idade, bem como da possível diminuição dos sintomas ao longo do tempo. Na verdade, em nosso trabalho com crianças em idade pré-escolar, usamos o termo "em risco para TDAH" quando descrevemos crianças que reúnem os critérios do DSM-IV para este transtorno. Essa terminologia reconhece a gravidade dos sintomas, permitindo ao mesmo tempo a possibilidade de os sintomas serem apenas precursores do transtorno, podendo apresentar remissão com o amadurecimento. Além disso, descobrimos que qualificar o diagnóstico com o termo "em risco" é mais aceitável para os pais e professores de crianças pequenas que se preocupam com o estigma duradouro vinculado a um rótulo diagnóstico aplicado em uma idade precoce.

Uma outra consideração no estágio de interpretação é o grau em que sintomas aparentes de TDAH podem ter outras causas. Embora todas as hipóteses alternativas enumeradas no Capítulo 2 para crianças mais velhas também sejam relevantes para a avaliação de crianças pequenas, a necessidade de diferenciar o TDAH do autismo e de outras deficiências do desenvolvimento é crucial nesse grupo etário. O autismo e transtornos invasivos do desenvolvimento relacionados apresentam maior probabilidade de identificação nos anos de pré-escola (American Psychiatric Association, 2000). Além disso, a desatenção, a impulsividade e os altos níveis de atividade motora grossa podem ser exibidos por crianças com deficiência de desenvolvimento. O profissional deve incluir medidas para avaliar sintomas de autismo particularmente quando os pais ou professores levantam preocupações envolvendo a linguagem ou as habilidades sociais da criança. Por exemplo, a Entrevista Diagnóstica para Autismo – Revisada (*Autism Diagnostic Interview – Revised,* Lord, Rutter & LeCouteur, 1994) pode ser usada para obter o relato de sintomas de autismo por pais e/ou professores no contexto de uma entrevista diagnóstica estruturada. Além disso, observações do comportamento da criança, como a Escala de Avaliação do Autismo na Infância (*Childhood Autism Rating Scale,* Schopler, Reichler & Renner, 1988), podem ser úteis na triagem para o comportamento relacionado ao autismo.

Como ocorre com crianças mais velhas com TDAH, estratégias de intervenção devem ser planejadas, avaliadas e modificadas com base nos dados da avaliação (veja Estágios IV e V de nosso modelo de avaliação no Capítulo 2). Como parte do plano de tratamento, é prudente recomendar a reavaliação periódica do estado diagnóstico de TDAH de uma criança para determinar se o transtorno é realmente crônico. Por exemplo, uma subamostra de medições pode ser readministrada uma vez por ano, durante as primeiras séries do ensino fundamental. Uma vez que os sintomas deste transtorno podem apresentar remissão ao longo do tempo em algumas crianças pequenas, a trajetória dos comportamentos relacionados ao TDAH deve ser traçada para servir de auxílio no planejamento do tratamento no curto e no longo prazo.

INTERVENÇÃO PRECOCE E ESTRATÉGIAS DE PREVENÇÃO

As intervenções mais eficientes para o TDAH são o uso de medicamentos psicoestimulantes (por exemplo, metilfenidato) e a modificação comportamental aplicada em casa e na escola (MTA Cooperative Group, 1999; Pelham et al., 1998). Embora a maior parte dos estudos sobre eficácia tenha sido conduzida com crianças das primeiras séries escolares (isto é, dos 6 aos 10 anos), investigações empíricas com crianças pequenas com TDAH também oferecem apoio para esses tratamentos (para uma revisão, veja McGoey, Eckert & DuPaul, 2002). Mais especificamente, os medicamentos estimulantes e o treinamento dos pais, aplicados de modo isolado um do outro, têm levado a efeitos positivos sobre o comportamento em relação a condições de controle. Os programas de treinamento comportamental para pais parecem formar uma estratégia eficiente para crianças pequenas com problemas de conduta, porque o tratamento pode interferir nas interações coercivas entre pais e filhos, que com freqüência são a fonte dos comportamentos problemáticos (Wierson & Forehand, 1994). De particular importância é o programa de treinamento dos pais desenvolvido por Webster-Stratton (1996), que incorpora um modelo de discussão filmada em vídeo, em relação ao modelo didático mais tradicional de treinamento dos pais.

Esse programa tem extenso apoio empírico para sua eficácia no tratamento de crianças pequenas com problemas de conduta (Webster-Stratton, 1998; Webster-Stratton, Hollinsworth & Kolpacoff, 1989) e foi identificado como um dos dois tratamentos com apoio empírico para o transtorno de conduta (Brestan & Eyberg, 1998).

McGoey e colegas (2002) conduziram uma revisão extensa da literatura que examina intervenções para crianças pequenas com TDAH. Um total de 28 estudos publicados entre 1967 e 2000 foram identificados, nos quais três enfoques principais de tratamento foram investigados, incluindo medicamentos psicotrópicos (*N* = 14), modificação do comportamento baseada na escola (*N* = 9) e programas de educação dos pais (*N* = 4). Além disso, esses estudiosos encontraram um estudo do enfoque de tratamento com múltiplos componentes. Esses estudos empíricos oferecem apoio para o uso de cada um desses tratamentos para o alívio dos sintomas de TDAH e comportamentos relacionados em crianças pequenas. Para ilustrar o que sabemos sobre o tratamento do TDAH nos primeiros anos da infância, oferecemos a seguir exemplos de cada enfoque de tratamento e as evidências que os apóiam.

Medicamentos Psicotrópicos

O tratamento mais estudado para TDAH em crianças em idade pré-escolar tem sido aquele realizado com medicamentos psicotrópicos; especificamente, compostos psicoestimulantes. A grande maioria das investigações tem examinado os efeitos do metilfenidato, embora a dextroanfetamina e o carbonato de lítio também tenham sido estudados. A maior parte dos estudos concentra-se na extensão em que o medicamento reduz os sintomas de TDAH e os comportamentos problemáticos relacionados. Por exemplo, Barkley (1988) estudou os efeitos comportamentais de duas dosagens (0,15mg/kg, 0,5mg/kg) de metilfenidato em 27 crianças com TDAH entre as idades de 2,5 e 4 anos. Foram conduzidas observações de interações entre pais e filhos na sala de jogos de uma clínica e ambas as dosagens levaram a reduções significativas em comportamentos não relacionados à tarefa e na desobediência. Inversamente, as crianças mostravam-se mais obedientes aos comandos maternos durante situações ligadas à tarefa. Reduções similares do comportamento desobediente e da desatenção foram obtidas com várias dosagens e em vários contextos (em casa, na sala de jogos da clínica e na pré-escola) em diversas investigações relacionadas. No nível de grupo da análise, dosagens mais altas (por exemplo, 1,0 mg/kg) geravam efeitos mais abundantes entre medições e contextos, embora essas mesmas dosagens também estejam mais propensas a gerar efeitos colaterais (por exemplo, diminuição da interação social, perda do apetite e humor disfórico). A dextroanfetamina (também um psicoestimulante) resulta em efeitos comportamentais semelhantes, enquanto o lítio não parece eficaz para o tratamento deste transtorno em crianças pequenas.

McGoey e colegas (2002) notaram algumas limitações nos estudos com medicamentos nessa população, incluindo (1) ausência de medições para avaliar a adesão aos protocolos do medicamento; (2) estudo mínimo dos efeitos comportamentais em salas de aula reais de pré-escola; e (3) estudo de curto prazo (por exemplo, algumas semanas) dos efeitos. Além disso, diversos estudos anteriores sobre efeitos do medicamento não incluíam controles com placebo ou metodologia de controles duplamente cegos, o que é crítico para se descartarem ameaças à validade interna.

Além disso, diversos investigadores relataram que os pais descontinuavam os medicamentos dos filhos após o término do estudo. Portanto, parece que pelo menos alguns pais achavam que o medicamento não levava a mudanças clinicamente significativas no comportamento dos filhos e/ou estavam preocupados com efeitos colaterais. Portanto, a conclusão mais prudente é que o metilfenidato e outros estimulantes são eficazes para a redução de sintomas de TDAH e problemas relacionados de comportamento em crianças pequenas; entretanto, o grau em que a farmacoterapia é necessária nesse grupo etário, além de intervenções alternativas, ainda deve ser determinado. Uma investigação em grande escala (o Estudo de Tratamento da Atenção na Pré-Escola [PATS]; Greenhill, 2000) está sendo conduzida atualmente e deverá lançar uma luz adicional sobre o papel dos psicoestimulantes no manejo dos sintomas de TDAH em crianças pequenas.

Intervenção Comportamental Baseada na Pré-Escola

Em contraste com a farmacoterapia, relativamente poucos estudos têm investigado os efeitos das intervenções comportamentais e/ou educacionais em salas de aula da pré-escola. Isso surpreende e faz pensar, dadas as implicações no curto e longo prazo do comportamento diruptivo nos contextos da pré-escola ou ensino fundamental. Além disso, muitas das intervenções "em sala de aula" estudadas até aqui têm sido examinadas em laboratório, em vez de em contextos de pré-escola, limitando assim a capacidade de generalização dos resultados obtidos. Como exemplo de uma investigação baseada em sala de aula, McGoey e DuPaul (2000) avaliaram os efeitos de uma intervenção comportamental que combinava o reforço positivo e o custo da resposta sobre o comportamento diruptivo de quatro crianças em idade pré-escolar com TDAH. Os professores dessas crianças deveriam reforçar comportamentos apropriados e desencorajar comportamentos inapropriados pela recompensa contingente ou pela remoção de reforços na forma de símbolos (isto é, *buttons* oferecidos a esses alunos), respectivamente. Recompensas diárias eram conquistadas pelas crianças, dependendo do número de *buttons* que haviam recebido durante o dia escolar. Observações diretas do comportamento indicaram diminuições no comportamento diruptivo durante a intervenção em relação às condições antes do estudo. De acordo com os professores e alunos, essa intervenção foi aceitável e eficiente.

Em geral, parece que, como ocorre com crianças mais velhas com TDAH, as intervenções em sala de aula baseadas em princípios comportamentais são eficientes para reduzir os comportamentos diruptivos em contextos da pré-escola. Essa conclusão é temperada por várias limitações da literatura, incluindo pequenos tamanhos de amostra e falta de integridade do tratamento, seguimento no longo prazo, e dados para generalizações (McGoey et al., 2002). Além disso, algumas intervenções são aplicadas em um molde "igual para todos", com a suposição subjacente de que todas as crianças pequenas com TDAH responderão a determinada intervenção. Ainda precisamos de mais trabalho ao longo das linhas de Boyajian e colegas (2001), que criaram intervenções para pré-escolas usando dados da avaliação funcional. Estes últimos permitem a individualização das intervenções comportamentais em uma tentativa de otimizar os resultados.

Educação dos Pais para o Uso das Intervenções Comportamentais

Diversas investigações já oferecem evidência de que intervenções comportamentais mediadas pelos pais podem melhorar a obediência e reduzir o comportamento inapropriado em crianças pequenas com TDAH e transtornos diruptivos semelhantes. Efeitos positivos sobre o comportamento da criança parecem resultar de mudanças no modo como os pais dão ordens e respondem aos filhos quando estes se mostram cooperativos. Um dos estudos mais ambiciosos do treinamento dos pais nessa população foi conduzido por Strayhorn e Weidman (1989), que conseguiram obter uma amostra de 98 pais de crianças em idade pré-escolar com TDAH. Os pais foram distribuídos aleatoriamente a um grupo de controle ou grupo experimental; os que estavam neste último grupo aprenderam a implementar o reforço positivo para o comportamento obediente no contexto do treinamento da interação entre pais e filhos. O grupo experimental demonstrou melhoras estatisticamente significativas em classificações feitas pelos pais em relação ao comportamento da criança, bem como nas observações diretas de interações entre pais e filhos no ambiente da clínica. Esses mesmos investigadores descobriram que as diferenças entre os grupos eram mantidas um ano após o tratamento, comprovando a eficácia da mudança comportamental induzida pelo tratamento (Strayhorn & Weidman, 1991).

A exemplo de intervenções comportamentais baseadas na pré-escola, a educação dos pais para o manejo comportamental parece ser um tratamento eficaz para crianças pequenas com TDAH. Entretanto, essa conclusão deveria ser temperada por limitações similares, incluindo uma ausência de avaliação da integridade do tratamento, uso de medições indiretas do resultado (por exemplo, classificações de comportamento feitas pelos pais) e falta de dados envolvendo a generalização entre contextos (McGoey et al., 2002). Além disso, a maior parte dos estudos de treinamento educativo para os pais ensinava os pais a implementar múltiplas intervenções comportamentais (por exemplo, reforço positivo, custo da resposta e afastamento do reforço positivo). Portanto, é difícil discernir quais estratégias de intervenção específicas se mostraram eficientes e se um pacote de tratamento abrangente é necessário para conseguir a mudança do comportamento. Por fim, a maior parte dos estudos incluiu amostras principalmente de crianças brancas e de classe média, limitando assim o grau em que os resultados podem ser generalizados para outras populações. Uma vez que a literatura sobre o treinamento dos pais constantemente tem documentado os efeitos limitados desse enfoque de tratamento para mães solteiras ou sem um companheiro e com baixo nível socioeconômico (Nixon, 2000), um trabalho adicional com amostras mais diversificadas tem importância fundamental.

PREVENÇÃO E INTERVENÇÃO BASEADAS NA COMUNIDADE

Apesar das evidências empíricas de que intervenções psicossociais podem ajudar a reduzir as dificuldades familiares e escolares de crianças em idade pré-escolar com TDAH, parece que essas intervenções não são implementadas com freqüência em contextos da comunidade ou fora de um cenário voltado às pesquisas. Em resumo, existe uma lacuna entre aquilo de que essas crianças precisam, o que reconhecidamente funciona para um enfoque a essas necessidades, e o que realmente oferecemos no mundo real. Eckert, DuPaul, McGoey e Volpe (2002) realizaram um levantamento com pais de crianças pequenas em risco para TDAH (*N* = 101), prestadores de serviços baseados na comunidade (por exemplo, educadores, pediatras e psicólogos escolares para a primeira infância; *N* = 137) e especialistas e pesquisadores norte-americanos na área do TDAH (*N* = 25) com relação às necessidades de crianças em idade pré-escolar com este transtorno. Houve um consenso geral entre as três amostras de que os pais e os professores de crianças em idade pré-escolar precisavam de informações e apoio constante e relevante para intervenções comportamentais e educacionais. Embora os pais julgassem que estavam obtendo informações úteis do médico e do professor de seus filhos, eles relatavam menos satisfação com grupos de apoio para pais e outros recursos existentes na comunidade. Os prestadores de serviços relatavam uma necessidade contínua de serviços de intervenção precoce, educação para os pais e consultas educacionais. Os especialistas sentiam que havia uma lacuna entre pesquisas e prática, assim como uma carência geral por mais pesquisas sobre intervenções eficazes com esse grupo etário.

A lacuna entre pesquisas e prática não parece ser causada pela falta de aceitação ou de conforto em relação a possíveis intervenções por parte dos pais e dos professores de crianças em idade pré-escolar. Ao contrário, os pais não apenas percebem a necessidade de aprender estratégias estruturadas de cuidados com os filhos, mas os levantamentos também indicam que eles consideram as intervenções comportamentais, especialmente aquelas que incorporam o reforço positivo, altamente aceitáveis e preferíveis ao tratamento com medicamentos (Wilson & Jennings, 1996). De modo semelhante, Stormont e Stebbins (2001) descobriram que professores pré-escolares classificavam várias intervenções comportamentais e educacionais como importantes no manejo de crianças pequenas com TDAH, e as classificações de importância estavam altamente correlacionadas a seu nível de conforto com essas estratégias. As classificações de importância e nível de conforto feitas pelos professores não estavam correlacionadas a anos de experiência, nível de educação ou outros fatores demográficos. Portanto, os pais e os professores de pré-escola precisam urgentemente de informações e apoio para entender e tratar crianças pequenas com TDAH. Embora a literatura empírica apóie diversos tratamentos, existe uma clara lacuna entre pesquisas e a prática baseada na comunidade. Na seção a seguir, defendemos o maior envolvimento de psicólogos escolares na intervenção precoce com essa população e articulamos um modelo de prevenção/intervenção que pode ser implementado por profissionais da saúde mental, da educação e da saúde em geral.

Prevenção de Dificuldades Associadas ao TDAH

Como afirmamos antes neste capítulo, os sintomas de TDAH de início precoce estão associados a diversas dificuldades crônicas que comprometem o sucesso da criança em várias áreas críticas (veja a parte superior da Figura 4.2). Certamente, os resultados mais problemáticos são o desenvolvimento subseqüente de transtorno oposicional desafiante, transtorno de conduta e baixa conquista acadêmica. Mais de 50% das crianças com TDAH, especialmente meninos, terão o diagnóstico de transtorno oposicional desafiante ou transtorno de conduta em algum ponto da infância (Barkley, 1998). O desenvolvimento social depende, pelo menos em parte, da interação entre disposições comportamentais das crianças (por exemplo, TDAH) e das habilidades de manejo do comportamento destas pelos pais (Tremblay et al., 1992). O maior número de reforços é oferecido pelas pessoas que têm mais contato com as crianças (isto é, os pais); portanto, intercâmbios positivos com os responsáveis principais prestam uma contribuição significativa para o desenvolvimento social das crianças (Patterson, Reid & Dishion, 1992). Um princípio básico da teoria de Patterson (Patterson et al., 1992) sobre o desenvolvimento do comportamento anti-social é que este começa em casa, durante a primeira infância. Mais especificamente, as crianças aprendem que seu próprio comportamento aversivo (por exemplo, chorar, desafiar) desliga o comportamento aversivo dos pais (por exemplo, comandos). Ao longo do tempo, com tentativas repetidas, as interações coercivas treinam as crianças para usarem comportamentos aversivos como método de controle de situações desagradáveis e caóticas (Dishion, Patterson & Kavanagh, 1992). À medida que as crianças se desenvolvem, esses intercâmbios conversivos intensificam-se em freqüência e gravidade, levando ao comportamento aversivo que se generaliza entre diversos ambientes, persiste ao longo do tempo e resulta em rejeição por parte dos pais e dos colegas (Reid & Eddy, 1997).

A principal variável subjacente a esse processo coercivo diz respeito às habilidades e à eficiência dos pais para estabelecer limites e monitorar o comportamento das crianças (Dishion et al., 1992). Os sintomas de TDAH estão significativamente associados a práticas perturbadas de manejo familiar e podem aumentar a probabilidade de intercâmbios coercivos entre pais e filhos (Dishion & Patterson, 1997). O segredo da mudança é alterar as práticas de disciplina por parte dos pais, incluindo a redução na freqüência de intercâmbios coercivos (com um aumento concomitante nos intercâmbios positivos) entre pais e filhos. Além disso, os pais devem ser encorajados a monitorar constantemente os filhos para evitar o comportamento anti-social (por exemplo, agressividade física) e para prevenir ferimentos acidentais associados ao comportamento impulsivo. A intervenção é muito mais propensa ao sucesso se conduzida durante o que Patterson chama de estágio de "treinamento básico" (isto é, pré-escola), em vez de mais tarde na vida, quando o estilo de interação coerciva está bem enraizado, os comportamentos anti-sociais já se firmaram e o comportamento dos pais está relacionado de modo mais distal ao comportamento do filho (Patterson et al., 1992; Reid & Eddy, 1997). Uma vez que as crianças em idade pré-escolar com TDAH são mais propensas que seus colegas sem deficiência a mostrar comportamento agressivo/desafiador na escola, existe uma necessidade urgente de alterar também o estilo de interação entre professor e estudante.

O segundo resultado comum associado ao TDAH no início da infância é a baixa conquista acadêmica. Como afirmamos antes neste capítulo, déficits acadêmicos freqüentemente são evidentes desde o início da escolarização da criança e persistem durante todos os anos de sua educação escolar. Diversos estudos de pesquisas comprovam que as experiências iniciais das crianças com a alfabetização e a aritmética exercem influência significativa sobre as habilidades acadêmicas posteriores. As pesquisas demonstram, por exemplo, que a experiência das crianças com atividades iniciais de alfabetização (isto é, conscientização sobre fonemas) faz uma diferença significativa em suas habilidades posteriores com a linguagem e com a alfabetização (por exemplo, Hart & Risley, 1995). Algumas pesquisas também sugerem que a instrução precoce de atividades com números pode reduzir significativamente o fracasso na matemática no início da escolarização formal (por exemplo, Griffin, Case & Siegler, 1994).

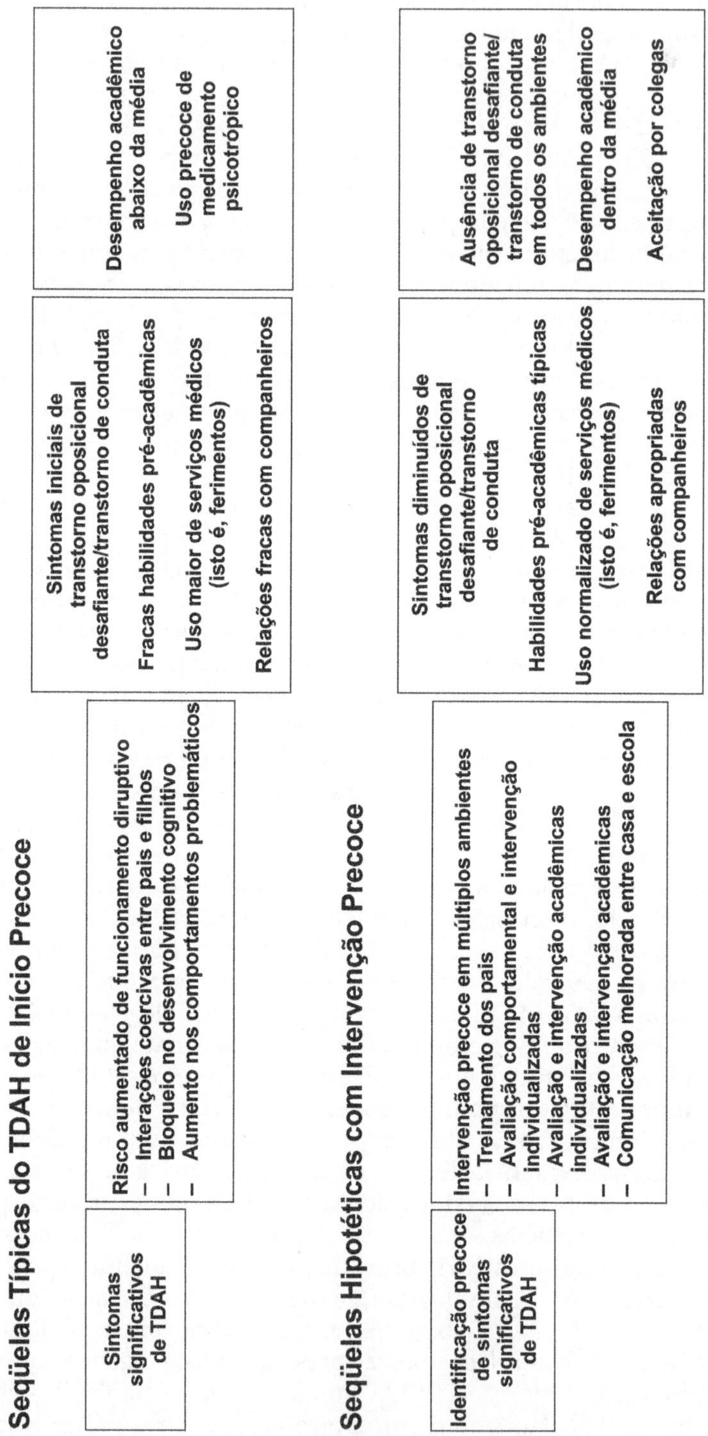

FIGURA 4.2 Seqüelas típicas e hipotéticas do TDAH com início precoce.

A consciência fonética ou o discernimento de que as palavras são compostas de sons é essencial para o desempenho na leitura. O conhecimento das crianças nessas áreas em uma idade precoce prediz a conquista posterior da alfabetização (Adams, 1990). Por exemplo, de 1 a 3 anos, as crianças devem ser expostas ao vocabulário por meio da interação com adultos e com a literatura (Ninio & Brunet, 1978). Entre os 2 e os 4 anos de idade, com exposição adequada, elas começarão a adquirir um conhecimento lingüístico mais complexo, como sintaxe e expressões idiomáticas (Snow & Goldfield, 1983). Quando entram na pré-escola e no jardim-de-infância, as crianças devem ser preparadas para começar a aprender sobre as convenções formais da escrita, além de sons e nomes das letras (Clay, 1979).

Além das habilidades de alfabetização, habilidades precoces de aritmética (isto é, fluidez e flexibilidade com números e um senso do que eles significam) são importantes (Gersten & Chard, 1999). Habilidades iniciais de aritmética consistem na identificação de símbolos (inicialmente dígitos) e no entendimento da linearidade (isto é, maior, menor). Embora ainda emergente, a literatura preliminar sugere que a experiência precoce com quantidades e números pode ajudar as crianças a adquirir habilidades matemáticas (por exemplo, adição, subtração) ao ingressarem no jardim-de-infância (Gersten & Chard, 1999). Uma vez que os pais também são responsáveis pelo desenvolvimento inicial das habilidades cognitivas e pré-acadêmicas, as intervenções que previnem o fracasso escolar posterior devem incluir a melhora da estimulação cognitiva pelos pais (Hart & Risley, 1995).

Exceto pela investigação de componentes individuais do tratamento (por exemplo, treinamento dos pais e medicamentos estimulantes), têm havido poucas tentativas para pesquisar os efeitos da prevenção abrangente/intervenção precoce com essa população. McGoey e colegas (2002) conduziram uma investigação piloto de um programa de intervenção baseado na comunidade para crianças pequenas com TDAH. Um total de 57 crianças (3 e 4 anos de idade) identificadas com TDAH foram encaminhadas por prestadores de serviços da comunidade (por exemplo, pediatras), professores da pré-escola e pais. As crianças foram distribuídas aleatoriamente em um grupo de intervenção combinada ou em um grupo de controle de tratamento na comunidade (no qual as famílias obtinham os serviços psicológicos, pediátricos, educacionais e/ou psiquiátricos disponíveis na comunidade). Os resultados completos estavam disponíveis para 23 participantes na intervenção precoce e 22 participantes de controle da comunidade.

O programa de intervenção combinada incluía (1) sessões semanais de treinamento dos pais (usando o programa desenvolvido por Webster-Stratton [1996]) por três meses, seguidas de sessões mensais de treinamento dos pais por nove meses; (2) intervenções comportamentais baseadas na pré-escola por três meses, seguidas de consulta com o professor durante os primeiros seis meses do ano escolar seguinte; e (3) ensaios abertos com medicamento (metilfenidato ou dextroanfetamina) para as crianças que não respondiam às intervenções psicossociais.

Medições dependentes foram coletadas periodicamente ao longo de um período de 15 meses e incluíram classificações do comportamento feitas por pais e professores; observações das interações entre pais e filhos e comportamento na pré-escola; documentação de taxas de ferimentos e uso de cuidados médicos; classificações feitas pelos pais quanto ao estresse e ao funcionamento familiar; e um breve teste do desenvolvimento cognitivo das crianças. Além disso, em dois momentos, os pais e professores das crianças no grupo de intervenção combinada completaram diversos questionários de satisfação com o tratamento.

Os resultados dessa investigação piloto indicaram que, em relação aos controles de tratamento da comunidade, as crianças que receberam a intervenção combinada apresentaram melhoras estatisticamente significativas no controle do comportamento (em casa e na escola), que o estresse dos pais havia diminuído e que a família experimentava um manejo mais adaptado. O efeito principal da intervenção combinada foi o de alterar a trajetória do comportamento da criança ao longo do tempo em relação aos participantes de controle da comunidade. Por exemplo, a tendência linear negativa no comportamento anti-social/agressividade classificado pelo professor (na PKBS, Escala Comportamental para a Pré-Escola e Jardim-de-Infância) era significativamente mais acentuada para o grupo de intervenção combinada (slope = -1,06) que para o grupo de controle da comunidade (slope = -0,2). Em particular, a provisão contínua de consultas com o professor parecia ajudar as crianças com intervenção combinada a manterem uma tendência de declínio do comportamento anti-social. Os pais e professores relataram constantemente que os procedimentos de intervenção combinada eram altamente aceitáveis e moderadamente eficientes. Embora muito poucas crianças que receberam intervenção precoce tenham sido colocadas em medicamentos psicotrópicos, não foram obtidas mudanças estatisticamente significativas na utilização de serviços médicos e no desenvolvimento cognitivo nessa investigação piloto.

No nível individual de análise, os efeitos específicos das intervenções na pré-escola baseadas em dados da avaliação funcional foram examinados usando projetos com um único sujeito que empregavam uma coleta de dados mais contínua (Boyajian et al., 2001). Os resultados indicaram que determinar a função do comportamento agressivo (por exemplo, motivado pela fuga X motivado pela atenção) era útil para desenvolver intervenções em sala de aula que reduziam acentuadamente a freqüência do comportamento agressivo para três meninos com TDAH em relação às condições de *linha-base* (veja a Figura 4.3).

Shelton, Woods, Williford, Dobbins e Neale (2002) relataram resultados semelhantes com um protocolo de intervenção precoce abrangente para 184 crianças pequenas em risco para TDAH. Essas crianças em idade pré-escolar freqüentavam o programa *Head Start* para crianças desprivilegiadas e tinham bagagens étnicas variadas. Intervenções comportamentais foram implementadas em casa e na pré-escola e individualizadas usando procedimentos de consulta com professores e pais. Após um ano de intervenção, as crianças que receberam intervenção precoce reduziram os sintomas de TDAH e agressividade em relação a um grupo de controle criado para fins de avaliação. Embora diferenças significativas não tenham sido obtidas em relação à competência, ao estresse dos pais ou ao apoio da família, os pais e professores relataram alta satisfação com os serviços que receberam.

Barkley e colegas (2000) investigaram o efeito de um programa de prevenção com múltiplos componentes para crianças pequenas com transtornos de comportamento diruptivo. Embora esse programa não visasse especificamente crianças em idade pré-escolar com TDAH, seus resultados são bastante instrutivos com relação à promessa e às limitações de um enfoque de intervenção precoce com essa população. Um total de 158 alunos de um jardim-de-infância público que exibiam comportamentos associados ao TDAH e ao transtorno oposicional desafiante foi aleatoriamente distribuído em quatro grupos experimentais: apenas treinamento dos pais, apenas sala de aula com tratamento durante o dia inteiro, combinação de treinamento dos pais e sala de aula com tratamento e um grupo de controle sem tratamento. O programa de treinamento para pais desenvolvido por Barkley (1997b) foi usado em uma base semanal durante dez sessões, seguidas de mais cinco sessões de reforço mensais. As intervenções comportamentais foram implementadas em salas de aula de jardim-de-infância usando um modelo desenvolvido na Universidade da Califórnia-Irvine (veja Pfiffner & Barkley, 1998). Estratégias em sala de aula incluíam reforço por fichas, custo da resposta, treinamento do autocontrole cognitivo-comportamental em grupo, treinamento das habilidades sociais e controle da raiva em grupo e um sistema de cartão diário de registro.

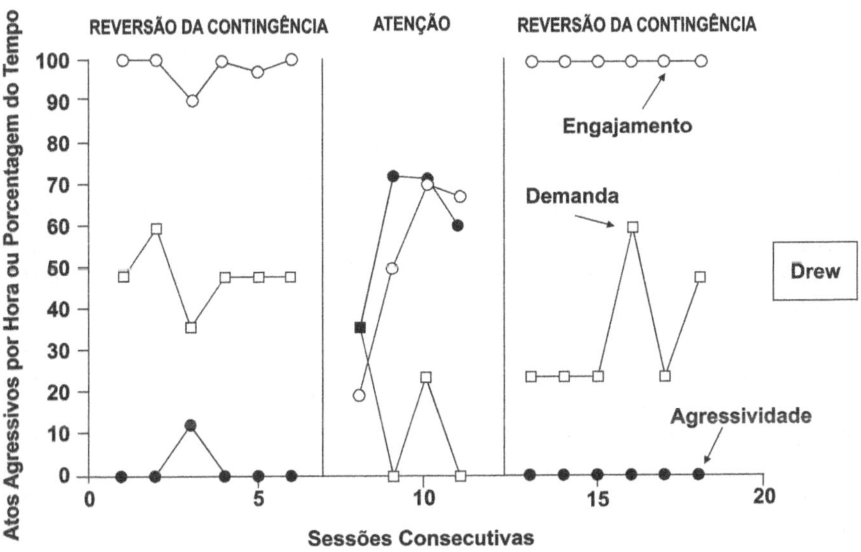

FIGURA 4.3 Nível de agressividade, solicitações (demandas) e porcentagem de engajamento nas fases de reversão da contingência (isto é, intervenção) e linha-base (atenção) para Drew. Extraído de Boyajian, DuPaul, Handler, Eckert e McGoey (2001). Copyright 2001 por National Association of School Psychologists. Reimpresso com permissão.

Dados abrangentes envolvendo a criança, a família e o funcionamento em sala de aula foram coletados no começo e no fim do ano do jardim-de-infância. Os dois grupos que receberam o programa de tratamento em sala de aula apresentaram melhoras significativas no comportamento adaptativo, nas habilidades sociais e nos sintomas de TDAH e transtorno oposicional desafiante, de acordo com relatos dos pais e professores, bem como por observações diretas na sala de aula. Infelizmente, não foram descobertos efeitos significativos para o componente de treinamento dos pais, talvez porque muitos pais não comparecessem às sessões de modo constante. O componente de tratamento também não melhorou a conquista acadêmica ou o desempenho em medições da atenção e habilidades cognitivas realizadas na clínica.

Os resultados dessas três investigações promissoras são coerentes ao indicarem que as intervenções psicossociais formadas principalmente por estratégias comportamentais podem reduzir os sintomas de TDAH e transtorno oposicional desafiante no curto prazo, particularmente em cenários de sala de aula. As interações com colegas e as habilidades sociais também podem ser melhoradas por esforços de intervenção precoce. Infelizmente, foram obtidos achados menos claros em relação aos esforços de prevenção em casa. Parece que os esforços típicos de instrução dos pais podem não ser suficientes nem para produzir ganhos de curto prazo no funcionamento dos pais e da família. Um protocolo de intervenção intensivo para a execução em casa, que incorpore sessões de instrução dos pais e consulta comportamental individual, parece mais eficiente. Nenhum desses programas de múltiplos componentes foi associado a melhoras na conquista acadêmica, o que é uma limitação crítica. Além disso, não sabemos se os ganhos de curto prazo em termos do funcionamento comportamental se manterão ao longo do tempo. Na verdade, Shelton e colegas (2000) descobriram que os ganhos iniciais no funcionamento em sala de aula revelados por Barkley e colegas (2000) não se mantinham após dois anos.

Modelo do Projeto ACHIEVE

Em virtude da promessa e das limitações de esforços anteriores para a prevenção e intervenção precoce para crianças pequenas em risco para TDAH, os pesquisadores da Lehigh University e do Lehigh Valley Hospital, na Pensilvânia, desenvolveram um programa de intervenção precoce abrangente e baseado na comunidade, chamado Projeto ACHIEVE. Esse modelo de intervenção visa especificamente reduzir e/ou prevenir os resultados mais problemáticos associados a sintomas de TDAH na primeira infância (veja parte inferior da Figura 4.2). Ao longo dos próximos anos, os pesquisadores colherão dados sistemáticos para determinar os resultados de curto e longo prazo associados à implementação de programas intensivos em casa e na escola relacionados a uma condição de controle do tratamento na comunidade. Embora esse programa modelo seja apenas o estágio inicial da avaliação, os componentes da intervenção são descritos brevemente para fim de ilustração. Acreditamos que os psicólogos escolares e outros profissionais da educação devem ser participantes fundamentais no planejamento e na implementação de programas de intervenção precoce, como o Projeto ACHIEVE, em seus ambientes de trabalho.

Os componentes dessa intervenção concentram-se em três domínios (problemas de comportamento, prontidão/habilidades acadêmicas e segurança da criança) em dois cenários (casa e escola). Componentes específicos da intervenção incluem treinamento dos pais, intervenção comportamental baseada na avaliação em casa e na escola, instrução para a prontidão pré-acadêmica em casa e na escola e comunicação entre casa e escola.

Treinamento dos Pais

O treinamento dos pais concentra-se nos domínios de problemas de comportamento, prontidão/habilidades acadêmicas e segurança da criança. O treinamento geralmente é oferecido a grupos de dez pais/mães que participam de 20 sessões ao longo de um ano, lideradas por um psicólogo escolar ou educador especial. Das 20 sessões, 12 consistem dos procedimentos originais criados por Cunningham, Bremmer e Secord (1998), com o uso do programa Educação Comunitária para Pais (COPE). Esse programa é considerado eficiente na redução da desobediência e da agressividade entre crianças em risco (para uma revisão, veja Cunningham, 1998). As oito sessões restantes incluem duas sessões de introdução (por exemplo, fornecimento de informações básicas sobre TDAH e transtornos relacionados), cinco sessões que abordam a avaliação funcional e a promoção de habilidades para a prontidão (descritas a seguir) e uma sessão dedicada à prevenção de ferimentos e à segurança doméstica. Cada sessão de treinamento dos pais dura aproximadamente 90-120 minutos.

O programa COPE de 12 sessões envolve a educação dos pais com relação a procedimentos comportamentais eficientes, como reforço positivo para a obediência e uso de técnicas de solução de problemas e leves punições para abordar o comportamento problemático. Os conceitos comportamentais mais importantes são apresentados por meio de vinhetas em vídeo de interações entre pais e filhos seguidas de discussão em grupo. Além do programa COPE, os pais recebem informações e apoio com relação a diversos conceitos e procedimentos relacionados. Componentes filosóficos do enfoque comportamental funcional são um foco durante todo o treinamento dos pais, que tomam conhecimento dos conceitos fundamentais que envolvem as funções do comportamento. Por exemplo, situações nas quais determinadas intervenções tendem a não ser eficientes (por exemplo, afastamento no contexto de comportamento-problema voltado para a fuga) são discutidas. Pelo uso de um processo de solução de problemas com consulta (Kratochwill & Bergan, 1990), os pais aprendem estratégias para determinar a função dos comportamentos difíceis da criança em casa e, então, são treinados em intervenções apropriadas para a função do comportamento. O programa oferece instruções para o desenvolvimento de intervenções antecedentes (isto é, fazer mudanças no ambiente para reduzir a probabilidade de ocorrência do comportamento problemático), construção de habilidades (ensinar às crianças meios alternativos de ter suas necessidades atendidas) e oferta de conseqüências do modo menos propenso a reforçar o comportamento.

Uma vez que o foco principal do Projeto ACHIEVE é melhorar a prontidão acadêmica e escolar, duas sessões de educação dos pais concentram-se nessa área do desenvolvimento. Quatro tópicos principais são incluídos nessas sessões. O primeiro é o desenvolvimento de habilidades iniciais de alfabetização pelo uso do currículo *Ladders to Literacy* (Notari-Syverson, O'Connor & Vadasy, 1998). O segundo tópico chama-se "entendendo o currículo de seu filho", no qual os pais recebem ajuda para entender o vocabulário que tendem a encontrar quando os filhos ingressarem no ensino fundamental (por exemplo, fonética, prontidão). O terceiro tópico é "ler para seu filho". Vinhetas em vídeo são usadas para ilustrar a leitura em vários níveis do desenvolvimento, incluindo questões e expectativas apropriadas. O quarto tópico principal é "entendendo os interesses e o alcance da atenção de seu filho". Este tópico inclui ajudar os pais a selecionar materiais e oportunidades de aprendizagem que tendem a motivar seus filhos.

A promoção da segurança da criança é abordada em uma sessão e em sessões adicionais ao longo de todo o treinamento dos pais, com o uso do Programa de Prevenção de Lesões (*The Injury Prevention Program*, TIPP; American Academy of Pediatrics, 1999). Especificamente, os pais recebem materiais impressos do TIPP e, logo a seguir, participam de uma discussão em grupo sobre questões e estratégias de segurança. A implementação de estratégias de promoção da segurança também está embutida nas intervenções comportamentais criadas como parte do treinamento dos pais. Especificamente, os comportamentos relacionados à segurança servirão como alvos para a intervenção.

Intervenção Baseada na Avaliação: em Casa

A avaliação comportamental funcional e a intervenção são facilitadas por meio de um modelo de consultoria colaborativa (por exemplo, Kratochwill & Bergan, 1990). Os pais participam de um procedimento de consultoria comportamental com o psicólogo da escola ou educador especial uma vez por mês, conforme necessário, para que o desenvolvimento e a implementação de planos individualizados de intervenção sejam facilitados para cada criança. Como parte desse processo, uma avaliação comportamental funcional é conduzida em conjunto, quando pais e psicólogo coletam dados descritivos de avaliação envolvendo possíveis antecedentes e conseqüências relacionados ao comportamento problemático. Hipóteses envolvendo as funções do comportamento são testadas em casa com o uso de um breve procedimento de análise funcional (Northrup et al., 1991). Esse procedimento de avaliação requer aproximadamente 90 minutos. Depois que geram algumas hipóteses com relação às potenciais funções dos comportamentos problemáticos, pais e psicólogo elaboram condições para a confirmação dessas funções. Por exemplo, se a solicitação de um dos pais para que o filho complete uma tarefa supostamente está associada ao comportamento problemático, os pais deverão oferecer múltiplas solicitações durante um período de observação de 5-10 minutos. Para estabelecer um controle experimental, essa sessão de solicitação é alternada com outra, na qual tal solicitação não é feita. Se altas taxas do comportamento problemático são observadas durante a sessão de solicitação e baixas taxas são observadas durante a sessão sem a solicitação, a função (fuga) do comportamento problemático é apoiada experimentalmente. Se taxas diferenciais do comportamento problemático não são observadas, hipóteses alternativas são desenvolvidas.

Após a conclusão da avaliação comportamental funcional e da identificação da função comportamental, uma intervenção individualizada é desenvolvida para cada criança/família. As intervenções consistem, tipicamente, em três componentes, incluindo estratégias antecedentes, construção de habilidades e enfoques conseqüentes. Os pais são treinados para implementar intervenções específicas por meio de instrução didática, observação de modelos, prática e *feedback*. Por fim, ocorre o estabelecimento de uma meta para o comportamento alvo.

Nos meses seguintes, o psicólogo entra em contato periódico com os pais para conferir se os objetivos do tratamento estão sendo cumpridos. As intervenções existentes são revisadas e os problemas com as intervenções são avaliados e remediados. Decisões sobre a intervenção são tomadas em conjunto pelos pais e o psicólogo com base em dados coletados pelos pais e em seus relatos. Depois que o objetivo para um comportamento alvo foi alcançado, ocorre a programação de uma manutenção e, se necessário, um novo comportamento alvo é selecionado, reiniciando-se assim o processo de consultoria.

Intervenção Baseada na Avaliação: na Escola

Como ocorre em casa, a avaliação comportamental funcional e a intervenção são facilitadas por um modelo de consultoria colaborativa no contexto da pré-escola (veja a Tabela 4.1). Os professores recebem consultoria comportamental do mesmo psicólogo ou educador especial que está trabalhando com os pais das crianças. Inicialmente, uma avaliação comportamental funcional é conduzida na sala de aula de pré-escola de cada criança, de acordo com diretrizes desenvolvidas pelo Departamento de Educação da Pensilvânia (Bambara & Knoster, 1995). Esse processo de avaliação comportamental funcional inclui as cinco etapas seguintes:

1. condução de uma avaliação funcional;
2. desenvolvimento de hipóteses;
3. criação de um plano eficiente de apoio comportamental;
4. avaliação da eficácia; e
5. modificação do plano de apoio, se necessário. Professores pré-escolares devem coletar dados ao longo de duas semanas, envolvendo os eventos antecedentes e conseqüentes para um único comportamento problemático e completar a Ferramenta de Triagem da Análise Funcional (FAST).

Com base nas informações obtidas a partir dessas duas avaliações, o professor e o psicólogo formulam hipóteses. Estas são testadas pelo psicólogo por meio do uso de reversões breves (por exemplo, Kern, Childs, Dunlap, Clarke & Falk, 1994). Por exemplo, se as avaliações identificam a fuga do trabalho difícil como uma função dos problemas de comportamento, a dificuldade do trabalho será manipulada sistematicamente durante períodos curtos (5-15 minutos) de tempo. Se o comportamento problemático varia sistematicamente de acordo com a dificuldade do trabalho, as hipóteses são confirmadas. Então, o psicólogo desenvolve intervenções individuais com base nas informações da avaliação. Essas intervenções geralmente consistem em modificações dos antecedentes, desenvolvimento de habilidades e estratégias conseqüentes. Como ocorreu com os pais, os professores são treinados para implementar intervenções específicas por meio de instrução didática, modelagem, prática e *feedback*. Um objetivo do tratamento é selecionado de modo colaborativo entre os professores e os psicólogos, e os professores devem coletar dados sobre um comportamento alvo para monitorar o progresso em termos da conquista do objetivo.

Nos meses subseqüentes, os psicólogos entram em contato com os professores para rever o progresso em relação aos objetivos da intervenção. As intervenções existentes são revisadas e os problemas identificados nelas são avaliados e consertados. Depois que um objetivo para um comportamento alvo é alcançado, a manutenção é programada e, se necessário, ocorre a seleção de um novo comportamento alvo.

Crianças com TDAH tipicamente não se beneficiam plenamente da experiência pré-escolar porque perdem informações pré-acadêmicas devido à desatenção e podem ser excluídas de brincadeiras como punição pelo comportamento diruptivo. Além disso, a ecologia na sala de aula é alterada pela presença de uma criança com TDAH porque o nível de perturbação na sala pode aumentar como um todo. Portanto, o professor de pré-escola deve avaliar o espaço físico, o roteiro das atividades diárias e suas técnicas de ensino para ajudar uma criança com TDAH a ter sucesso e para manejar a classe como um todo. As intervenções em sala de aula para TDAH na pré-escola ainda não foram estudadas. Portanto, como parte do processo de consultoria, os professores de pré-escola devem considerar possíveis acomodações, como as apresentadas a seguir.

TABELA 4.1 Etapas para Avaliação da Análise Funcional e da Intervenção

1. O consultor conduz a Entrevista de Identificação do Problema com o professor para determinar o comportamento problemático e possíveis eventos ambientais (por exemplo, atenção do professor) que mantêm o comportamento.
2. O consultor conduz uma Análise Funcional Breve com a criança na sala de aula da pré-escola. Esta etapa envolve:

   a. Avaliação Análoga para obter dados iniciais sobre os eventos ambientais que podem estar acompanhando o comportamento problemático.

   b. Reprodução de condições que produziram as taxas mais altas e mais baixas de comportamento problemático para verificar a confiabilidade da avaliação análoga.

   c. Reversão da contingência para ver se o comportamento problemático diminuirá e um comportamento substituto apropriado (por exemplo, solicitação verbal) aumentará se for acompanhado do mesmo evento ambiental (por exemplo, atenção) que acompanha o comportamento problemático na avaliação análoga.
3. O consultor implementa a intervenção com base nos resultados da reversão da contingência. O professor de cada criança assume gradualmente a implementação da intervenção após observar o consultor. Os efeitos da intervenção são avaliados observando-se as mudanças no comportamento problemático e no comportamento substituto apropriado entre as condições de linha-base e intervenção.

Nota. Extraído de Boyajian, DuPaul, Handler, Eckert e McGoey (2001). Copyright 2001 pela National Association of School Psychologists. Reimpresso com permissão.

1. Reformular o espaço físico. As mesas em que ocorrem as atividades mais formais, como aquelas planejadas para o ensino de habilidades acadêmicas precoces, devem ser posicionadas longe de trepa-trepas internos, áreas com blocos, mesas d'água ou outras distrações (por exemplo, murais tridimensionais muito coloridos). Use estantes ou móveis como limites para as áreas lúdicas (por exemplo, cantinho de leitura, área para teatrinho) de modo que existam sugestões físicas quanto ao tipo de brincadeira apropriada em determinada área. Esses tipos de cenários ambientais podem ajudar a criança a concentrar-se em uma atividade de cada vez, ao mesmo tempo em que minimizam a probabilidade de distração com outras atividades na sala de aula.
2. Adotar um enfoque de passo a passo para a configuração da atividade. Por exemplo, em vez de estabelecer uma atividade artística colocando papel, lápis, tesouras e cola sobre a mesa de uma só vez, o professor ofereceria os materiais necessários apenas à primeira etapa do processo (por exemplo, papel e lápis de cor). À medida que as crianças completam cada etapa da atividade, os materiais são acrescentados sucessivamente e, depois, removidos da mesa quando não são mais necessários. Isso reduz as distrações e minimiza o potencial para perturbações. Durante a apresentação de orientações para a atividade, a criança com TDAH deve estar sentada o mais próximo possível do professor, com uma visão clara das demonstrações que este faz. Por fim, as cadeiras devem ser colocadas de modo que as crianças não fiquem perto demais uma da outra.

3. Examinar e modificar o roteiro diário e as transições entre atividades. O professor deve ser incentivado a examinar criticamente o conteúdo e o momento de ocorrência das atividades agendadas. Modificações específicas variarão em função da sala de aula. Diversas questões podem ser consideradas. Será preferível marcar dois períodos curtos para atividades em círculo, em vez de apenas uma mais longa? A primeira alternativa pode ser melhor para crianças com curto alcance da atenção. A que hora do dia a criança parece mais tranqüila para realizar atividades? Talvez o horário possa ser ajustado com base em observações do comportamento da criança. Será que todos precisam mesmo formar uma fila para sair da sala? Será que as transições podem ser encurtadas de modo a haver menos espera (por exemplo, vestir todo mundo para sair à rua, servir o lanche para todos ao mesmo tempo)? Por fim, pode ser útil fazer as transições com conversa. Por exemplo, as transições necessárias podem ser anunciadas, assim como os pedidos para finalizar a atividade em andamento.
4. Variar o currículo. Para maximizar o nível de interesse, o professor deve ser encorajado a ser criativo no planejamento de atividades inovadoras e envolventes (por exemplo, teatrinho com marionetes) para toda a classe e deve incluir aquelas com apelo especial para a criança com problemas de atenção e de comportamento.
5. Dar orientações individuais com clareza. O professor não deve presumir que a criança seguirá as orientações apresentadas ao grupo de modo coerente. Enquanto oferece instruções, o professor deve fazer contato visual e tocar levemente a criança para encorajar a atenção. Os comandos devem ser dados de modo claro e direto (por exemplo, "Joãozinho, por favor, recolha esses brinquedos") em vez de apresentados como uma questão ou como um favor (por exemplo, "Joãozinho, você poderia fazer o favor de recolher esses brinquedos"). Orientações com múltiplas etapas devem ser divididas em etapas individuais. Por fim, o professor deve pedir que a criança repita as instruções para garantir sua atenção e compreensão.
6. Aumentar a taxa de adultos por criança. Recrutar e usar voluntários (por exemplo, avós, alunos mais velhos) para oferecer às crianças com TDAH uma atenção mais individualizada durante atividades estruturadas, trabalho em círculo e transições. Além disso, a ajuda extra garante maior constância e acompanhamento de quaisquer intervenções que possam ser implementadas.

Avaliação e Treinamento de Habilidades Pré-Acadêmicas: em Casa

Ladders to Literacy: A Preschool Activity Book (Notari-Syverson et al., 1998) é usado como guia curricular para a criação de experiências iniciais de alfabetização. O programa é facilmente individualizado, oferecendo escolhas, autodireção e múltiplas oportunidades para a prática, o que o torna apropriado para crianças em uma variedade de níveis do desenvolvimento da alfabetização, especificamente, conscientização quanto a letras/livros, consciência metalingüística e linguagem oral.

Ladders to Literacy contém atividades simples, criadas para "pais ocupados", que podem ser realizadas durante outras atividades (por exemplo, durante a lavagem de louças, enquanto dirigem seus carros). Uma das atividades, por exemplo, sugere que os pais peçam ao filho para prever o que acontecerá a seguir quando lêem uma história conhecida. A instrução é para que realizem pelo menos uma atividade por dia com duração de aproximadamente 15-20 minutos.

Os pais também são expostos a diversas atividades para ajudar os filhos com habilidades aritméticas básicas. Essas atividades visam reforçar a identificação de números e a linearidade. As crianças são expostas, por exemplo, a linhas de números e termômetros, que proporcionam uma representação visual de conceitos básicos de aritmética relacionados a maior/menor e subir/descer.

Avaliação e Treinamento de Habilidades Pré-Acadêmicas: na Escola

As avaliações baseadas nos currículos pré-escolares das crianças ocorrem mensalmente. Além disso, a fluência na segmentação de fonemas, em dar nomes às letras e citar objetos em figuras é avaliada pelo uso dos Indicadores Dinâmicos de Habilidades Iniciais Básicas de Alfabetização (DIBELS; Kaminski & Good, 1996). Uma versão modificada do DIBELS voltada para as habilidades aritméticas é usada para permitir a avaliação dinâmica da prontidão para o aprendizado da matemática. As habilidades específicas avaliadas incluem citação de números, contagem, combinação de conjuntos de caracteres, combinação entre diferentes conjuntos e combinação de padrões. Esses dados serão úteis para que os professores individualizem continuamente a instrução.

O programa *Ladders to Literacy* é usado como intervenção da instrução porque contém um extenso currículo para professores de crianças pequenas. Cada atividade é usada para ensinar ou reforçar uma habilidade específica (por exemplo, percepção de sons). As atividades são categorizadas em três níveis de demanda da tarefa, incluindo "alta demanda/baixo apoio", "média demanda/médio apoio" e "baixa demanda/alto apoio" . Esses níveis correspondem à demanda da tarefa sobre a criança e ao nível de ajuda de adultos necessário para completar a atividade. Esse sistema de categorização facilita a seleção e marcação das tarefas, dependendo das características da criança e das demandas constantes do professor. Além disso, as tarefas contêm múltiplas habilidades ou objetivos, juntamente com adaptações para crianças com deficiências (por exemplo, auditiva, motora ou visual). Portanto, elas são apropriadas para crianças com diferentes necessidades.

Comunicação entre Casa e Escola

Os professores de pré-escola devem enviar bilhetes curtos aos pais para que estes possam revisar as questões acadêmicas e os problemas de comportamento da criança naquele dia. Nesses bilhetes, os professores oferecem aos pais uma breve descrição do plano de aula para o dia (por exemplo, "Hoje repassamos as palavras que começam com C"). Se uma criança está tendo dificuldade, os professores oferecem aos pais um exercício simples para melhorar a habilidade. Os professores também devem relatar quaisquer comportamentos problemáticos exibidos pelas crianças naquele dia, bem como exemplos de comportamentos positivos ou áreas de melhora. Os pais são orientados pelo psicólogo ou educador especial para oferecer conseqüências positivas (por exemplo, elogios e recompensas) por comportamento e desempenho apropriados na escola.

Em resumo, a finalidade do protocolo do Projeto ACHIEVE é abordar as áreas de maior risco para crianças pequenas que exibem comportamentos sintomáticos de

TDAH. Especificamente, o objetivo é prevenir o desenvolvimento de comportamentos anti-sociais mais graves e promover habilidades iniciais para a alfabetização e a aritmética. Embora a avaliação sistemática dos resultados associados a esse programa de prevenção esteja nos estágios iniciais, apresentamos esse protocolo como um modelo contemporâneo para a intervenção precoce para essa população. Esperamos que isso estimule pesquisas e prática adicionais nessa importante área.

CONCLUSÕES

O TDAH é um transtorno que tipicamente começa cedo na vida, com exibição da maioria dos sintomas antes do ingresso na educação elementar. Ainda assim, até recentemente, muito poucas pesquisas haviam sido conduzidas para ajudar os profissionais a identificar e apoiar crianças pequenas em risco para este transtorno. Neste capítulo, descrevemos métodos para (1) a realização da triagem de crianças em idade pré-escolar para identificar aquelas que necessitam de avaliação e intervenção adicionais; (2) adaptar nosso modelo de avaliação multimodal para a avaliação do TDAH em crianças pequenas; e (3) intervir precocemente para reduzir a freqüência e a gravidade dos comportamentos relacionados ao TDAH e para prevenir o surgimento de resultados comuns (por exemplo, déficits acadêmicos e problemas de conduta) associados a este transtorno. Uma vez que o TDAH é crônico para muitas crianças, esperamos que a identificação e intervenção precoces possam melhorar o funcionamento escolar, social e familiar dessas crianças para que serviços mais caros e intensivos não sejam necessários no futuro. Embora essa suposição exija comprovação empírica, em linha com o recente clamor para que os psicólogos escolares ajam no sentido da prevenção (Power, 2002), acreditamos fortemente que os profissionais das escolas devem engajar-se com essas crianças e suas famílias e professores o mais cedo possível.

CAPÍTULO 5

♦ ♦ ♦

Estratégias de Intervenção Baseadas nas Escolas

♦

As crianças passam de seis a oito horas por dia, cinco dias por semana, na sala de aula e em outros ambientes da escola durante cada ano escolar. Esses ambientes exigem que elas sigam regras, interajam apropriadamente com outras crianças e adultos, participem de atividades de instrução dirigidas por adultos, aprendam o que é ensinado e não perturbem a aprendizagem e as atividades dos outros. Para os professores, transmitir o conhecimento e as habilidades que perfazem o currículo e ensinar as crianças a se comportarem de modo coerente com as expectativas organizacionais, sociais e culturais são tarefas bastante difíceis. Esse trabalho é ainda mais desafiador quando envolve crianças diagnosticadas com TDAH, uma vez que os comportamentos característicos dessas crianças freqüentemente interferem na aprendizagem em sala de aula e impedem interações sociais positivas. A finalidade deste capítulo é apresentar e discutir as intervenções e estratégias de apoio baseadas nas escolas para promover a aprendizagem e o comportamento pró-social das crianças diagnosticadas com TDAH e para facilitar a condução tranqüila do ensino nas salas de aula em que essas crianças estudam. Começamos com uma discussão sobre as bases conceptuais para essas intervenções e, depois, discutimos intervenções baseadas no manejo de contingências e estratégia de instrução.[1]

Em seguida, avançamos para discussões sobre estratégias de intervenção que podem ser executadas por diversas pessoas e considerações específicas para alunos com TDAH no ensino secundário. Terminamos o capítulo com uma discussão sobre considerações relativas ao apoio necessário para professores responsáveis por estudantes com TDAH.

---

1. Muitas das estratégias de intervenção descritas neste capítulo são demonstradas no vídeo *Classroom Intervention for ADHD* (DuPaul & Stoner, 1999), da Guilford Publications (EUA).

BASES CONCEPTUAIS DAS INTERVENÇÕES PARA PROBLEMAS DE ATENÇÃO

Dada a natureza crônica e difícil do TDAH, recomendamos que os profissionais envolvidos assumam um enfoque contínuo e sistemático para a criação, implementação e avaliação de ajustes para uso em sala de aula que combine abordagens tanto preventivas quanto remediadoras para lidar com os problemas apresentados e que envolva múltiplos agentes de intervenção. Para esse fim, revisamos as estratégias apresentadas com base no apoio empírico existente na literatura de pesquisas nas áreas de educação e psicologia, bem como no documento *Position Statement on Students with Attention Problems* ("Declaração de Posição sobre Estudantes com Problemas de Atenção") da Associação Nacional (norte-americana) de Psicólogos Escolares (NASP; 1998). Além disso, revisamos enfoques promissores e recém-investigados para o manejo comportamental e didático de crianças com TDAH.

Para começar, examinamos nossas suposições. A primeira é que o TDAH deveria ser visto como uma séria preocupação que persistirá ao longo do tempo e estará associada a um comportamento de difícil manejo na sala de aula (Barkley, 2002). Crianças com diagnóstico de TDAH serão propensas a experimentar dificuldades de aprendizagem acadêmica e social em muitas situações de sala de aula, mas não em todas, e durante todos os anos de escolarização (Teeter, 1998). Até esta data, a grande maioria das pesquisas na área de intervenções para crianças com TDAH tem se concentrado em questões e estratégias relativas ao manejo do comportamento social e da conduta na sala de aula, principalmente via medicamentos e manejo de contingências. Entretanto, esse foco sobre a otimização do comportamento social, o desajuste comportamental e a prevenção do comportamento anti-social representa apenas "um lado da moeda" no que se refere ao TDAH. O outro lado diz respeito a otimizar a conquista acadêmica e o desempenho das crianças identificadas.

Podemos ver os problemas sociais e acadêmicos como inter-relacionados. Tal visão leva à nossa segunda suposição. Especificamente, presumimos que os problemas sociais e acadêmicos da infância podem ser entendidos como problemas ligados à instrução (Colvin & Sugai, 1988). Isto é, como educadores e psicólogos, exercemos um papel crítico na formulação e condução da instrução de uma forma que promova o desenvolvimento de habilidades tanto acadêmicas quanto sociais de modo a prevenir e resolver os problemas nessas áreas.

De modo semelhante, portanto, nossa terceira suposição é que os profissionais envolvidos com crianças com TDAH deveriam assumir um enfoque educativo para os problemas de comportamento (Evans & Meyer, 1985; Meyer & Evans, 1989). Sob essa perspectiva, as intervenções para problemas comportamentais têm como objetivo explícito o ensino das habilidades e conhecimentos necessários para substituir os comportamentos problemáticos por outros mais aceitáveis. Um enfoque educativo representa uma alternativa para intervenções que se concentram unicamente na criança e estão envolvidas principalmente com a eliminação ou redução dos comportamentos problemáticos.

A adoção de um enfoque educativo para os problemas de comportamento nos leva a nossa quarta suposição: lidar de modo eficiente e educativo com os problemas de comportamento exige o desenvolvimento e a implementação de um comportamento programático e de planos de apoio ao professor (Horner, Albin & O'Neil, 1991). Enfoques contemporâneos à prevenção de problemas baseados na escola, muitas vezes chamados de programas de "apoio ao comportamento positivo", empregam enfoques válidos para toda a escola ou para toda a classe para facilitar a aprendizagem e o comportamento de todos os alunos (veja Sugai, Horner & Gresham, 2002, para um tratamento detalhado deste tópico). Assim, esses programas têm a capacidade de ampliar o poder das estratégias de intervenção/apoio concentradas em determinados indivíduos.

Finalmente, presumimos que as pessoas responsáveis pelo apoio ao comportamento de crianças com TDAH terão treinamento profissional adequado (veja Barnett et al., 2002; Jenson, Clark, Walker & Kehle, 1991; McConnell & Hecht, 1991; e Power, 2002, para discussões sobre necessidades de treinamento profissional na área de intervenções). Esse treinamento deve incluir a preparação conceptual e prática, no que se refere à criação, oferta e avaliação dos resultados das intervenções.

Dadas essas suposições, as estratégias de intervenção para o TDAH baseadas em sala de aula devem amparar-se nas diretrizes para intervenções apresentadas na Tabela 5.1. Em primeiro lugar, o desenvolvimento e avaliação das intervenções para o TDAH têm base empírica. Estratégias de tratamento são selecionadas, em parte, com base em sua eficácia demonstrada na literatura de pesquisas. Além disso, o relativo sucesso de um programa de intervenção é avaliado pelo uso de instrumentos apropriados de avaliação (veja o Capítulo 2). Por exemplo, dados envolvendo o possível valor do reforço ou funções do comportamento problemático podem ser usados para desenvolver intervenções que abordem diretamente a função presumida do comportamento problemático (para uma revisão, veja DuPaul & Ervin, 1996). De modo semelhante, dados de medições baseadas no currículo envolvendo o desenvolvimento de habilidades acadêmicas de uma criança podem ser usados para determinar alvos adequados e para avaliar o benefício das intervenções acadêmicas (Shinn, 1998).

Os profissionais das escolas também devem consultar a literatura de pesquisas com relação às intervenções mais eficientes para alunos com TDAH. Existem evidências claras, por exemplo, de que a manipulação de eventos ambientais na sala de aula leva a amplas mudanças no comportamento entre estudantes que apresentam até mesmo os sintomas mais graves deste transtorno (veja a meta-análise de DuPaul & Eckert, 1997).

TABELA 5.1 Diretrizes para a Criação, Implementação e Avaliação das Intervenções para Problemas de Aprendizagem e de Comportamento

1. O desenvolvimento, a avaliação e a revisão da intervenção são atividades *baseadas em dados.*
2. O desenvolvimento, a avaliação e a revisão da intervenção guiam-se pelo *interesse pelos direitos da criança* e concentram-se na conquista de *resultados* claramente identificados e socialmente válidos para a criança.
3. Os procedimentos de intervenção devem ser plenamente identificados e definidos; além disso, devem ser implementados com integridade por pessoas com responsabilidades claramente delineadas.
4. Intervenções eficientes produzem ou levam a taxas maiores de comportamento apropriados e/ou taxas melhoradas de aprendizagem, não apenas a reduções no comportamento indesejável ou perturbador.
5. Antes de sua implementação, os efeitos de uma intervenção sobre os comportamentos da criança identificada, sobre o professor e sobre a sala de aula são desconhecidos.

Em segundo lugar, as necessidades da criança são extremamente importantes na seleção das estratégias de intervenção. Os objetivos do tratamento são apresentados em relação a resultados socialmente válidos para a criança com TDAH. Em terceiro lugar, uma vez que uma equipe de profissionais geralmente se envolve no tratamento de estudantes com TDAH, as responsabilidades de cada membro da equipe devem ser claramente delineadas para assegurar que as estratégias de intervenção serão implementadas com integridade. Além disso, o foco do tratamento é, principalmente, no *aumento* da freqüência e/ou duração dos comportamentos apropriados (por exemplo, produtividade e exatidão acadêmicas) em vez de principalmente na *diminuição* do comportamento diruptivo na sala de aula. Finalmente, presume-se que a resposta de cada criança à intervenção é única e, portanto, os efeitos benéficos e adversos de determinado tratamento são desconhecidos antes de sua implementação. Essa perspectiva implica a necessidade de avaliação contínua e abrangente de todas as estratégias de intervenção.

Além de nossas suposições sobre estudantes com TDAH e das diretrizes para a intervenção, usamos outras bases conceptuais e práticas para a criação de intervenções para alunos com problemas de atenção e dificuldades relacionadas ao TDAH. Em primeiro lugar, os profissionais da escola com freqüência baseiam-se em procedimentos reativos e punitivos na tentativa de mudar os comportamentos dos alunos desatentos. Na verdade, a intervenção mais comum para o comportamento diruptivo em sala de aula é uma reprimenda verbal pelo professor e/ou a remoção do aluno da sala (White, 1975). Tais procedimentos têm sucesso apenas quando usados com frugalidade, com afeto mínimo e no contexto de um ambiente de reforço positivo. Alternativamente, um enfoque mais propenso ao sucesso é equilibrado e contém estratégias *preventivas e reativas*. Especificamente, os eventos antecedentes, isto é, que em geral precedem comportamentos desatentos e diruptivos, devem ser manipulados para que as interações problemáticas não ocorram. Além disso, estratégias reativas não devem se limitar a enfoques punitivos, mas devem pender pesadamente para a oferta de reforço positivo quando ocorrem comportamentos atentos e apropriados.

Um outro princípio conceptual útil na criação de intervenções eficientes para estudantes com problemas de atenção é o da ação no momento da exibição do comportamento (Golstein & Goldstein, 1998). Em outras palavras, para que sejam eficientes, as estratégias devem ser implementadas em estreita proximidade (isto é, em tempo e lugar) do comportamento alvo. Por exemplo, se os comportamentos mais preocupantes são a atenção e a finalização do trabalho de matemática, então as estratégias de intervenção mais eficientes serão aquelas usadas na aula de matemática, no momento em que os alunos devem completar o trabalho de matemática. Intervenções muito distanciadas em tempo e lugar do comportamento visado tendem a ser menos bem-sucedidas. Esse princípio orientador baseia-se em evidências crescentes de que a impulsividade é o principal déficit subjacente a dificuldades de atenção e outros sintomas de TDAH (Barkley, 1997). Mudar ou prevenir a ocorrência do comportamento impulsivo geralmente exige que as intervenções sejam implementadas quando e onde os comportamentos problemáticos ocorrem.

Além da ação no momento da exibição, o esquema de intervenção para alunos com problemas de atenção precisa ser individualizado. Isto é, precisamos evitar um enfoque único para todos, baseado na noção de que todas as crianças com diagnóstico de TDAH ou perfil de comportamento têm as mesmas necessidades de apoio (DuPaul, Eckert & McGoey, 1997). Esse processo de individualização dos planos de intervenção deve levar em consideração (1) o atual nível de habilidades acadêmicas da criança; (2) a topografia e as possíveis funções ambientais do comportamento desatento/problemático da criança; (3) os comportamentos alvo e/ou os resultados de maior preocupação para o professor, pais e/ou aluno; e (4) elementos dos enfoques de um professor para o manejo e instrução em sala de aula que podem limitar a eficácia de algumas intervenções. Intervenções individualizadas devem ser desenvolvidas por meio de um processo de consultoria para a solução de problemas que use dados da avaliação e interações colaborativas entre professores, pais e outros profissionais da escola (Bergan & Kratochwill, 1990; Sheridan, Kratochwill & Bergan, 1996).

Finalmente, o reconhecimento de que intervenções para estudantes com TDAH podem e devem ser mediadas por diversos indivíduos é outra importante questão na elaboração de intervenções. Especificamente, estratégias eficazes podem ser implementadas por professores, pais, companheiros e pelos próprios alunos identificados (Teeter, 1998). O uso de computadores também é útil, quando disponíveis, para melhorar o engajamento na tarefa e/ou a finalização dos trabalhos, especialmente com exercícios para a prática das matérias ensinadas. O princípio orientador, aqui, é que o professor não deveria ser o único responsável por abordar todas as dificuldades relacionadas a um estudante com TDAH. Outros recursos importantes (por exemplo, colegas) da sala de aula e de casa (por exemplo, os pais) podem ser usados para o apoio e oferta de intervenções, criando assim uma estratégia de intervenção mais abrangente e, talvez, mais eficiente em termos de custo. A Tabela 5.2 contém uma matriz de algumas das estratégias de intervenção mais eficientes para o contexto acadêmico (isto é, nível de ensino fundamental e secundário) e para o agente mediador. Essas estratégias específicas são descritas mais tarde neste capítulo, após as seções que abordam considerações mais gerais sobre a criação do plano de tratamento para alunos com TDAH.

COMPONENTES BÁSICOS DAS INTERVENÇÕES EM SALA DE AULA

Como já notamos, existe uma tendência de manter o foco sobre a manipulação das conseqüências na criação de intervenções em sala de aula para crianças com diagnóstico de TDAH (para revisões, veja DuPaul & Eckert, 1997; Pfiffner & O'Leary, 1993; Rapport, 1987a). Aqui, as pesquisas sobre intervenções têm salientado o uso do reforço positivo e da associação entre reforço positivo e formas leves de punição (por exemplo, custo da resposta e tempo de afastamento do reforço positivo). No campo da análise aplicada do comportamento, as pesquisas da última década salientam a prevenção e o manejo dos problemas de comportamento e de desempenho acadêmico por manipulações dos antecedentes e cenários ambientais (Sugai, Horner & Gresham, 2002; Sulzer-Azaroff & Mayer, 1991). Ênfases semelhantes são indicadas na área do manejo de crianças com TDAH na sala de aula.

TABELA 5.2 Possíveis Mediadores para Intervenções Baseadas na Escola

Tipo de intervenção	Elementar	Secundária
Mediada pelo professor	Estratégias de instrução Sistemas de reforço por fichas	Instrução de habilidades de estudo Contrato de contingências
Mediada pelos pais	Estabelecimento de objetivos Contrato de contingências Reforço no ambiente doméstico Instrução pelos pais	Negociação Contrato de contingências Reforço no ambiente doméstico
Mediada pelos colegas	Instrução por colegas	Treinamento por colegas Mediação por colegas
Assistida por computador	Instrução Exercícios e prática	Instrução Processamento de texto
Autodirigida	Automonitoramento	Automonitoramento Auto-avaliação

Nota: Extraído de DuPaul e Power (2000). Copyright por American Psychiatric Association. Adaptado com permissão.

Procedimentos de intervenção baseados em princípios do comportamento humano têm uma história longa e bem documentada de eficiência no alívio dos problemas de aprendizagem e comportamento das crianças na escola, incluindo crianças com TDAH (Sulzer-Azaroff & Mayer, 1991). Por exemplo, essas estratégias de modificação comportamental têm tido sucesso na redução do comportamento diruptivo e não relacionado à tarefa em crianças com diagnóstico de TDAH e no aumento de sua produtividade acadêmica (por exemplo, Rapport, Murphy & Bailey, 1980, 1982). Dadas as dificuldades potenciais subjacentes aos problemas exibidos por crianças com TDAH (por exemplo, problemas com a impulsividade, autocontrole e atrasos nas respostas), este achado não nos surpreende. Pode ser que as intervenções comportamentais aumentem o nível geral de comportamento apropriado na sala de aula por meio da oferta de sugestões e lembretes externos (por exemplo, regras, orientação, contingências) que suplementam aquelas que operam de modo privado para determinado aluno. As seguintes questões merecem atenção durante o planejamento de intervenções comportamentais:

1. Os profissionais devem conduzir uma avaliação detalhada dos problemas específicos apresentados, incluindo uma avaliação funcional, que servirá para guiar o planejamento e a seleção de componentes da intervenção (por exemplo, comportamentos alvo e suas funções, estratégia de instrução e programa motivacional).
2. Crianças com diagnóstico de TDAH geralmente necessitam de *feedback* mais freqüente e específico que seus colegas para otimizar o desempenho. Assim, as fases iniciais das intervenções voltadas para problemas relacionados ao TDAH de-

vem incorporar contingências que possam ser oferecidas de modo relativamente contínuo. Reforços gradualmente mais fracos devem ser introduzidos aos poucos, uma vez que algumas evidências laboratoriais indicam que crianças com TDAH têm mais dificuldade que seus colegas para manter o comportamento sob quadros de reforço intermitente (Douglas, 1984). Com relação à questão do momento da oferta do reforço, em um estudo (Rapport, Stoner, DuPaul, Birmingham & Tucker, 1985), crianças com TDAH demonstravam uma tendência para escolher recompensas menores e mais imediatas em detrimento de outras, maiores e mais demoradas, após o término de trabalhos acadêmicos. Esses resultados servem para salientar a necessidade de atenção à noção geral de que, para terem sucesso, as contingências precisam ocorrer "no momento de exibição" do comportamento visado.

3. O reforço positivo contingente deve ser o componente principal de um programa de intervenção baseada no comportamento para problemas relacionados ao TDAH. Entretanto, algumas evidências sugerem que o uso exclusivo de reforço pode distrair a criança da tarefa a ser executada naquele momento. Alternativamente, essa preocupação pode ser diminuída pelo uso do reforço positivo associado ao uso de conseqüências negativas leves (por exemplo, reprimendas leves; Abramowitz, O'Leary & Rosén, 1987; Rosén O'Leary, Joyce, Conway & Pfiffner, 1984) e ao redirecionamento da criança para o comportamento apropriado à tarefa. A eficácia das reprimendas verbais e do redirecionamento pode ser melhorada pela *especificidade* da comunicação relacionada às preocupações do professor e pela *oferta constante e imediata* após a ocorrência do comportamento problemático (Pfiffner & O'Leary, 1993). Além disso, o tratamento digno e respeitoso dado às crianças exige que as reprimendas e o redirecionamento sejam feitos de modo *breve, calmo e tranqüilo.* Tanto quanto possível, as reprimendas devem ser feitas *em particular,* olhando diretamente nos olhos da criança.

4. Quando o alvo para a mudança é o comportamento do aluno durante períodos de trabalho independente, as instruções iniciais sobre a tarefa devem envolver um número pequeno de etapas. Depois, o professor deve pedir que a criança repita as instruções, para demonstrar que as entendeu. De modo semelhante, lições de casa e tarefas/projetos relacionados devem ser anunciados um de cada vez, com a divisão das tarefas mais complexas em unidades menores. Em alguns casos, a quantidade geral de trabalho distribuído deve ser reduzida para a criança com TDAH. A extensão e a complexidade da carga de trabalho devem ser aumentadas gradualmente, à medida que a criança demonstra a finalização independente de unidades cada vez maiores. Materiais repetitivos (por exemplo, solicitar que o aluno complete novamente folhas de exercícios em que cometeu muitos erros) devem ser evitados. Alternativamente, uma tarefa voltada para a mesma habilidade ou área conceptual pode ser substituída, para evitar o tédio e a exacerbação potencial dos problemas de atenção.

5. Produtos e desempenho acadêmicos (por exemplo, finalização de trabalhos e seu nível de exatidão) são preferíveis como alvos da intervenção, comparados com comportamentos específicos relacionados à tarefa (por exemplo, atenção à tarefa ou permanecer sentado na cadeira), por várias razões. Em primeiro lugar, essa preferência promove o monitoramento do professor em relação a resultados importantes conquistados pela criança. Em segundo lugar, ele promove a atenção para as habilidades acadêmicas e organizacionais (por exemplo, trabalhar com os materiais

apropriados para uma tarefa, solicitar informações adicionais sobre o desempenho inicial em uma tarefa) necessárias para a aprendizagem independente e para a finalização dos trabalhos acadêmicos. Em terceiro lugar, um foco sobre a resposta acadêmica ativa não viola o "teste do morto para o comportamento" (por exemplo, o comportamento desejado). O "teste" declara que, "se um menino morto poderia fazer, então o que se vê não é um comportamento" (Lindsley, 1991, p. 457). O emprego de alvos como "sentar-se quieto" e "não falar sem ser solicitado" no tratamento violam o teste do morto. Finalmente, essa preferência pela resposta acadêmica como um alvo para o tratamento promove um foco sobre o comportamento que é incompatível com o comportamento desatento e perturbador, tendo potencial para levar a múltiplos resultados desejados, incluindo uma redução no comportamento diruptivo (Pfiffner & O'Leary, 1993).

6. Atividades preferidas (por exemplo, tempo para atividades de livre escolha, acesso ao computador) devem ser usadas como reforços, em vez de recompensas tangíveis (por exemplo, adesivos e itens consumíveis) sempre que possível. Essas contingências podem incluir dar acesso a uma atividade preferida em sala de aula contingente do término de uma tarefa em uma área de menor preferência (por exemplo, terminar os exercícios de matemática leva ao acesso a atividades de leitura). Nessa mesma linha, as recompensas ou reforços específicos empregados devem ser variados ou revezados como necessário, para evitar o desinteresse por eles e, conseqüentemente, pelo programa (isto é, saciedade com o reforço). Finalmente, em vez de presumir que determinadas atividades serão motivadoras para as crianças, os professores ou profissionais devem criar "menus" de recompensas, indagando diretamente às crianças o que elas desejam ganhar ou observando suas atividades preferidas.

7. Para melhorar o valor de incentivo positivo dos privilégios na sala de aula, empregue um procedimento de "preparação" com a criança antes dos períodos de instrução na sala de aula (Rapport, 1987b). A "preparação" envolve a revisão conjunta, pelo professor e pelo aluno, de possíveis privilégios em sala de aula *antes* do início do período de trabalho acadêmico, quando o estudante escolhe a atividade na qual gostaria de participar após o período de trabalho.

8. A integridade ou fidelidade com a qual um programa de intervenção é implementado deve ser monitorada e avaliada (Gresham, 1989). Tal monitoramento pode servir como base para mudanças nos componentes do programa, para justificar necessidades adicionais de recursos e/ou para desenvolver e oferecer materiais adicionais de treinamento ou instrução aos encarregados dos procedimentos. Uma lista de conferência da integridade da intervenção (Gresham, 1989) é apresentada na Figura 5.1, como exemplo de um método de monitoramento da integridade do programa. Gresham (1989) empregou essa lista para determinar o grau de correção da implementação de um sistema de "loteria" para o custo de resposta na sala de aula. Um observador independente avaliou o grau em que o professor completava as 11 etapas principais dessa intervenção diariamente. Portanto, a integridade da intervenção pode ser avaliada por meio dos componentes trabalhados durante determinado período ou vice-versa. Essas informações são imensamente úteis para determinar a necessidade de treinamento adicional do professor e para proporcionar apoio para a implementação das intervenções na sala de aula. Essa espécie de lista de conferência obviamente pode ser alterada para refletir os componentes específicos de determinado procedimento de intervenção.

PROCEDIMENTOS DE MANEJO DE CONTINGÊNCIA

O reforço positivo do comportamento acadêmico e social apropriado deve ser visto como o principal marco das estratégias de manejo comportamental na sala de aula. Por definição, um *reforço positivo* é um evento, condição ou estímulo que aumenta a probabilidade futura da ação ou comportamento que ocorre imediatamente antes desse reforço (Sulzer-Azaroff & Mayer, 1991). Para crianças com TDAH, a literatura sobre pesquisas indica que diversas estratégias diferentes de manejo comportamental baseadas no reforço positivo podem melhorar o comportamento em sala de aula. Na verdade, a meta-análise conduzida por DuPaul e Eckert (1997) indicou que a manipulação de eventos antecedentes e conseqüentes na sala de aula estava associada, em média, a um efeito de moderado a amplo com relação à mudança comportamental. Intervenções de manejo da contingência têm efeito menos pronunciado sobre a conquista acadêmica nesta população.

Componentes	Segunda	Terça	Quarta	Quinta	Sexta	% Integridade Componente
1. Descreve o sistema	XI	XI	XI	XI	XI	100%
2. Exibe/Descreve reforços	XI	IO	IO	XI	XI	60%
3. Cartão 8 X 13 cm colocadas dentro dos cartões colocado sobre as carteiras	XI	XI	XI	XI	XI	100%
4. Cartão fixado com fita adesiva em três lados	XI	XI	XI	XI	XI	100%
5. Quatro tiras de papel colorido	XI	XI	XI	XI	XI	100%
6. Loteria em efeito por meia hora	XI	IO	IO	IO	XI	40%
7. Tiras removidas contingentes de violação da regra	XI	IO	XI	IO	IO	40%
8. Declara novamente as regras de modo contingente	IO	IO	IO	XI	XI	20%
9. Passes colocados em uma caixa	XI	XI	XI	XI	XI	100%
10. Desenho na sexta-feira	NA I	NA I	NA I	NA I	XI	100%
11. Vencedor seleciona reforço	NA I	NA I	NA I	NA I	XI	100%
Integridade Diária =	91%	64%	73%	82%	82%	

X = Ocorrência

0 = Não-ocorrência

X̄ Integridade = 78%

FIGURA 5.1 Formulário de observação direta para registro da integridade do tratamento para a "loteria" do custo da resposta. Extraído de Gresham (1989). Copyright 1989 por National Association of School Psychologists. Reimpresso com permissão.

Uma faixa representativa dessas estratégias inclui o uso de contrato de contingência, o uso de reforço positivo associado a penalidades ou ao redirecionamento contingente do comportamento problemático e o uso de contingências domésticas para influenciar o comportamento na escola. Embora a maior parte desses procedimentos envolva elogios sociais contingentes por parte do professor (por exemplo, O'Leary, Pelham, Rosenbaum & Price, 1976), as pesquisas indicam que crianças com TDAH podem não exibir mudança comportamental constante na ausência de contingências mais poderosas (Barkley, 1998). Portanto, programas formais de mudança do comportamento na sala de aula tendem a exigir um ou mais dos seguintes componentes: reforço por fichas, contrato de contingência, custo da resposta e afastamento do reforço positivo. Cada uma das técnicas é descrita a seguir, juntamente com uma discussão adicional sobre os fatores a considerar durante a preparação para seu uso nas salas de aula.

Programas de Reforço por Fichas

Elogios e atenção contingentes podem ser eficazes para produzir uma mudança comportamental positiva em muitas crianças. Tipicamente, porém, apenas elogios não são suficientes para uma melhora constante no comportamento em sala de aula e no desempenho acadêmico de crianças com TDAH (Pfiffner & Barkley, 1990). Estratégias comportamentais que incorporam reforços secundários generalizados (por exemplo, economia de fichas) podem fornecer a proximidade, a especificidade e a potência da recompensa que muitas vezes se fazem necessárias para crianças com TDAH. Sistemas de manejo comportamental que incorporam esses componentes têm um alto nível de sucesso na melhora da produtividade acadêmica e do comportamento apropriado das crianças desatentas (por exemplo, Ayllon, Layman & Kandel, 1975; Robinson, Newby & Ganzell, 1981).

A criação de um sistema de reforço por fichas envolve as seguintes etapas:

1. Identificação de uma ou mais situações problemáticas em sala de aula que servirão como alvo para a intervenção. Essas situações podem ser determinadas por uma entrevista com o professor e/ou pelo uso de uma escala de avaliação objetiva, como o Questionário de Situações Escolares – Revisado (*School Situations Questionnaire,* DuPaul & Barkley, 1992). Observações diretas na sala de aula devem ser usadas para validar a seleção dessas situações e comportamentos problemáticos (veja o Capítulo 2). Em geral, os períodos de trabalho na sala de aula que exigem a execução independente de tarefas apresentam mais dificuldades em termos de controle do comportamento para crianças com TDAH.

2. Seleção dos comportamentos alvo. Eles tipicamente incluem a produção acadêmica (por exemplo, número de problemas de matemática completados em determinado período de tempo) ou ações específicas (por exemplo, interações apropriadas com colegas durante o recreio). Em geral, a produção é preferível, devido à facilidade relativa de sua coleta e monitoramento. Além disso, a produtividade acadêmica geralmente envolve comportamentos incompatíveis com o comportamento desatento e perturbador (veja Robinson et al., 1981).

3. Identificação dos tipos de reforços secundários (isto é, fichas) que serão usados; podem incluir fichas de pôquer de várias cores, estrelinhas ou adesivos em um cartão, ou pontos em um mural. Crianças menores (por exemplo, até 9 anos)

geralmente preferem recompensas tangíveis (por exemplo, fichas de pôquer), enquanto crianças mais velhas e adolescentes respondem de modo mais positivo a pontos ou estrelinhas. Os sistemas de economia de fichas são considerados complicados demais para crianças com menos de 5 anos de idade. No caso de crianças em idade pré-escolar, o uso de reforços primários (por exemplo, elogios dos pais ou do professor, abraços ou outra atenção social) contingentes da ocorrência do comportamento apropriado é o mais recomendável.

4. Determinação dos valores de comportamentos alvo ou objetivo. Isto é, o número de fichas conquistadas pela execução de cada comportamento alvo ou seus subcomponentes deve ser determinado em termos de dificuldade das tarefas, com a finalização de tarefas mais difíceis ou demoradas valendo mais fichas que trabalhos com menor envolvimento. Comportamentos mais complexos são divididos em suas partes componentes (por exemplo, "conclusão do trabalho com sucesso" pode ser definido como a execução de certo número de itens em determinado período de tempo, conquista de certo nível de correção e revisão do trabalho antes de pedir ajuda ao professor) para permitir que as crianças conquistem fichas pela execução parcial de uma tarefa ou atendam a certos critérios de desempenho. Nesses casos, uma análise da tarefa pode ser necessária para que os componentes dos comportamentos esperados possam ser explicitamente delineados.

5. Criação conjunta, entre professor e aluno, de uma lista de privilégios ou atividades na sala de aula ou na escola pelos quais as fichas podem ser trocadas. A lista deve incluir itens de baixo, médio e alto "custo". Pode ser útil pedir que os pais colaborem na criação dessa lista e que, além disso, tornem alguns privilégios disponíveis em casa, para serem trocados pelas fichas. A quantidade de fichas ou pontos necessários para a "compra" de cada privilégio pode ser determinada em conjunto por aqueles envolvidos no programa. Como um guia básico, faça uma estimativa do número máximo de fichas que poderiam ser conquistadas diariamente e divida esse número igualmente entre os reforços disponíveis, depois adicione ou elimine fichas ao custo de cada item, de acordo com o "valor" do privilégio ou atividade para a criança.

6. O valor das fichas deve ser ensinado ou demonstrado para as crianças envolvidas (isto é, por meio de explicações de reforço sobre as fichas, acompanhadas de uma discussão sobre o tema) e os critérios iniciais para a conquista das fichas devem garantir o sucesso no início da tarefa. Uma criança pode ter como comportamento alvo a resolução de determinada porcentagem de problemas de matemática. A criança tipicamente completa algo em torno de 50-60% dos problemas de matemática. Uma taxa inicial de 50% dos problemas resolvidos pode ser o critério selecionado para os primeiros dias do programa.

7. As fichas são trocadas por privilégios em sala de aula pelo menos uma vez por dia. Entretanto, como regra, intervalos menores entre o recebimento das fichas e sua troca por reforços resultará em maior eficiência do programa. Embora as fichas possam servir como recompensas imediatas, com natureza provisória, elas podem perder seu valor como reforço se a troca por privilégios ocorrer muito depois de sua conquista.

8. A eficácia do programa de intervenção deve ser avaliada continuamente, com o uso de múltiplas medições do resultado. Com base nos resultados dessa avaliação contínua, novas metas comportamentais podem ser acrescentadas, metas mais antigas podem ser eliminadas ou modificadas e os privilégios podem ser revezados ou variados. Além disso, a entrega de fichas e o momento de sua troca podem ser

alterados. Procedimentos de custo da resposta (discutidos a seguir) também podem ser incorporados ao sistema quando alguma melhora no comportamento apropriado é conquistada mas os comportamentos diruptivos ou desatentos ainda são problemáticos.

9. Após a implementação inicial e a melhora no comportamento, diversos procedimentos adicionais podem ser necessários para garantir a generalização dos efeitos obtidos ao longo do tempo e para outros cenários. Em primeiro lugar, quaisquer situações problemáticas adicionais devem ser identificadas e selecionadas para a mudança por meio da implementação das estratégias citadas (isto é, etapas 2-8). É um erro presumir que basta obter um bom desempenho em determinada situação para que esse comportamento se generalize espontaneamente para outros contextos (Stokes & Baer, 1977). Em segundo lugar, o uso de fichas e reforços deve ser gradualmente descontinuado. Por exemplo, em vez de continuar oferecendo fichas após a execução bem-sucedida de cada etapa de uma tarefa acadêmica, o reforço deve ser fornecido contingente da execução de várias etapas primeiro e, depois, após a conclusão de toda a tarefa. Por fim, o sistema deve evoluir para um contrato de contingência, como você verá a seguir. Várias outras estratégias estão disponíveis na literatura profissional para melhorar a generalização e a manutenção dos ganhos com o tratamento (veja Horner, Dunlap & Koegel, 1988; Stokes & Osnes, 1989).

Contrato de Contingência

O contrato de contingência é uma técnica de manejo comportamental que envolve a negociação de um acordo entre um aluno e seu professor (DeRisi & Butz, 1975). Tipicamente, o contrato estipula os comportamentos desejados em sala de aula e as conseqüências disponíveis, contingentes do desempenho do aluno. Como ocorre com um programa de economia de fichas, metas específicas — acadêmicas e comportamentais — são identificadas para que a criança tenha acesso às atividades preferidas ou outras recompensas. O contrato geralmente envolve uma conexão direta entre comportamentos alvo e contingências primárias, em vez do uso de reforços secundários como fichas. Assim, pode haver um intervalo maior entre a demonstração do comportamento e o reforço do que ocorre com o programa de economia de fichas. A Figura 5.2 apresenta uma amostra de contrato.

Embora o contrato de contingência seja um procedimento relativamente simples, diversos fatores podem influenciar diretamente sua eficácia com a população com TDAH. Em primeiro lugar, a idade da criança é uma consideração importante. Procedimentos como contratos geralmente não têm sucesso com crianças menores de 6 anos, talvez devido à imaturidade de crianças pequenas em termos de seguir regras e à sua incapacidade de adiar o reforço durante longos períodos. Uma segunda consideração é a demora entre o comportamento exigido e a oferta do reforço. Por exemplo, um procedimento que exija que uma criança com 8 anos e diagnóstico de TDAH complete problemas de matemática com 80% de correção todos os dias por um período de uma semana antes de receber a recompensa está fadado ao fracasso. O momento em que ocorre a oferta do reforço é uma questão crucial na implementação de programas de manejo comportamental com crianças, especialmente quando existe o diagnóstico de TDAH. Para que a probabilidade de melhores resultados seja aumentada no exemplo dado, o acesso às atividades preferidas deve ser oferecido ao fim de um período bem-sucedido de trabalho ou no fim do dia escolar.

Eu, ____________________________, concordo com os seguintes itens:
(inserir nome do aluno)

1. **Completar todas as minhas tarefas de matemática e português com pelo menos 80% de respostas corretas antes da hora do almoço.**
2. **Dar a [inserir nome do professor] minha total atenção quando estiver falando com a classe inteira ou com o grupo no qual estou.**
3. **Permanecer quieto e seguir instruções quando fizer fila para o recreio, lanche e outras atividades.**
4. **Seguir todas as regras aplicáveis durante o recreio no pátio (por exemplo, nada de brigas).**

A cada dia em que eu fizer essas coisas, poderei escolher um dos seguintes:

1. **15 minutos no fim do horário escolar para jogar um jogo com um de meus colegas.**
2. **Usar o computador da sala de aula para trabalho ou para diversão durante 15 minutos.**
3. **Ajudar meu professor em algumas atividades fora da sala (levar lista de chamada à secretaria, por exemplo) ou dentro da sala de aula (recolher folhas de exercícios de matemática, por exemplo).**

Se eu tiver sucesso durante a semana, terei direito a uma recompensa especial no fim de semana com meus pais, como uma ida ao parque de diversões, um passeio de bicicleta, receber um amigo para almoçar ou jantar. Se eu não completar essas responsabilidades na sala de aula, perderei a oportunidade de praticar atividades livres diárias no horário programado para isso.

Concordo em cumprir este contrato da melhor maneira possível.

Assinado,

________________________ ________________________

Assinatura do aluno **Assinatura do professor**

Data: ________________________

FIGURA 5.2 Amostra de contrato de comportamento na sala de aula para um aluno com TDAH. Extraído de *ADHD in the Schools* (2ª Ed.) por George J. DuPaul e Gary Stoner. Copyright 2003, The Guilford Press. A permissão para a reprodução deste contrato é concedida aos compradores deste livro apenas para uso pessoal. Veja a página IV para mais detalhes.

A escolha dos comportamentos alvo e o modo como são incorporados em um programa de intervenção servem como importantes determinantes do sucesso de um contrato comportamental. Por exemplo, durante os estágios *iniciais* de um procedimento de contrato, deve-se ter o cuidado para evitar um número muito grande de metas, padrões de qualidade extremamente altos e a finalização de tarefas complexas (por exemplo, com múltiplas etapas). Para a criança com TDAH, esses tipos de exigências iniciais tendem a levar ao fracasso. Um enfoque preferível seria determinar alguns comportamentos ou produções simples para que a criança possa ter sucesso desde o início. Metas mais difíceis ou complexas poderiam ser incorporadas gradualmente nos contratos posteriores, de modo que os objetivos finais possam ser alcançados com o mínimo de fracassos ao longo do caminho.

Uma consideração final e importante para a criação de um contrato comportamental é a identificação de reforços apropriados. Com demasiada freqüência, os reforços identificados assumem a forma de atividades ou itens que o pessoal da escola presume ser atraente para as crianças. Suposições sobre as preferências de reforços das crianças com quem trabalhamos são um bom ponto de partida para a criação de contratos e procedimentos de manejo de contingência. Entretanto, as preferências podem ser bastante idiossincráticas e, assim, sugerimos a elaboração de "menus" de possíveis reforços. Sugerimos duas alternativas para isso. Em primeiro lugar, é aconselhável, especialmente com crianças mais velhas, negociar os privilégios possíveis diretamente com os estudantes. A negociação direta não apenas garante a identificação de reforços potentes, mas também recruta a cooperação e o investimento do aluno no processo contratual. Em segundo lugar, observações naturalistas permitem a identificação das atividades preferidas das crianças para uso como reforços. Essas observações podem incluir a identificação de comportamentos não relacionados às tarefas escolares (por exemplo, desenho, brincar com objetos na própria carteira escolar) nos quais a criança freqüentemente se engaja enquanto deveria estar realizando trabalhos independentes. Essa estratégia pode ser útil especialmente quando uma criança é incapaz de oferecer sugestões para recompensas.

Custo da Resposta

Estratégias de manejo de contingência que consistem apenas de procedimentos de reforço positivo raramente têm sucesso para a manutenção de níveis apropriados de comportamento social e acadêmico entre crianças com TDAH (Pfiffner & O'Leary, 1993). Na verdade, diversos estudos documentaram a eficácia do uso de penalidades leves após o comportamento inapropriado (isto é, não relacionado à tarefa) na promoção da mudança comportamental constante (Pfiffner & O'Leary, 1986; Pfiffner, O'Leary, Rosén & Sanderson, 1985; Rosen et al., 1984). Por exemplo, além de reprimendas cautelosas e redirecionamentos verbais, penalidades envolvendo a perda ou remoção de privilégios, pontos ou fichas (isto é, custo da resposta) contingentes do comportamento desatento e perturbador são comprovadamente úteis quando usadas em combinação com procedimentos baseados em reforço.

O uso concomitante de reforço por fichas e custo da resposta comprovadamente aumenta os níveis de comportamento relacionado à tarefa, a produtividade dos trabalhos em sala de aula e a exatidão acadêmica de crianças com TDAH (DuPaul, Guevremont & Barkley, 1992; Rapport et al., 1980, 1982). Em diversos casos, a melhora obtida na sala de aula era equivalente àquela conquistada com medicamentos estimulantes (Rapport et al., 1982). Rapport (1987a, 1987b), por exemplo, descreve um sistema de entrega de fichas que incorpora o custo da resposta. Aluno e professor recebem um porta-cartão ou um aparelho eletrônico que serve para exibir o total de pontos conquistados pela criança.[2] Os pontos podem ser conquistados pelo comportamento enquanto envolvido com trabalhos acadêmicos na carteira em um esquema de intervalos fixos e são deduzidos após incidentes de comportamento não relacionado à tarefa. O professor distribui ou deduz os pontos mudando o cartão no porta-cartão (ou pressionando um botão em um dispositivo de controle remoto). Com

2. Um sistema eletrônico de custo da resposta baseado nos protótipos usados nesta pesquisa é o Sistema de Treinamento da Atenção (*Attention Training System*, ou ATS). O ATS está disponível através da Gordon Diagnostics Systems, Inc., de DeWitt, Nova York (*www.gsi-add.com*).

esse sistema, os alunos mudam seus próprios cartões para que reflitam o do professor ou recebem/perdem pontos no aparelho eletrônico pelo mecanismo remoto controlado pelo professor. Portanto, a entrega e a dedução das "fichas" são feitas de modo remoto pelo professor, permitindo que ele ensine e/ou se envolva em atividades com outros alunos. Como ocorre com outros sistemas de fichas, na conclusão de um período de trabalho acadêmico, os pontos acumulados pela criança são trocados por reforços variados (por exemplo, uma atividade escolhida).

A eficácia da programação de custo da resposta pode ser ilustrada pelo exame das Figuras 5.3 e 5.4 de Rapport (1987a). Esses dados representam a resposta de um menino de 8 anos com TDAH a doses variadas de metilfenidato (Ritalina) e ao sistema de custo da resposta implementado em sua sala de aula. A Figura 5.3 mostra mudanças ligadas ao tratamento no comportamento relacionado à tarefa deste menino e as classificações dadas pela professora para sua conduta em sala de aula ao longo do ano escolar. Procedimentos de custo da resposta foram implementados de modo descontínuo (isto é, usando um esquema de múltiplas linhas-bases) durante as aulas de matemática e linguagem. Durante as condições de linha-base, este menino atentava para materiais pertinentes à tarefa durante uma média de 40-50% dos intervalos de observação. A implementação de procedimentos de custo da resposta levou a um aumento na freqüência do comportamento relacionado à tarefa para aproximadamente 90% dos intervalos de observação. Essa melhora na atenção foi semelhante ou, no caso de algumas dosagens, superior àquela observada com o metilfenidato. O custo da resposta também melhorou a conclusão de problemas acadêmicos deste menino em relação às condições da linha-base (veja a Figura 5.4). Na verdade, as melhoras na produtividade acadêmica foram superiores às obtidas com o metilfenidato. Portanto, procedimentos de custo da resposta podem ser usados para a melhora tanto da atenção relacionada à tarefa quanto do desempenho acadêmico.

Diversas questões devem ser consideradas com relação ao uso de procedimentos de custo da resposta. Por exemplo, o custo da resposta é uma forma de punição, e seu uso pode resultar em uma visão negativa de todo o sistema de fichas por parte da criança. Portanto, ao apresentar o programa e seus componentes para o aluno e o professor, deve haver uma ênfase sobre os aspectos positivos do programa (por exemplo, saliente que o aluno terá uma chance de ganhar pontos e recompensas por completar o trabalho corretamente). Além disso, devem ser feitos esforços iniciais e contínuos para ajustar e arranjar as contingências de modo que a criança ganhe mais pontos do que perde. Por exemplo, os alunos podem testar o sistema primeiro, engajando-se deliberadamente em comportamento não relacionado à tarefa para ver se perdem pontos. Para evitar que os professores sejam pegos em um "jogo de diminuir pontos" dessa espécie, recomendamos que as reduções de ponto não ocorram mais do que uma vez por minuto, não importando a freqüência do comportamento não relacionado à tarefa. Além disso, o professor deve ser instruído para afastar seu olhar da criança imediatamente após as reduções de pontos (Rapport, 1987b). Por fim, o total de pontos de uma criança jamais deve cair abaixo de 0; quando o total for 0, todos os comportamentos perturbadores e não relacionados à tarefa devem ser ignorados. Se totais de 0 forem uma ocorrência comum, as contingências terão de ser revisadas para que as reduções de pontos não ocorram no caso de infrações pequenas. Depois que a criança começa a ter sucesso e já se envolveu com o sistema, os critérios para reduções de pontos podem tornar-se mais rígidos, em um esforço para melhorar ainda mais o comportamento e o desempenho na sala de aula.

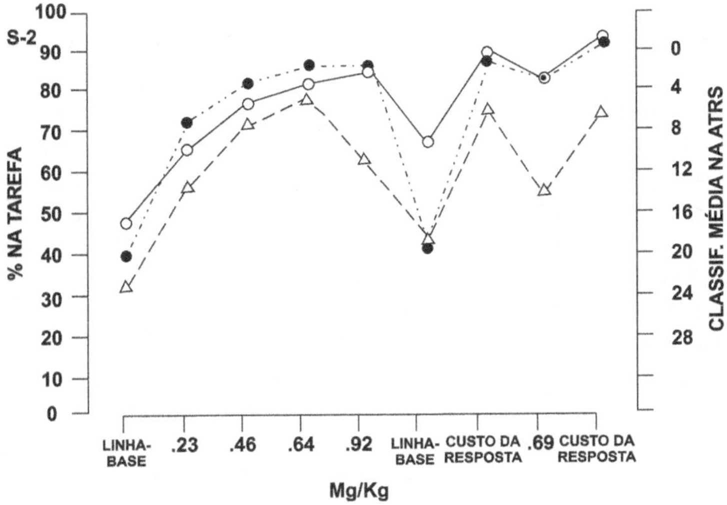

FIGURA 5.3 Porcentagem média de intervalos de comportamento relacionado à tarefa em várias áreas acadêmicas (círculos fechados = matemática; círculos abertos = linguagem) e condições experimentais. A ordenada à direita representa o comportamento social avaliado pelo professor (triângulo aberto = Escala Conners Abreviada de Avaliação para Professores, ATRS), na qual o número torna-se menor à medida que a criança melhora. Extraído de Rapport (1987a). Copyright 1987 por John Wiley & Sons. Reimpresso com permissão.

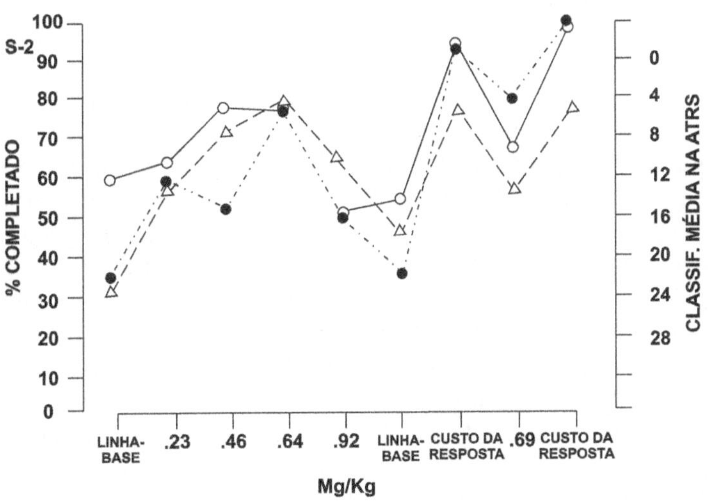

FIGURA 5.4 Porcentagem média de problemas diários completados em diferentes áreas acadêmicas (círculos fechados = matemática; círculos abertos = linguagem) e condições experimentais. A ordenada à direita representa o comportamento social avaliado pelo professor (triângulo aberto = Escala Conners Abreviada de Avaliação para Professores, ATRS), na qual o número torna-se menor à medida que a criança melhora. Extraído de Rapport (1987a). Copyright 1987 por John Wiley & Sons. Reimpresso com permissão.

Tempo de Afastamento do Reforço Positivo

Outro tipo de estratégia de punição leve que pode ser apropriado para uso em sala de aula consiste em várias formas de afastamento do reforço positivo. O tempo de afastamento do reforço positivo, como o nome implica, envolve a restrição do acesso da criança ao reforço positivo (por exemplo, atenção do professor ou dos colegas). Uma adaptação dos procedimentos de Barkley (1987) criados para uso dentro de casa pode ser mais aplicável. Para serem eficazes, os procedimentos de afastamento devem ser: (1) implementados apenas quando há um ambiente reforçador do qual a criança pode ser removida; (2) implementados quando a função do comportamento diruptivo da criança é obter atenção do professor ou dos colegas; (3) implementados rapidamente, após uma infração das regras; (4) aplicados com constância; e (5) empregados pelo menor tempo possível (por exemplo, 1-5 minutos) comprovadamente eficaz. A ausência de reforço disponível é a principal característica que determina a efetividade desse procedimento, *não* a quantidade de tempo gasto no afastamento em si. Para que a criança seja removida para uma área e cumpra o período de afastamento, esse local deve situar-se em um ponto relativamente sem atrativos na sala de aula (*não* em uma sala separada, armário, despensa ou corredor) para permitir o monitoramento das atividades da criança. Os critérios para terminar o período de afastamento incluem: (1) um período de afastamento suficientemente longo para ser eficiente (isto é, 1 minuto para cada 2 anos de idade da criança); (2) a exigência de um período curto de comportamento calmo e não perturbador antes de seu término; e (3) disposição expressa da criança para corrigir, consertar ou compensar o mau comportamento que levou à contingência do afastamento. Por fim, as crianças que saem da área do afastamento sem permissão devem ter esse período estendido em um valor fixo em termos de minutos para cada violação, ou perder pontos ou fichas se um sistema de fichas também está sendo usado.

Como ocorre com o custo da resposta, é imperativo que procedimentos restritivos, como o afastamento, sejam empregados apenas no contexto de um programa de reforço positivo já em andamento. Além disso, as contingências de afastamento devem ser uma intervenção de último recurso após a implementação de uma hierarquia de procedimentos de manejo comportamental positiva e menos restritiva. Por exemplo, o comportamento inapropriado levaria inicialmente a reprimendas breves e leves, seguido do custo da resposta, com afastamento subseqüente com a cabeça baixada sobre a mesa e, depois, afastamento em um cantinho da sala. Comportamentos diruptivos mais graves (por exemplo, brigas físicas) devem levar à aplicação imediata de procedimentos de afastamento mais restritivos ou a outros procedimentos coerentes com as regras da sala de aula ou da escola. Quando usados, os procedimentos de afastamento precisam ser monitorados com muita atenção, já que não são considerados estratégias de manejo viáveis para a aplicação constante e devem ser vistos como uma técnica de redução comportamental para uso no curto prazo.

Contingências para Uso em Casa

Procedimentos de manejo de contingência para uso em casa, baseados no comportamento e/ou no desempenho acadêmico da criança na escola, podem ser usados como um suplemento eficiente dos sistemas de mudança comportamental baseados em sala de aula. Esses procedimentos apresentam várias características benéficas. Em primeiro lugar, a criança recebe diariamente um *feedback* direto dos professores quanto a seu desempenho em várias áreas do funcionamento em sala de aula. Em segundo lugar, os pais recebem informações diárias sobre o desempenho da criança em sala de aula, o que proporciona um fórum contínuo para a comunicação entre pais e professores. Para crianças com dificuldades em sala de aula, esse esquema de comunicação é preferível a ter de esperar por uma conferência com o professor ou pelo boletim. Por fim, o sistema contorna algumas das limitações práticas (por exemplo, faixa restrita de possíveis atividades de reforço) dos sistemas de manejo de contingência baseados em sala de aula porque envolve os pais na oferta de reforço ao comportamento que ocorre na escola.

Um exemplo de programa de reforço para uso em casa para uma criança com TDAH foi proposto por DuPaul (DuPaul, Guevremont & Barkley, 1991) e emprega um cartão de registro diário semelhante ao exibido na Figura 5.5. Para cada criança, diversas metas de comportamento são identificadas, tais como prestar atenção nas atividades realizadas em classe, completar trabalhos distribuídos, oferecer respostas corretas e seguir as regras. Os objetivos específicos devem variar em relação aos problemas apresentados pelo aluno (por exemplo, interações com colegas podem servir como alvo, se a criança está propensa a discutir e a brigar com companheiros). As colunas do cartão podem ser usadas para transmitir informações entre diferentes matérias ou períodos do dia escolar. Assim, se a criança tem mais de um professor, todos podem participar. O professor fornece a classificação (em uma escala de 5 pontos que vai de "excelente" a "terrível") do desempenho da criança na área apropriada do cartão, anota suas iniciais e fornece comentários, se necessário. As classificações e os comentários são feitos a tinta para evitar alterações pela criança. O aluno é responsável por entregar o cartão a cada professor e por trazê-lo de casa todos os dias.

Dado o uso de classificações quantitativas, as notas da escola e de casa podem ser usadas dentro de um sistema de economia de fichas baseado na casa da criança. Por exemplo, o professor oferece classificações quantitativas do desempenho em cada área visada, como discutido anteriormente. Quando o cartão é levado para casa, os pais discutem brevemente as classificações positivas e negativas com a criança. Depois, valores em pontos são atribuídos aos números no cartão e somados para formar o total líquido de pontos conquistados naquele dia. Por exemplo, cada classificação de "1" pelo professor pode ser convertida em 25 pontos, cada classificação de "2" pode valer 15 pontos e de "3" pode valer 5 pontos. Classificações de "4" ou "5" resultam na dedução de 15 e 25 pontos, respectivamente. Para produzir uma mudança comportamental positiva, um programa de reforço por fichas para uso em casa deve ser arranjado de modo que esses pontos possam levar à "compra" de reforços (por exemplo, privilégios em casa, tempo para ver TV, passar a noite na casa de um amigo). Como ocorre com outros programas de fichas, a eficiência desse sistema depende de seu valor motivacional e da disponibilidade de uma variedade de reforços.

CARTÃO DIÁRIO DE AVALIAÇÃO DO ESTUDANTE

NOME________________________ DATA________

Por favor, avalie esta criança em cada uma das áreas relacionadas abaixo quanto ao desempenho da criança na escola hoje, usando classificações de 1 a 5. 1 = excelente, 2 = bom, 3 = razoável, 4 = fraco, 5 = terrível ou não fez os trabalhos.

	PERÍODOS / MATÉRIAS					
ÁREA	**1**	**2**	**3**	**4**	**5**	**6**
Participação						
Trabalho na sala de aula						
Trabalhos entregues						
Interação com outras crianças						
Iniciais do professor						

Faça comentários no verso, se necessário.

FIGURA 5.5 Cartão de registro diário para uso em um programa de reforço para TDAH para uso em casa. Extraído de Barkley (1990). Copyright 1990 por The Guilford Press. Reimpresso com permissão.

Kelley (1990) cobre esse tema amplamente em um de seus textos que aborda o desenvolvimento e uso do que ela chama de "anotações escola-casa" como um modo de comunicação entre pais, professores e crianças. Uma variedade de anotações feitas na escola e em casa é apresentada em seu texto, e todas podem ser adaptadas para uso com alunos que exibem comportamentos relacionados ao TDAH. Uma anotação escola-casa que poderia ser usada no tratamento de um aluno com TDAH no nível secundário é exibida na Figura 5.6. Há uma grande ênfase sobre a realização dos trabalhos escolares e as notas nas provas, nesse nível. Além disso, o professor pode alertar os pais sobre as próximas tarefas com regularidade. No nível secundário, os professores normalmente preferem completar as anotações escola-casa semanalmente, em vez de todos os dias.

Diversos fatores podem limitar a efetividade dos programas de reforço em casa (Rapport, 1987a). Um problema importante desse sistema é que ele envolve, por definição, uma demora na oferta do reforço. Uma vez que as crianças com TDAH têm dificuldade para adiar o reforço (Barkley, 1998), os reforços baseados em casa podem ser menos poderosos em relação às contingências baseadas em sala de aula, que estão ligadas aos comportamentos de interesse de modo mais direto. Essa questão é particularmente importante no trabalho com crianças com menos de 6 anos de idade. Em segundo lugar, o pessoal da escola tem meios limitados para avaliar a implementação dos procedimentos por parte dos pais. Por fim, quando os reforços são usados em casa, os pais devem ser desencorajados a usar apenas recompensas materiais, que podem perder parte de sua potência durante longos períodos de tempo. Os profissionais devem ajudá-los a desenvolver uma gama de reforços potenciais de natureza social, material ou ligada a uma atividade. Esses reforços devem ser importantes para a criança e estar prontamente disponíveis em casa ou na comunidade. Além disso, devem ser baratos, se envolverem custo financeiro, e revezados regularmente para evitar o tédio com "as mesmas recompensas de sempre". É particularmente importante usar reforços vistos como "necessidades" pela criança (por exemplo, assistir TV, usar o videogame, andar de bicicleta), em vez de supérfluos, sem os quais a criança poderia viver (por exemplo, ir a um restaurante favorito ou ao parque de diversões).

Em virtude das limitações dos sistemas de comunicação entre a escola e a casa da criança, enumeradas anteriormente, vale a pena revisarmos os fatores que melhoram a eficácia das contingências baseadas na casa da criança com TDAH. Esses fatores são relacionados na Tabela 5.3.

Em primeiro lugar, as metas diárias e semanais devem ser especificadas de modo positivo. Como observado anteriormente, para passarem no "teste do morto", os comportamentos alvo precisam envolver a execução ativa das responsabilidades na sala de aula (por exemplo, conclusão de trabalhos) em vez da ausência do comportamento inapropriado.

ANOTAÇÃO ESCOLA-CASA

Nome Ricardo **Data** 20/10
MATÉRIA: Matemática

Estava preparado para a aula	**Sim**	**Não**	**N/D**	**Lição de casa:**
Usou bem o tempo em sala de aula	**Sim**	**Não**	**N/D**	**Teste na sexta sobre**
Entregou lição de casa	**Sim**	**Não**	**N/D**	**Capítulo 3**

Nota da lição de casa/Prova: F D C B A ND Iniciais do professor: WJ
Comentários: Parece estar prestando mais atenção e usando bem seu tempo.

MATÉRIA: Estudos Sociais

Estava preparado para a aula	**Sim**	**Não**	**N/D**	**Lição de casa:**
Usou bem o tempo em sala de aula	**Sim**	**Não**	**N/D**	**Resolver questões**
Entregou lição de casa	**Sim**	**Não**	**N/D**	**1-10 p. 113**

Nota da lição de casa/Prova: F D C B A ND Iniciais do professor: MS
Comentários: Não trouxe livro-texto; falou muito durante a aula.

MATÉRIA: Inglês

Estava preparado para a aula	**Sim**	**Não**	**N/D**	**Lição de casa:**
Usou bem o tempo em sala de aula	**Sim**	**Não**	**N/D**	**Nenhuma**
Entregou lição de casa	**Sim**	**Não**	**N/D**	

Nota da lição de casa/Prova: F D C B A ND Iniciais do professor: JH
Comentários: Participou bastante na aula, hoje.

Comentários dos pais: Sra. Samantha, Ricardo diz que entregou a lição de casa. Poderia fazer o favor de conferir novamente com ele?

FIGURA 5.6 Resumo de anotação escola-casa usada com alunos das últimas séries do ensino fundamental ou do segundo grau escolar. (Esta anotação foi completada por Ricardo, seus professores e seus pais). Extraído de Kelley (1990). Copyright por The Guilford Press. Reimpresso com permissão.

Em segundo lugar, metas acadêmicas e comportamentais são incluídas. Para que as chances de sucesso inicial sejam aumentadas, devemos incluir um ou dois objetivos que a criança possa conquistar facilmente. Isso servirá para envolvê-la e fazê-la cooperar com o sistema antes de um aumento nos padrões ou expectativas de desempenho.

É importante, ainda, empregar apenas alguns objetivos de cada vez, de modo que o aluno e o professor não sejam sobrecarregados com o sistema. Além disso, o *feedback* do professor sobre o desempenho da criança deve ser quantitativo. Embora declarações qualitativas possam ser informativas, elas com freqüência são vagas e não específicas (por exemplo, "Joãozinho teve um dia bom hoje").

O *feedback* é oferecido em termos de matéria ou período de aula. Isso proporciona ao aluno informações específicas sobre o desempenho, permite um *feedback* mais freqüente e evita a perda de motivação quando a criança passa por dificuldades na primeira parte do dia. Nesta última situação, se as anotações no cartão de registro diário se baseassem no desempenho durante todo o período de aula, provavelmente a criança ainda obteria avaliações ruins, mesmo que seu comportamento tivesse melhorado ao longo do dia escolar. A comunicação entre a escola e a casa da criança ocorre com freqüência diária ou semanal para facilitar a oferta de reforço constante.

A hierarquia de privilégios em casa, no curto e longo prazo, é diretamente vinculada às avaliações feitas pelo professor no cartão de registro diário. É improvável que uma criança com TDAH exiba melhora na ausência de reforço externo.

Os pais devem envolver-se no planejamento do programa de comunicação entre a casa e a escola para garantir que compreendam e cooperem com os procedimentos. Crianças mais velhas e adolescentes devem ser incluídos no planejamento do programa pelas mesmas razões.

Por fim, objetivos e procedimentos devem ser modificados continuamente, de acordo com o progresso ou falta de progresso do aluno.

TABELA 5.3 Componentes de Programas Eficazes de Comunicação Casa-Escola

1. Objetivos diários e/ou semanais são estabelecidos de modo positivo.
2. Objetivos acadêmicos e comportamentais são incluídos.
3. Um número pequeno de objetivos é selecionado como alvo de cada vez.
4. O professor oferece *feedback* quantitativo sobre o desempenho do aluno.
5. O *feedback* é oferecido por matéria ou períodos de aula.
6. A comunicação é feita com regularidade (diária ou semanalmente).
7. As contingências usadas em casa estão vinculadas ao desempenho na escola. São utilizadas conseqüências tanto no curto quanto no longo prazo.
8. A cooperação e o envolvimento dos pais são solicitados antes da implementação.
9. O aluno pode gerar idéias sobre objetivos e contingências, particularmente se estiver no fim da escola elementar ou no segundo grau escolar.
10. Objetivos e procedimentos são modificados, se necessário.

Uma outra possível intervenção mediada pelos pais diz respeito à oferta, por parte destes, de apoio acadêmico aos filhos. Por exemplo, Hook e DuPaul (1999) avaliaram os efeitos de uma intervenção de *ensino pelos pais* para quatro alunos com

TDAH de segunda e terceira séries que exibiam dificuldades de leitura. Os pais foram treinados para monitorar a leitura dos filhos usando textos oferecidos pelos professores dessas crianças. Esse ensino pelos pais foi implementado durante um período de 4 a 8 semanas, usando uma linha-base múltipla entre os participantes da experiência. A aquisição da leitura foi avaliada em casa e na escola, com o uso de testes breves de leitura baseados no currículo e administrados duas vezes por semana durante as fases do experimento. Todas as quatro crianças apresentaram ganhos na leitura nos testes baseados em casa, com melhoras mais variáveis sendo vistas nos testes de leitura baseados na escola. Os resultados indicaram que o ensino pelos pais pode ser uma intervenção promissora para a melhora da capacidade de leitura para algumas crianças com TDAH, particularmente quando os pais demonstram envolvimento na educação dos filhos.

Em resumo, estratégias mediadas pelos pais, particularmente sistemas de contingência para uso doméstico, podem ser eficientes para a melhora do desempenho escolar, especialmente quando usadas para suplementar procedimentos de mudança comportamental em sala de aula (por exemplo, para cobrirem períodos do dia escolar em que estes últimos procedimentos não estão em efeito). Os estudantes que exibem comportamentos relacionados ao TDAH com menor gravidade provavelmente são mais sensíveis a programas que envolvem a comunicação entre casa e escola. Como ocorre com outras estratégias de manejo de contingências, a atenção aos detalhes ligados à identificação de comportamentos alvo e reforços, a ligação entre os dois e o monitoramento e manejo do sistema para garantir sua integridade serão críticos para o sucesso.

Avaliação do Comportamento Funcional

As estratégias de manejo da contingência discutidas anteriormente concentram-se na modificação de comportamentos alvo principalmente por meio da manipulação de conseqüências após a ocorrência do problema visado e dos comportamentos apropriados. Sob uma perspectiva clínica, esses procedimentos concentram-se na aparência de um comportamento, ou em sua topografia, em vez de na função do comportamento para a criança afetada. Avanços técnicos recentes no manejo do comportamento em sala de aula, contudo, salientam a ligação da intervenção com uma avaliação da função comportamental.

Estratégias de avaliação funcional incluem entrevistas, observações e manipulações ambientais (por exemplo, mudança na arrumação das cadeiras) que visam identificar variáveis ambientais que precedem de forma previsível os comportamentos problemáticos ou a eles se seguem da mesma forma. Em uma formulação analítica do comportamento, essas variáveis supostamente levam à ocorrência do comportamento problemático ou o promovem, no caso das variáveis precedentes. E no caso de ocorrerem confiavelmente após o comportamento problemático, supõe-se que as variáveis reforçam ou mantêm esse comportamento (veja Nelson et al., 1998; O'Neil, Horner, Albin, Storey & Spreague, 1997).

Entender os fatores que mantêm os comportamentos problemáticos e as situações que parecem iniciar ou ativar tais comportamentos é um primeiro passo essencial para a individualização das intervenções (DuPaul et al., 1997). Por exemplo, considere o comportamento diruptivo na sala de aula (por exemplo, perturbações verbais, falar fora de hora) de determinado aluno. Presuma que sabemos que o comportamento é ocasionado pela instrução de novos conteúdos de matemática pelo professor. É altamente provável, nessas circunstâncias, que o comportamento perturbador da criança seja motivado pelo desejo de evitar e/ou escapar da instrução de matemática. Aqui, portanto, uma intervenção potencial poderia envolver a oferta de auxílio do professor no começo da atividade, para garantir que as regras e expectativas serão entendidas, que o aluno possui todos os materiais necessários para participar da instrução e que ele é capaz de ver e ouvir claramente o que a professor está ensinando. Isso seria uma estratégia preventiva, ou proativa.

Alternativamente, considere o mesmo aluno e o mesmo comportamento, mas uma formulação diferente do problema. Suponha, por exemplo, que o comportamento perturbador do aluno resulta confiavelmente em atenção do professor (por exemplo, "William, por favor, pare de perturbar. Você não se lembra das regras da nossa sala?"). Essas circunstâncias poderiam levar a uma hipótese de que o comportamento diruptivo de William está sendo reforçado pela atenção social que o professor lhe dedica. Pelo menos um componente de um enfoque "funcional" à intervenção incluiria estratégias de manejo comportamental visando reforçar um comportamento alternativo que produziria o mesmo tipo de reforço – neste caso, a atenção do professor. Por exemplo, o professor poderia usar uma estratégia que incluísse a oferta de atenção contingente de William responder apropriadamente a uma questão apresentada e/ou manter, de algum outro modo, a atenção apropriada à lição, e de não lhe dar atenção quando o comportamento diruptivo ocorrer.

Uma vez que a função do comportamento da criança seja identificada, é possível criar-se uma intervenção que leve a um comportamento equivalente em termos funcionais. Intervenções com equivalência funcional proporcionam acesso às conseqüências desejadas contingente do comportamento apropriado, em vez do comportamento problemático. As conexões entre funções comportamentais e possíveis intervenções com equivalência funcional são exibidas na Figura 5.7. Por exemplo, se a criança se envolve em comportamento diruptivo na sala de aula para obter a atenção do professor, então a intervenção deve fazer com que a atenção do professor seja contingente apenas da exibição do comportamento apropriado, enquanto o comportamento diruptivo é ignorado (isto é, reforço diferencial do comportamento incompatível). Presume-se que intervenções baseadas na função serão mais eficientes que estratégias implementadas com base em dados diagnósticos mais amplos e/ou no enfoque de tentativa e erro. Além disso, uma vez que intervenções baseadas na função oferecem acesso às conseqüências desejadas, essas estratégias supostamente resultarão na manutenção dos resultados ao longo do tempo.

Com base em uma formulação dessa espécie, Ervin, DuPaul, Kern e Friman (1998) usaram estratégias de avaliação funcional para orientar o desenvolvimento de intervenções baseadas em sala de aula para quatro adolescentes com diagnóstico de TDAH. Para dois deles, as intervenções usadas foram ligadas a problemas que, hipoteticamente, serviam às funções de fuga das tarefas escritas e acesso à atenção dos colegas, respectivamente. O primeiro estudante recebeu permissão para completar as tarefas escritas usando um computador, em vez de escrever à mão – o comportamento problemático era, supostamente, motivado para a fuga. O segundo estudante recebeu atenção dos colegas, contingente da exibição de comportamento relacionado à tarefa – supostamente, o comportamento problemático era mantido pela atenção dos colegas. Os resultados desse trabalho sugeriram que as intervenções em sala de aula baseadas em estratégias de avaliação funcional resultavam em melhoras significativas no comportamento relacionado à tarefa para ambos os alunos.

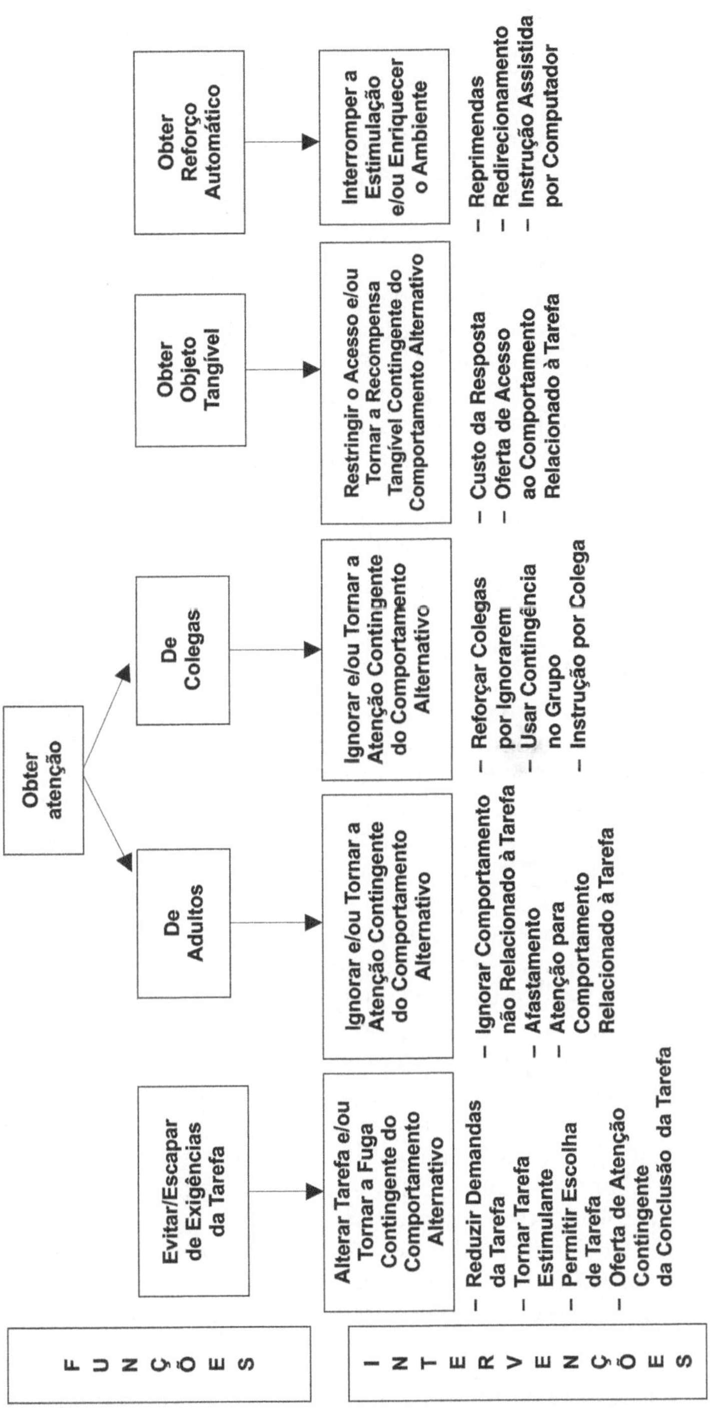

FIGURA 5.7 Possíveis funções para o comportamento da criança e intervenções associadas. Extraído de DuPaul e Ervin (1996). Copyright 1996 por Association for Advancement of Behavior Therapy. Reimpresso com permissão.

ESTRATÉGIAS DE AUTOMANEJO

Um objetivo primário do tratamento para TDAH é permitir que o aluno desenvolva níveis adequados de autocontrole. Este termo implica que uma criança exibirá comportamentos sociais e acadêmicos apropriados à idade de modo independente (isto é, com um mínimo de acomodação por parte do ambiente). Embora este seja um objetivo desejável do tratamento, sua conquista é bastante difícil na prática, dada a natureza crônica e multifacetada do TDAH. Intervenções de automanejo para o TDAH são formadas por estratégias que incorporam o automonitoramento, o auto-reforço e/ou a auto-instrução (Barkley, 1989). Essas estratégias, especialmente aquelas que incorporam a auto-instrução, são chamadas, ocasionalmente, de *intervenções cognitivo-comportamentais,* dada sua ênfase sobre a mudança no pensamento, comportamento e interação das crianças. Nos últimos anos, as intervenções de automanejo tornaram-se mais populares no tratamento de uma variedade de dificuldades na sala de aula, incluindo o TDAH (veja Shapiro & Cole, 1994). Em geral, apesar de seu aparente potencial para o alívio dos sintomas de TDAH, essas intervenções, particularmente o treinamento para a auto-instrução, não têm um sucesso generalizado (Abikoff, 1985). Ainda assim, revisaremos os achados relevantes para os enfoques de automonitoramento e auto-reforço enumerados, enquanto salientamos os procedimentos relevantes para os profissionais.

Automonitoramento

As crianças podem aprender a observar e registrar a ocorrência de seus próprios comportamentos. Por exemplo, uma criança com TDAH pode aprender a reconhecer e registrar ocorrências de comportamento relacionado à tarefa durante o trabalho acadêmico. Tipicamente, um estímulo auditivo ou visual (por exemplo, um alerta vindo de um gravador, um sinal de mão do professor) é usado periodicamente durante determinado período de tempo para sinalizar que a criança precisa observar seu comportamento naquele instante.[3] A criança então anota se seu comportamento estava ligado à tarefa em uma folha ou gráfico afixado em sua mesa. Esse tipo de automonitoramento pode ser usado sozinho ou, mais comumente, em combinação com outros procedimentos de automanejo. Embora essa intervenção não tenha sido muito estudada com crianças diagnosticadas com TDAH, ela comprovou que os comportamentos relacionados à atenção aumentam em função do automonitoramento, especialmente quando combinados com auto-reforço ou reforço externo (por exemplo, Barkley, Copeland & Sivage, 1980). Além disso, algumas pesquisas indicam que pode ser mais eficiente fazer com que a criança monitore a execução e/ou exatidão da tarefa do que apenas observar se estava ou não atenta à tarefa (por exemplo, Lam, Cole, Shapiro & Bambara, 1994).

O automonitoramento pode ser uma intervenção particularmente viável para adolescentes com TDAH, especialmente quando há preocupação com as habilidades organizacionais. Por exemplo, Gureasko-Moore, DuPaul e White (em produção)

3. Um método menos intrusivo para sinalizar o automonitoramento está disponível por meio do uso de um dispositivo vibratório preso à roupa da criança. Este dispositivo, chamado MotivAider, pode ser programado para sinalizar de tempos em tempos. O MotivAider está disponível na Behavioral Dynamics, Inc., P.O. Box 66, Thief River Falls, MN 56701. Você também pode obter informações sobre o produto na Internet, em www.habitchange.com/index.html.

avaliaram o uso de uma estratégia de automonitoramento para três alunos de sétima série com TDAH. Todos os participantes apresentavam, de acordo com os professores, problemas significativos para se preparar e se organizar para a aula (por exemplo, levar o livro correto para a aula, lápis e cadernos). Uma lista de conferência para comportamentos preparatórios foi elaborada para cada aluno por seu professor. A lista foi usada para determinar a porcentagem de etapas preparatórias completadas nas fases experimentais, no contexto de um esquema de múltiplas linhas-base e entre os participantes. Ao seguir uma fase inicial, uma psicóloga escolar ofereceu um breve treinamento sobre automonitoramento para cada participante. Todos os três estudantes demonstraram ganhos substanciais na porcentagem de etapas completadas em função do automonitoramento (veja a Figura 5.8). Na verdade, várias semanas depois, os estudantes já completavam quase 100% dos comportamentos preparatórios necessários de modo constante, mesmo sem lembretes ou reforço externo.

Auto-reforço

A intervenção de automanejo mais promissora para o TDAH exige que os estudantes não apenas monitorem seu comportamento, mas também avaliem e reforcem seu próprio desempenho (Barkley, 1989). Na verdade, alguns estudiosos consideram a combinação de automonitoramento e auto-reforço eficaz para a melhora do comportamento relacionado à tarefa, da correção nos trabalhos realizados e das interações com colegas para estudantes com TDAH (Barkley et al., 1980; Hinshaw, Henker & Whalen, 1984). Esses efeitos aumentam quando medicamentos estimulantes são usados em combinação com os procedimentos (Barkley, 1989).

Estratégias de auto-reforço podem ser particularmente úteis para problemas relacionados ao TDAH em duas situações. Um estudante pode aprender a monitorar e reforçar seu próprio comportamento enquanto descontinua o uso de um programa de manejo de contingência externo (Barkley, 1989). A premissa é de que a mudança comportamental positiva será mantida apesar da redução no *feedback* do professor ou de outras formas de reforço. Naturalmente, os reforços (por exemplo, privilégios em sala de aula ou em casa) *devem* ser usados enquanto o monitoramento e o *feedback* por parte do professor são descontinuados. A descontinuação dos reforços deve ser realizada durante um longo período de tempo. Uma segunda situação na qual o auto-reforço é um tratamento adequado para o TDAH é no nível secundário, quando professores e estudantes relutam em utilizar procedimentos de manejo de contingência. Portanto, o automanejo pode ser uma intervenção mais aceitável na escola secundária e, portanto, mais propensa a ser implementada de modo constante.

Um exemplo de procedimentos de automonitoramento e auto-reforço úteis para o alívio dos sintomas de TDAH baseia-se no trabalho de Rhode, Morgan e Young (1983), que usaram essas estratégias para facilitar a educação de seis alunos do ensino fundamental com "deficiências comportamentais". Os estágios iniciais do programa envolvem o uso de um programa de reforço por fichas e *feedback* verbal por parte do professor, com base em avaliações do comportamento dos alunos pelo professor durante intervalos específicos na sala de aula. As classificações usam uma hierarquia de critérios de 6 pontos, como demonstrado na Tabela 5.4. Podem ser feitas avaliações separadas para o desempenho comportamental e o acadêmico usando-se esse sistema. Os pontos concedidos pelo professor são trocados por reforços na escola ou em casa, como na economia de fichas, que já vimos.

Porcentagem de Comportamentos de Preparação para a Aula (na vertical)

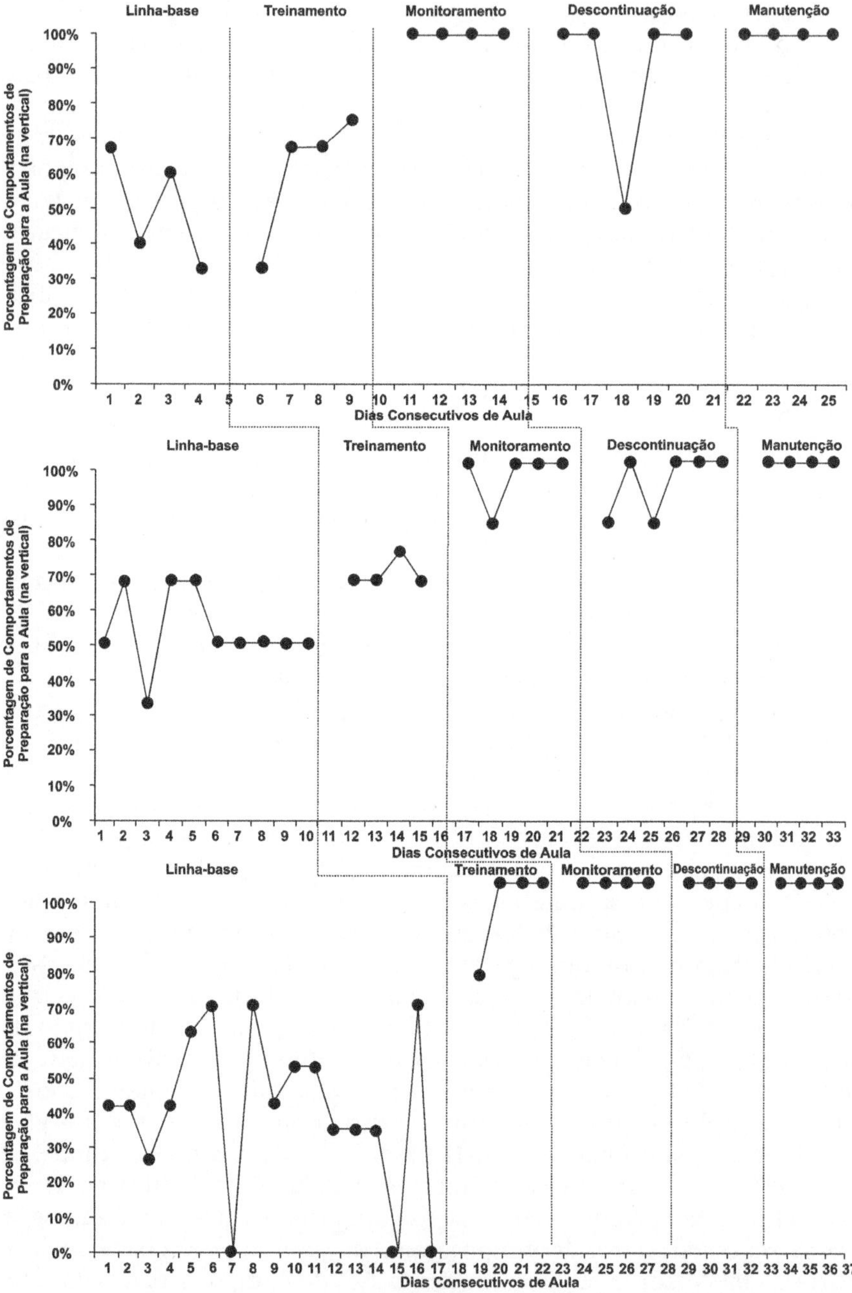

FIGURA 5.8 Porcentagem de comportamentos de preparação para as aulas de três adolescentes com TDAH que receberam treinamento para automonitoramento. Extraído de Gureasko-Moore, DuPaul e White (em produção). Copyright por Sage Publications, Inc. Reimpresso com permissão.

Depois de exibir ganhos comportamentais e/ou acadêmicos, o estudante é treinado para avaliar seu próprio comportamento usando os critérios exibidos na Tabela 5.3. Nesse estágio, as avaliações feitas pelo professor continuam sendo usadas para determinar o número de pontos conquistados pelo aluno. Além disso, o estudante pode ganhar um ponto extra se sua auto-avaliação for exatamente igual à do professor. Se sua auto-avaliação se desvia mais que um ponto daquela feita pelo professor, o aluno não ganha pontos para aquele intervalo. Portanto, as contingências estão associadas à melhora comportamental *e* à classificação do próprio desempenho de modo semelhante à avaliação feita pelo professor.

Ao longo do tempo, as classificações feitas pelo professor são gradualmente descontinuadas, de modo que as avaliações do aluno são o principal mediador para o recebimento de reforço. Isso é facilitado por meio (1) do uso de "desafios para igualar a avaliação", aleatórios e periódicos; e (2) da redução gradual na freqüência desses desafios. Por exemplo, a redução inicial nas avaliações pelo professor pode envolver o desafio de igualar a avaliação que ocorre a cada dois dias, em média. Depois, essas tentativas de igualar a avaliação pelo professor são feitas a cada três dias, uma vez por semana e uma vez a cada quinze dias, em média. Se, em qualquer momento, o desempenho do aluno deteriora-se e/ou o professor suspeita que o aluno está "inflacionando" suas avaliações, os desafios são realizados com maior freqüência.

No programa descrito por Rhode e colegas (1983), os estudantes terminaram usando apenas auto-avaliações, sem reforços. Isso levou à manutenção de melhoras comportamentais significativas nos contextos de salas de aula regular e de educação especial. Esse sistema de auto-reforço foi estendido a crianças com TDAH e transtornos diruptivos relacionados em cenários de educação elementar (Hoff & DuPaul, 1998), secundária (Shapiro, DuPaul & Bradley, 1998) e superior (Smith, Young, Nelson & West, 1992). Portanto, parece que variações desse programa podem ser aplicáveis no tratamento de comportamentos relacionados ao TDAH em uma ampla faixa etária. Ainda assim, é importante notar que uma variável fundamental que influencia o sucesso desses procedimentos é o uso continuado de reforços externos contingentes das avaliações do estudante. Provavelmente, a eficiência dessa intervenção não se manteria se o reforço fosse reduzido ou eliminado mais cedo na seqüência de etapas do programa.

Os criadores de intervenções de automanejo precisam ter em mente que crianças com TDAH muitas vezes não têm a capacidade de julgar seus próprios comportamentos. Uma vez que elas podem apresentar uma tendência para recordar seus comportamentos positivos e não reconhecer os comportamentos problemáticos que afetam suas avaliações, uma breve discussão ou lembrete sobre os comportamentos que levaram a uma classificação mais baixa pode ser útil (Hinshaw & Melnick, 1992). O planejamento de um sistema de automanejo em sala de aula para uma criança com TDAH envolveria instruções para que o aluno aprenda a usar o sistema, o fornecimento de descrições claras dos comportamentos esperados e a criação de uma lista de privilégios que o aluno gostaria de conquistar. O objetivo desse sistema é treinar a criança para monitorar seu próprio comportamento na sala de aula, sem lembretes constantes pelo professor.

ESTRATÉGIAS EFICIENTES DE ENSINO

Além dos benefícios documentados das estratégias de manejo da contingência, os estudantes com TDAH tendem a se beneficiar de estratégias de manejo comportamental orientadas para a prevenção e de estratégias de manejo na sala de aula. Além disso, crianças com este transtorno podem necessitar de instrução suplementar ou aulas de recuperação que visem melhorar suas habilidades acadêmicas básicas, aprendizagem e estudo. Em geral, a melhora das dificuldades em sala de aula vivenciadas por esses alunos deveria envolver múltiplos enfoques de prevenção e intervenção, incluindo (1) ensino ativo e contínuo de regras, rotinas e expectativas sobre o comportamento apropriado na sala de aula; (2) gradação de práticas e contingências para apoiar as regras, rotinas e expectativas; (3) mudanças nas rotinas de instrução e nos currículos para melhorar as taxas de aprendizagem; (4) monitoramento contínuo do progresso em áreas de habilidades básicas (isto é, leitura, escrita, matemática e soletração); e (5) ensinar os alunos a serem competentes na organização e no estudo de materiais acadêmicos.

Ao analisarmos a aprendizagem e o desempenho em sala de aula de crianças com TDAH, precisamos ter em mente algumas variáveis, que vão desde suas habilidades acadêmicas básicas até os comportamentos observáveis que interferem potencialmente no desempenho daquele aluno durante a aula. Uma lista parcial dessas variáveis é fornecida na Tabela 5.4. Para muitas crianças que têm problemas com a conquista acadêmica e/ou o comportamento na sala de aula, um primeiro passo para a resolução do problema é determinar se estes estão ligados a habilidades ou a condições, de modo que possamos planejar uma intervenção apropriada. Uma das dificuldades enfrentadas por profissionais que atendem crianças com TDAH, contudo, é que as dificuldades em sala de aula tendem a ser uma combinação de *ambos*, isto é, de problemas com habilidades e com condições. Em virtude dessa provável interação, múltiplas intervenções geralmente são implementadas em vários contextos e agentes da intervenção.

TABELA 5.4 Habilidades e Condições a Considerar na Avaliação e no Tratamento de Problemas Associados ao TDAH na Sala de Aula.

Habilidades	Condições
Habilidades de leitura	Gravidade da sintomatologia de TDAH
Habilidades de escrita	Manejo e estratégias motivacionais na sala de aula
Habilidades de soletração	Rotinas de instrução
Habilidades matemáticas	Currículo
Habilidades de estudo, organizacionais e de automanejo	Comunicação entre casa e escola
Habilidades sociais e interpessoais	Intervenções baseadas na comunidade (por exemplo, medicação)

As estratégias discutidas nesta seção receberam apoio empírico por sua eficiência no alívio de algumas das dificuldades relacionadas na Tabela 5.4. Deve-se notar, entretanto, que essas rotinas, estratégias e enfoques ao ensino começaram a ser investigadas apenas recentemente em relação a seus efeitos sobre a aprendizagem e o comportamento de crianças com TDAH. Pesquisadores da Lehigh University estão desenvolvendo e testando um modelo de consultoria ("Promoção do Sucesso Acadêmico para Estudantes", PASS) para criar intervenções acadêmicas para estudantes com TDAH. Esse modelo de tomada de decisões baseadas em dados inclui elementos de solução consultiva de problemas (Bergan & Kratochwill, 1990), medições baseadas no currículo (Shinn, 1998) e avaliação funcional do comportamento acadêmico (Witt, Daly & Noell, 2000). Durante os próximos anos, esses investigadores coletarão dados sobre o resultado acadêmico para determinar a eficiência em termos de custo de intervenções de ensino baseadas nesse modelo, comparadas a enfoques mais típicos de "tentativa e erro" para a criação de intervenções. Muitas das estratégias discutidas nesta seção serão examinadas no contexto desse projeto de pesquisa. Começaremos nossa discussão com um foco em comportamentos preventivos por parte do professor (isto é, estratégias proativas que ocorrem antes da exibição dos comportamentos problemáticos).

Ensino de Regras e Expectativas para a Sala de Aula (Prevenção)

Sugestões e lembretes (incluindo *feedback* sobre o desempenho) fornecidos pelo professor, ou sinais para fazer ou nao fazer algo, podem ser bastante eficientes para o manejo de comportamentos problemáticos e a promoção do engajamento ativo no trabalho acadêmico, na conclusão de tarefas e no bom desempenho (Paine, Radicchi, Rosellini, Deutchman & Darch, 1983; Sulzer-Azaroff & Mayer, 1991). Em outras palavras, se uma pessoa deseja que outra faça algo, o modo mais fácil de conseguir isso é comunicando suas expectativas de modo claro. Não queremos, com isso, sugerir ou insinuar que os professores são relapsos em termos do que pedem ou exigem das crianças com TDAH. A questão, porém, é que às vezes todos nós esquecemos de fazer as "coisas simples" quando executamos nossas responsabilidades educacionais. Em outros momentos, realmente acreditamos que já comunicamos nossas expectativas com clareza e que não precisamos dar mais uma explicação.

Observe, por exemplo, a questão das regras válidas na sala de aula. Parece seguro presumir que todas as crianças, incluindo as identificadas com TDAH, que entendem e seguem as regras da sala de aula obterão maior sucesso na escola que as crianças que não entendem e seguem essas regras (Madsen, Becker & Thomas, 1968; Paine et al., 1983). Entretanto, a clareza com a qual tais regras são enunciadas e entendidas pelos estudantes, em geral, não é plenamente entendida. Em um estudo piloto que investigou o entendimento das regras da sala de aula pelos alunos, Stoner e Green (1992a) descobriram que menos de 10% dos alunos de primeira, segunda e terceira séries conseguiam enunciar ou identificar com clareza as regras em vigor em suas salas de aula. É interessante notar que cada um dos professores envolvidos no estudo acreditava firmemente que havia ensinado essas regras com clareza e de modo inequívoco. Em uma investigação de acompanhamento com estudantes mais velhos, Johnson, Stoner e Green (1996) descobriram que o ensino ativo de regras da sala de aula para toda uma classe de alunos de matemática da sétima série resultou em melhora comportamental significativa, incluindo melhora por parte de determinados alunos identificados inicialmente. Estudos adicionais dessa espécie são necessários para que possamos compreender melhor os papéis e usos das regras na prevenção e eliminação de comportamentos problemáticos na sala de aula.

Orientações iniciais quanto às variáveis que devem ser incluídas nesse trabalho foram identificadas por investigadores e pedagogos como Martens e Kelly (1993), Ysseldyke e Christenson (1987, 1988) e outros (por exemplo, Elliott, Witt & Kratochwill, & Stoiber, 2002; Paine et al., 1983; Paine & Paine, 2002; Sprick, Borgmeier & Nolet, 2002). Esses profissionais sugeriram que os seguintes comportamentos preventivos por parte dos professores podem ser eficazes para promover o comportamento apropriado na sala de aula:

1. Os professores lembram as regras da sala de aula aos alunos e as ensinam ativamente por meio da discussão e identificação de exemplos de estudantes que as seguem (isto é, "flagrar" alunos que estão obedecendo às regras).
2. Os professores mantêm contato visual direto com os alunos do modo mais apropriado para aquela lição em particular ou para a atividade em andamento.
3. Os professores lembram aos alunos os comportamentos esperados e críticos para a atividade *antes* do início da atividade.
4. Os professores circulam pela classe enquanto monitoram o comportamento do aluno e oferecem *feedback* de modo não intrusivo.
5. Os professores usam sugestões e sinais não-verbais para redirecionar um aluno enquanto ensinam os outros.
6. O ritmo das lições é rápido e dirigido pelo professor.
7. Os professores certificam-se de que os alunos entendem as atividades acadêmicas e não-acadêmicas (por exemplo, quando um projeto é considerado completo, que expectativas e atividades estão envolvidas na aula de matemática de hoje). Os professores lidam com as transições de uma atividade para outra de modo breve e bem organizado (por exemplo, declarando as expectativas e atividades envolvidas na transição da aula de matemática para o recreio).
8. Os professores comunicam suas expectativas sobre o uso do tempo de aula de modo claro e freqüente. Por exemplo, Sprick e colegas (2002) sugerem que os horários das aulas estejam visíveis (por exemplo, escritos no quadro-negro) e sejam divididos em blocos de tempo com expectativas claras em relação ao comportamento dos alunos anotadas para cada bloco de tempo. Além disso, eles recomendam que os estudantes recebam "problemas de desafio" no começo de determinado período de aula. Esses desafios proporcionam aos alunos uma atividade relacionada à lição para envolvê-los na matéria enquanto se completa a transição e para capturar seu interesse e atenção para a lição do dia.

A incorporação dessas estratégias nas rotinas diárias da sala de aula pode ser útil para prevenir e manejar o comportamento difícil na sala de aula. Além disso, muitos desses procedimentos estão correlacionados a melhoras na conquista acadêmica dos alunos (Martens & Kelly, 1993).

Além de uma cuidadosa consideração sobre as rotinas da sala de aula e da instrução, os professores devem considerar estratégias de cenário ambiental que permitam o monitoramento mais cuidadoso das atividades no caso de estudantes com diagnóstico de TDAH. A colocação da carteira escolar de uma criança próxima da mesa do professor, por exemplo, pode promover o monitoramento do comportamento do aluno, além de diminuir a probabilidade de mal-entendidos sobre orientações para uma tarefa. Os professores também devem considerar arrumações que garantam a participação do aluno nas atividades de aula e não restrinjam suas oportunidades de aprender e se beneficiar da instrução, enquanto limitam, ao mesmo tempo, potenciais distrações inerentes a qualquer sala de aula. Por exemplo, uma criança com diagnóstico de TDAH provavelmente não se sairá bem sentada ao lado de um centro de atividade freqüentemente usado na sala de aula.

Manejo do Ensino e Remediação em Áreas de Habilidades Básicas

Esforços de pesquisas baseados na sala de aula envolvendo crianças com TDAH tendem a concentrar-se nas questões de manejo comportamental, como discutimos nas seções anteriores deste capítulo. Contrastando com isso, temos relativamente poucas pesquisas envolvendo manipulações do ensino, do currículo ou do ambiente em sala de aula que visem melhorar o desempenho acadêmico e a aprendizagem dessas crianças. Nossa especulação é que esse fenômeno resulta da combinação de duas variáveis. Em primeiro lugar, comportamentos diruptivos com freqüência preocupam muito os professores e os levam a encaminhar as crianças a especialistas. Em segundo lugar, historicamente, as pesquisas e a prática envolvendo o TDAH e problemas relacionados emergiram a partir dos domínios de profissionais médicos e clínicos, em vez de surgirem da área voltada para a educação. Entretanto, esse conjunto de circunstâncias começa a mudar, à medida que os estudiosos da educação investigam enfoques de intervenção que incluem instrução por companheiros, instrução assistida por computador, modificações nas tarefas e nas instruções e treinamento de estratégias para aprendizagem e conquista acadêmica para estudantes com TDAH. Essas estratégias são descritas a seguir, após uma breve discussão de algumas questões básicas na instrução. Além disso, apresentamos estratégias para remediação em áreas de habilidades básicas como leitura, escrita e soletração.

Um tratamento completo sobre o tema da instrução está muito além do âmbito deste livro, e numerosos trabalhos estão disponíveis sobre o tópico (veja Berliner & Rosenshine, 1987, para um tratamento abrangente e de fácil leitura sobre as questões críticas para o ensino em sala de aula; veja Shinn et al., 2002, para uma cobertura detalhada sobre intervenções para problemas acadêmicos e de comportamento). Entretanto, esperamos que esta apresentação incentive o desenvolvimento adicional de pesquisas e práticas em sala de aula ligando o TDAH e as estratégias de ensino.

Processos Básicos de Instrução

Segundo a revisão e discussão deste tema por Rosenshine (1987), o ensino eficiente envolve o arranjo seqüencial de seis funções primárias da instrução: revisão, apresentação, prática orientada, correções e *feedback*, prática independente e revisões semanais/mensais. *Revisão,* por exemplo, envolve a conferência de habilidades pré-requisito e conhecimento, bem como a discussão do material ensinado anteriormente e informações relevantes para a lição atual. A seguir, *novos materiais ou informações* (isto é, fatos, discriminações, conceitos e relações básicas) são apresentados em etapas ou unidades de fácil manejo, usando exemplos claros, positivos ou negativos. Depois que os novos materiais e exemplos foram apresentados, os estudantes recebem numerosas oportunidades para a *prática orientada,* com altas taxas de sucesso. Então, com base no desempenho do aluno durante os exercícios práticos, os professores oferecem *feedback* e *correções* para os alunos, ensinando novamente o material necessário para reforçar a nova aprendizagem. Quando são capazes de responder corretamente em grande parte do tempo às questões e problemas envolvendo o novo material, os alunos estão prontos para a prática independente. A *prática independente* visa aumentar a fluência e autonomia com o novo material aprendido, de modo que os estudantes possam aplicar a nova aprendizagem a vários problemas e entendê-la dentro de uma variedade de contextos. Por fim, o professor realiza *revisões semanais e mensais,* também para aumentar a fluência e aplicação independente do material aprendido.

Em uma discussão sobre o que ele chama de "visões simples do ensino eficiente", Berliner (1987, p. 93) sugere que essas funções do ensino promovem a aprendizagem do aluno por duas razões principais. A primeira delas é que as estratégias garantem que os alunos receberão as oportunidades para aprender o que devem aprender. A segunda é que, percorrendo os ciclos de revisão, prática, *feedback,* correções e mais prática, os professores garantem que os alunos terão um bom desempenho e se tornarão mais fluentes. Isso ajuda a evitar situações nas quais os alunos praticam ou executam repetidamente seu trabalho escolar, mas sempre de modo incorreto, reforçando assim a ignorância quanto às regras corretas (por exemplo, adicionando quando vêem um sinal de "–" e subtraindo quando vêem um sinal de "+"). Além disso, esses fatores podem ser manipulados e individualizados com relação a materiais difíceis de ensinar ou a alunos que têm dificuldade para aprender. Por exemplo, oportunidades mais amplas para a prática e uma freqüência maior de *feedback* poderiam ser oferecidas com relação a um material dividido em unidades menores quando se ensina um aluno que passa por dificuldades em determinada matéria.

O apoio à aprendizagem e as estratégias de remediação discutidos a seguir incorporam fatores que têm sido associados a um desempenho melhor entre crianças com TDAH. Esses fatores incluem oportunidades para aprender via respostas ativas às instruções do professor e oportunidades para a oferta de *feedback* e correções freqüentes. Essas estratégias são apresentadas de forma resumida aqui, com a intenção de oferecer ao leitor interessado uma direção para leituras ou estudos adicionais.

Habilidades de Leitura

Achados de pesquisas sugerem que o sucesso com a leitura nos primeiros anos de escolarização está relacionado à conquista acadêmica e ao ajuste posteriores (Chall, 1983). Assim, a habilidade de leitura é um bloco de construção fundamental para uma experiência escolar bem-sucedida (Anderson, Hiebert, Scott & Wilkinson, 1985). Crianças com TDAH parecem apresentar maior risco de problemas de leitura que seus companheiros de desenvolvimento normal (O'Reilly, 2002). A instrução e a remediação da leitura podem ser interpretadas, em termos amplos, como sendo divisíveis em duas áreas relacionadas, de *decodificação* e *compreensão.*

A extração de sentido de qualquer informação escrita envolve a decodificação do texto. A importância de aprender a decodificar textos é tal que o Conselho Nacional (norte-americano) de Pesquisas (1998) e o Painel Nacional (norte-americano) de Leitura (2000) discutiram a importância da oferta de instrução sobre fonética como parte da instrução inicial de leitura para *todas as crianças.* De modo semelhante, outros estudiosos proeminentes na área de instrução da leitura (Adams, 1990; Carnine, Kaneenui & Silbert, 1990; Simmons et al., 2002) sugerem que o treinamento sistemático baseado na fonética deveria ser uma parte dos dois primeiros anos de aprendizagem da leitura. Grossen e Carnine (1991) discutem quatro componentes primários de tal instrução: (1) ensino de correspondência entre letra e som isoladamente; (2) ensino da fusão entre os sons; (3) oferta de *feedback* e correção imediata para erros de leitura oral; e (4) oferta de extensa prática para o uso de sons isolados, listas de palavras e palavras no contexto de trechos de leitura. Os estudantes que desenvolvem habilidades fluentes de decodificação estão bem preparados para se tornar leitores capazes, que extraem sentido do texto, enquanto as habilidades de decodificação são complementadas com outras formas de instrução da leitura.

A instrução ampla da leitura inclui bem mais que o ensino de habilidades fonéticas. Por exemplo, Sindelar, Lane, Pullen e Hudson (2002) sugeriram que alunos com dificuldade de leitura podem se beneficiar de uma variedade de outras estratégias dentro de três áreas primárias: (1) aumento da fluência na leitura/decodificação; (2) construção do vocabulário; e (3) reforço das habilidades de compreensão. Algumas dessas estratégias são mencionadas aqui. A instrução para o desenvolvimento da fluência na leitura e para a decodificação inclui estratégias como leituras repetidas, nas quais os trechos são lidos diversas vezes (O'Shea, Sindelar & O'Shea, 1987; Samuels, 1979), e apresentação prévia de novas leituras (Rose & Sherry, 1984). As duas intervenções melhoram comprovadamente a fluência na leitura e a compreensão dos alunos com deficiências de aprendizagem. Baker, Gersten e Grossen (2002) também sugerem que a instrução sistemática de vocabulário é indicada como parte da instrução mais abrangente de leitura. Sindelar e Stoddard (1991) salientam diversos estudos de pesquisas que documentaram a eficácia das estratégias de desenvolvimento do vocabulário, como o ensino de sinônimos pela combinação de palavras escritas (Pany, Jenkins & Shreck, 1982), ensino de conjuntos de palavras que podem ser ajustadas em categorias (Beck, Perfetti & McKeown, 1982) e o ensino prévio de palavras contidas em uma nova tarefa de leitura (Wixon, 1986).

Por fim, mas não menos importante, nós identificamos algumas estratégias de instrução que promovem a compreensão da leitura. Como observado por Grossen e Carnine (1991), ler para compreender presume habilidades na decodificação. Com habilidades fluentes de decodificação, várias atividades de instrução podem ser usadas para a melhora na compreensão da leitura (para revisões sobre o assunto, veja Baker et al., 2001; Simmons et al., 2002; Sindelar et al., 2002). Por exemplo, discussões prévias antes da tarefa de leitura podem ajudar a colocar a leitura em um contexto que o aluno possa entender e com o qual pode identificar-se. As informações ou conhecimento prévios relacionados à leitura podem ser conferidos e suplementados, assim como o vocabulário necessário. Além dessas atividades de pré-leitura, diversas estratégias para a melhora da compreensão podem ser usadas durante a leitura ou após o término de um trecho. Os alunos podem passar a compreender leituras e sua estrutura ao aprender a indagar uma série de questões, conhecidas como "padrões da estória" (Carnine & Kinder, 1985). Além disso, eles também podem aprender a desenhar diagramas ou mapas do texto que estão lendo para entender melhor o material (Grossen & Carnine, 1991). A compreensão da leitura também pode ser facilitada pelo desenvolvimento de habilidades de escrita e ortografia (Anderson et al., 1985).

Além da instrução de leitura, a instrução da linguagem tipicamente concentra-se no desenvolvimento de habilidades de escrita e ortografia. Habilidades nessas duas áreas são fundamentais para o desenvolvimento de capacidades funcionais de comunicação. Em outras palavras, habilidades de escrita e ortografia permitem que os escritores causem o efeito desejado em seus leitores. O tratamento desse tópico está além do âmbito deste livro, e aconselhamos os leitores a consultar o excelente trabalho de Graham e Harris (2002) sobre escrita/ortografia e intervenções para a melhora dessas habilidades entre estudantes com baixo desempenho.

Claramente, a discussão sobre as habilidades acadêmicas e estratégias de ensino está longe de se esgotar. Entretanto, professores e psicólogos escolares com um conhecimento amplo desses e de outros procedimentos podem usar as intervenções de ensino para elaborar programas didáticos abrangentes e eficientes para estudantes com TDAH que exibem déficits nas habilidades acadêmicas.

Habilidades de Estudo e Organização

Crianças com diagnóstico de TDAH com freqüência apresentam uma variedade de problemas de desempenho acadêmico relacionados à conclusão dos trabalhos, organização de suas carteiras e outros materiais, seguir instruções e estudar para as provas (Barkley, 1998; Todd et al., 2002). As crianças com essas dificuldades podem beneficiar-se da instrução direta de habilidades de estudo e de organização. Um conjunto organizado e abrangente de materiais já comprovados para o ensino de habilidades de estudo e de organização para alunos da 3ª à 6ª série foi publicado com o título de *Skills for School Success*, por Archer e Gleason (1989), com materiais para a escola elementar e secundária. A intenção dos autores era preparar um currículo para o ensino de habilidades de estudo que permitissem obter informações, entendê-las e organizá-las. Assim, os estudantes se sentiram motivados a se envolver mais ativamente no processo de aprendizagem na sala de aula. Um trabalho semelhante foi conduzido na Universidade do Kansas, por Donald Deshler, Jean Schumaker e seus colegas, com um foco sobre estratégias para uso por alunos do nível secundário (Deshler & Schumaker, 1988; Ellis, Deshler & Schumaker, 1989; Schumaker, Deshler & McKnight, 2002).

Como afirmam Gleason, Archer e Colvin (2002), os estudantes podem aprender diversas estratégias relacionadas à obtenção de informações a partir de materiais escritos. Essas estratégias envolvem uma pré-leitura para identificar idéias e tópicos principais, ler o texto e responder concomitantemente a questões preparadas sobre a leitura e usar estratégias para fazer anotações cuidadosas e completas sobre a leitura. Na tentativa de extrair sentido do que lêem, as crianças também devem aprender a ler e entender mapas, gráficos, ilustrações e outros auxílios visuais que freqüentemente acompanham o texto. Uma segunda área de habilidades de estudo envolve o uso de informações obtidas nos textos para responder a questões ou outras tarefas baseadas no material. Nessa área, o currículo de *Skills for School Success* contém lições sobre a leitura cuidadosa e a resposta às questões sobre o texto, a organização e preparação de resumos escritos do material lido e a realização de testes. Por exemplo, ao aprender a realizar seus testes, os alunos também aprendem a prever o conteúdo de um futuro teste, a estudar e se preparar para testes e a responder a determinados tipos de questões, como itens de múltipla escolha.

Por fim, Archer e Gleason (1989) desenvolveram lições para crianças do ensino fundamental voltadas ao gerenciamento do tempo e dos materiais na escola. Esses autores cobrem três tópicos principais, incluindo a organização de uma caderneta para anotação sobre materiais escolares, a preparação e uso de uma agenda e elaboração e a execução de um texto bem feito e organizado. Na preparação de trabalhos escritos, por exemplo, as crianças aprendem a estratégia COE. Aqui, os componentes e a organização do *Cabeçalho* do trabalho escrito são aprendidos, incluindo nome, data e assunto. A seguir, as crianças aprendem sobre os componentes da *Organização* de um trabalho escrito, incluindo o uso de margens e linhas em branco. Por fim, a instrução concentra-se na produção de um trabalho *Escrito* limpo, que inclui escrever com linhas pautadas e apagar sem causar rasuras, quando necessário. Os autores sugerem que, no ensino dessas áreas de habilidades de estudo, os professores primeiro ofereçam modelos apropriados e, depois, ofereçam oportunidades regulares para que as habilidades de estudo e organização sejam praticadas pelos estudantes, dando *feedback* positivo e fazendo as correções necessárias. Poucos discordariam do valor dessas habilidades de estudo e organização para todos os estudantes, incluindo aqueles com TDAH. Parece claro, também, que os efeitos da instrução direta dessas habilidades sobre as crianças com TDAH precisam ser investigados. Outras estratégias de instrução que têm potencial para abordar diretamente as dificuldades acadêmicas vivenciadas por estudantes com este transtorno incluem instrução por colegas, instrução assistida por computador, modificações das tarefas e das instruções e treinamento de estratégias.

INSTRUÇÃO POR COLEGAS

De acordo com Greenwood, Delquadri e Carta (2002), a *instrução por colegas* pode ser definida como qualquer estratégia de instrução na qual dois estudantes trabalham juntos em uma atividade acadêmica, com um deles oferecendo auxílio, instrução e/ou *feedback* para o outro. Diversos enfoques à instrução por colegas encaixam-se nessa definição, mas ainda assim diferem em termos das variáveis da instrução. Por exemplo, a gama de modelos difere em relação ao foco da instrução (por exemplo, aquisição de habilidades X prática da habilidade), estrutura do ensino por um companheiro (por exemplo, recíproco X não-recíproco) e componentes do procedimento (por exemplo, número de sessões por semana, métodos de formação das duplas, tipos de sistemas motivacionais usados) (para uma revisão, veja Fuchs, Fuchs, Phillips, Hamlett & Karns, 1995; Greenwood et al., 2002). Apesar dessas diferenças, todos os modelos de instrução por colegas compartilham características que reconhecidamente melhoram a atenção de estudantes com TDAH. Essas características incluem a instrução que envolve (1) um cenário de aluno-professor com atenção individualizada; (2) ritmo de aprendizagem determinado pelo aprendiz; (3) lembretes contínuos para obtenção de respostas acadêmicas; e (4) *feedback* freqüente e imediato sobre a qualidade do desempenho (Pfiffner & Barkley, 1998).

Diversos estudos têm empregado o instrumento ClassWide Peer Tutoring ("Ensino por Colegas para toda a Sala", CWPT; Greenwood et al., 1988, 2002) em salas de aula regulares que incluem alunos com TDAH. O CWPT melhora as habilidades de matemática, leitura e ortografia de estudantes em todos os níveis de conquista acadêmica (para uma revisão, veja Greenwood et al., 2002). Essa forma de instrução por colegas inclui os seguintes componentes: (1) divisão da classe em duas equipes; (2) formação de duplas entre os colegas de cada equipe; (3) os alunos revezam-se ensinando uns aos outros; (4) os tutores recebem roteiros acadêmicos (por exemplo, problemas de matemática com respostas); (5) elogios e pontos são oferecidos de acordo com o grau de respostas corretas; (6) os erros são corrigidos imediatamente e o aluno tem uma chance de praticar a resposta correta; (7) o professor monitora os pares e oferece pontos extras para aqueles que estão seguindo os procedimentos prescritos; e (8) os pontos são contados pelos estudantes individuais ao término de cada sessão. As sessões geralmente duram 20 minutos, com mais 5 minutos para o registro do progresso do aluno e para a guarda do material. Interessantemente, os pontos conquistados geralmente não são trocados por reforços. Em vez disso, no fim de cada semana, a equipe com o maior número de pontos é aplaudida pela outra equipe.

Um estudo de caso controlado do CWPT conduzido com um menino de 7 anos com diagnóstico de TDAH cursando a segunda série do ensino regular revelou resultados promissores (DuPaul & Hennington, 1993). A influência do CWPT, em relação às condições na linha-base, durante a instrução seguida de trabalho independente foi investigada, com um foco no comportamento relacionado à tarefa, na inquietação motora e no desempenho em matemática. Descobriu-se que o CWPT produz aumentos confiáveis no comportamento relacionado à tarefa e reduções também confiáveis na inquietação durante a aula de matemática, em relação às condições de instrução típicas. Achados menos consistentes foram obtidos com relação ao desempenho em matemática, embora o aluno tivesse feito ganhos mensuráveis nessa área.

Em uma replicação e extensão desse trabalho com um grupo maior de estudantes exibindo comportamentos significativos relacionados ao TDAH, DuPaul, Ervin, Hook e McGoey (1998) avaliaram os efeitos do CWPT sobre o desempenho acadêmico e o controle comportamental de 19 estudantes (16 meninos, 3 meninas; idade média = 7,5) com TDAH, da primeira à quinta série. As medições dos resultados incluíram observações diretas do comportamento relacionado ao TDAH, avaliações pelo professor, avaliações por auto-relato e avaliações semanais pré e pós-testes. O CWPT foi implementado para matemática, ortografia ou leitura, dependendo da área acadêmica identificada pelo professor como sendo a de maior deficiência para o aluno com TDAH.

Os resultados do estudo de DuPaul e colegas (1998) indicaram que o engajamento ativo de estudantes com TDAH aumentava significativamente: de uma média de 21,6% durante a linha-base para uma média de 82,3% quando o CWPT era implementado. Reduções concomitantes do comportamento não relacionado à tarefa também foram observadas. Além disso, os escores pós-teste semanais das crianças aumentaram de uma média de 55,2% durante a linha-base para 73% nas condições com o CWPT, indicando assim que essa intervenção afetava a atenção e o desempenho acadêmico. Melhoras semelhantes no comportamento e no desempenho acadêmico foram exibidas por colegas de funcionamento normal, atestando assim que o ensino por colegas pode ser benéfico para *todos* os estudantes, não apenas para aqueles com deficiências. Além disso, os professores e alunos no estudo de DuPaul e colegas foram unânimes em sua avaliação do CWPT como um instrumento eficiente e aceitável.

Em geral, esses estudos oferecem evidências constantes de que a instrução por colegas é uma estratégia de intervenção capaz de melhorar o engajamento ativo, o desempenho acadêmico e, possivelmente, as interações sociais de uma ampla variedade de alunos, incluindo aqueles com TDAH. Uma vez que os estudantes com TDAH têm problemas significativos quando precisam realizar tarefas independentes, o ensino por colegas oferece um modo de instrução alternativo, que facilita a prática e o refinamento das habilidades acadêmicas.

INSTRUÇÃO ASSISTIDA POR COMPUTADOR

O uso da instrução assistida por computador (IAC) é recomendado para melhorar os comportamentos relacionados à tarefa e a produtividade nos trabalhos no caso de estudantes com TDAH. Foi sugerido que as características de instrução da IAC permitem que alunos com TDAH concentrem sua atenção sobre os estímulos acadêmicos (Lillie, Hannun & Struck, 1989; Torgesen & Young, 983). Isto é, a IAC tem potencial para apresentar prontamente os objetivos específicos da instrução, oferecer ênfase para materiais essenciais (por exemplo, com letras maiores e cores), usar múltiplas modalidades sensoriais, dividir o material em segmentos menores de informações e oferecer *feedback* imediato sobre a exatidão da resposta. Além disso, a IAC pode limitar prontamente a apresentação de aspectos não essenciais que poderiam causar distração (por exemplo, efeitos sonoros, animação). Alguns estudos mostraram efeitos positivos da IAC em estudantes com diagnóstico de TDAH.

Como um exemplo de *intervenção acadêmica assistida por computador,* Ota e DuPaul (2002) examinaram os efeitos do uso de aplicativos de informática com formato de jogo ("Math Blaster") para a melhora da aprendizagem de matemática. Os participantes eram três estudantes brancos, do sexo masculino, da quarta à sexta séries, com TDAH. Após a linha-base (observação sob condições normais de sala de aula), o aplicativo de matemática foi introduzido sequencialmente em um formato com múltiplas linhas-bases para cada participante. Os dados de observações foram coletados durante a linha-base e condições experimentais juntamente com um grupo de testes de matemática no nível da instrução para as séries dos estudantes, administrados várias vezes por semana durante o estudo. Todos os três participantes mostraram alguma melhora em seu desempenho nos testes de matemática baseados em seus currículos; entretanto, o grau de melhora variou entre os indivíduos (isto é, os efeitos foram particularmente pronunciados em dois dos três participantes). Além disso, todos os três participantes mostraram reduções substanciais de comportamento diruptivo não relacionado à tarefa em função da interação com o aplicativo de informática.

Os resultados desses estudos oferecem evidências preliminares para o pessoal das escolas de que a IAC pode ser uma alternativa didática eficiente, pelo menos para algumas crianças com TDAH. Permitir que os estudantes recebam IAC pode resultar em melhoras na realização dos trabalhos e na atenção. Entretanto, características dos pacotes de aplicativos podem afetar a atenção de estudantes com TDAH. Aplicativos que incluem formatos de jogos e animação podem ser mais eficientes que programas de exercícios e prática. Está claro que precisamos urgentemente de mais pesquisas sobre a IAC para estudantes com este transtorno.

MODIFICAÇÕES DAS TAREFAS E DAS INSTRUÇÕES

Modificações das Tarefas

Um outro tipo de intervenção acadêmica que pode melhorar o desempenho acadêmico de estudantes com diagnóstico de TDAH é a modificação da tarefa (MT). A MT envolve uma revisão do currículo ou de aspectos deste em uma tentativa de reduzir comportamentos problemáticos e aumentar o comportamento apropriado na sala de aula. A MT é uma estratégia preventiva, já que as mudanças são feitas antes da apresentação do currículo ao aluno. Argumenta-se que esse tipo de modificação acadêmica positiva é mais sensível às necessidades individuais dos estudantes (Meyer & Evans, 1989).

Um tipo de MT, fazer escolhas, exige que o aluno selecione atividades dentre duas ou mais opções apresentadas. Estudos anteriores que examinaram os efeitos dessas escolhas sobre estudantes com deficiências de desenvolvimento demonstraram aumentos no comportamento social e diminuições no nível de comportamento diruptivo (Dyer, Dunlap & Winterling, 1990; Koegel, Dyer & Bell, 1987). Os efeitos das escolhas na sala de aula foram examinados recentemente em um estudo conduzido por Dunlap e colegas (1994). Nesse estudo, os investigadores examinaram os efeitos das escolhas sobre o engajamento nas tarefas e sobre o comportamento diruptivo de três estudantes com transtornos emocionais e comportamentais. Dos três participantes, um menino de 12 anos com diagnóstico de TDAH recebeu um menu de tarefas acadêmicas para Inglês e Ortografia, dentre as quais deveria selecionar suas preferidas. Os resultados do estudo indicaram que a escolha levara a aumentos confiáveis e constantes no engajamento nas tarefas, com reduções concomitantes no comportamento diruptivo. Portanto, fazer escolhas pode ser uma modificação muito útil para alunos com TDAH. A permissão para que os estudantes escolham suas tarefas não apenas reduz os comportamentos diruptivos e melhora o engajamento na tarefa, mas também promove a iniciativa e a independência dos estudantes. Não está claro, contudo, se esse tipo de MT é eficiente para melhorar o desempenho acadêmico.

Com base na premissa de que crianças com TDAH têm uma necessidade maior de estimulação cognitiva que seus colegas sem o diagnóstico, alguns estudos de MT investigaram os efeitos da modificação dos estímulos dentro das próprias tarefas (Zentall, 1989; Zentall & Leib, 1985). Em um estudo conduzido em uma sala de aula, Zentall e Leib (1985) investigaram os efeitos de maior estrutura sobre os níveis de atividade e desempenho de crianças, usando um esquema de medições repetidas. Oito participantes identificados como hiperativos foram distribuídos aleatoriamente em uma de duas condições experimentais nas quais a estrutura de exigência da tarefa havia sido manipulada (instruções explícitas combinadas com materiais da tarefa X instruções não específicas sem materiais da tarefa). Os resultados indicaram diminuições significativas no nível de atividade dos participantes e sugeriram que a modificação nas exigências da tarefa pode afetar os níveis de atividade das crianças identificadas como hiperativas.

Em outro estudo baseado na sala de aula, Zentall (1989) examinou se o acréscimo de cor a indicadores relevantes em uma tarefa de soletração melhorava o desempenho de crianças com diagnóstico de hiperatividade. Os participantes incluíam 20 meninos hiperativos e 26 meninos usados para comparação, avaliados previamente em termos da capacidade de soletrar e distribuídos aleatoriamente a um de dois grupos. Os resultados desse estudo indicaram que os participantes identificados como hiperativos demonstravam melhor desempenho que os participantes de comparação quando uma cor relevante era adicionada às tarefas de soletração. Interessantemente, o acréscimo de cor a aspectos irrelevantes da tarefa resultava em redução no desempenho de soletração. As implicações educacionais desses resultados sugerem que o acréscimo de cor a componentes relevantes de uma tarefa pode aumentar a atenção para detalhes e melhorar o desempenho acadêmico de crianças com TDAH.

Entretanto, a tarefa de soletração altamente controlada e as medições limitadas da conquista acadêmica reduzem o grau de generalização desses achados em contextos de sala de aula.

Em um dos primeiros estudos com o uso de procedimentos de avaliação funcional em sala de aula, Ervin, DuPaul, Kern e Friman (1996) examinaram o efeito da MT sobre o desempenho acadêmico de crianças com TDAH. Com base nos resultados de análises descritivas e no desenvolvimento de hipóteses, pretendia-se uma melhora no engajamento nas tarefas de dois estudantes com diagnóstico de TDAH após uma modificação das tarefas. Usando um esquema de breve inversão, os efeitos de um método alternativo para redigir redações foram examinados em um dos participantes. Esse método incluía a discussão com colegas, o debate de idéias e o uso de um computador para a redação de uma entrada de diário. A permissão para que o participante modificasse suas tarefas escritas resultou em diminuições clinicamente significativas no comportamento não relacionado à tarefa. Especificamente, a porcentagem de intervalos nos quais o comportamento não relacionado à tarefa não era observado aumentou quando o participante recebeu permissão para usar o computador (M = 96,8%) em relação a quando completava a tarefa escrita manualmente (M = 64,8%). A hipótese para o segundo participante com diagnóstico de TDAH era que, se tivesse permissão para fazer anotações durante uma aula, ele demonstraria comportamentos não relacionados à tarefa com menor freqüência do que quando ouvia passivamente a professora. Os resultados de uma breve manipulação ambiental mostraram que a porcentagem de intervalos sem o comportamento não relacionado à tarefa era constantemente maior quando a estratégia de tomar notas era empregada (M = 97,8%) do que quando o participante não usava a estratégia (M = 54,5%). Os resultados desse estudo são limitados pelo breve período da intervenção e pela ausência de dados sobre o desempenho acadêmico; entretanto, eles são intrigantes e sugerem rumos para pesquisas futuras.

Modificações das Instruções

Como na MT, podemos implementar modificações específicas nas instruções (MI) para melhorar os ambientes acadêmicos dos estudantes que têm problemas de desatenção, impulsividade ou hiperatividade. Como afirmamos anteriormente, alguns estudos examinaram essa forma de intervenção com estudantes que exibiam comportamentos relacionados ao TDAH.

Skinner, Johnson, Larkin, Lessley e Glowacki (1995), por exemplo, examinaram a influência de duas intervenções com palavras gravadas em áudio – palavras com gravação rápida (PGR) e palavras com gravação lenta (PGL) – sobre o desempenho na leitura de listas. Um dos três estudantes do estudo tinha diagnóstico de TDAH. A medição do resultado concentrou-se em taxas de exatidão da leitura entre condições de linha-base e procedimentos de PGR e PGL. Taxas relativamente mais altas de exatidão foram demonstradas na condição de PGL. Os resultados desse estudo sugerem que intervenções com palavras gravadas podem ser procedimentos eficientes para melhorar as taxas de exatidão da leitura em alunos com TDAH.

Os resultados disponíveis na literatura de pesquisas sugerem que modificações na tarefa e na instrução podem levar a uma diminuição no comportamento diruptivo, maior engajamento na tarefa e melhor desempenho acadêmico. Além disso, esses tipos de modificações podem ocorrer no contexto da rotina diária das salas de aula, exigindo preparação mínima dos professores. Entretanto, deve-se notar que os resultados estão limitados aos efeitos imediatos e de curto prazo da intervenção. Novamente, essa é uma área carente de pesquisas.

TREINAMENTO DE ESTRATÉGIAS

Por fim, um outro tipo de intervenção acadêmica envolve o ensino de estratégias específicas para uso em sala de aula enquanto os estudantes completam seus trabalhos escolares. O treinamento de estratégias (TE) diz respeito a ensinar os alunos a usarem um conjunto de procedimentos ou estratégias que abordam especificamente as demandas de uma situação acadêmica. Essa espécie de intervenção é promissora para estudantes com diagnóstico de TDAH porque pode ajudá-los a se tornarem mais responsáveis por seu próprio comportamento na escola. Novamente, contudo, muito poucas investigações empíricas examinaram o uso de TE nessa população.

O treinamento de estratégias parece particularmente aplicável a adolescentes com TDAH, embora poucos estudos tenham sido conduzidos nessa área. No nível da educação secundária, estudantes com TDAH podem exibir fracas habilidades de organização e de estudo, que contribuem para um risco elevado de fraca aprendizagem (Shapiro, DuPaul, Bradley & Bailey, 1996). Por exemplo, estudantes com este transtorno podem ter dificuldade para prestar atenção nas aulas e para fazer anotações organizadas para consulta posterior. Talvez uma melhora em suas estratégias de anotação possa melhorar seu desempenho acadêmico e comportamental em sala de aula. Uma das estratégias ligadas à anotação de materiais relevantes é a Atividade de Anotação Dirigida (AAD; Spires & Stone, 1989). Aqui, os estudantes aprendem a usar a estratégia por meio de instruções dirigidas pelo professor e lembretes, em uma tentativa de aumentar o comportamento relacionado, melhorar a compreensão dos materiais em sala de aula e reduzir a freqüência de comportamentos diruptivos desses alunos. Especificamente, o professor instrui os estudantes sobre o processo de tomada de notas, ilustrando como fazer isso com base nas idéias e detalhes mais importantes. O número de lembretes do professor diminui lentamente, até que os estudantes sejam capazes de produzir independentemente um esboço do material apresentado durante a aula.

Evans, Pelham e Grudberg (1995) examinaram os efeitos da AAD em adolescentes diagnosticados com TDAH. No primeiro experimento, 16 desses jovens (13 homens, 3 mulheres) que freqüentavam um programa de tratamento no verão receberam instrução para a AAD durante seu período em sala de aula. O programa de tratamento incluía tanto atividades acadêmicas quanto recreativas. A cada semana da intervenção, o professor reduzia um pouco a instrução e os lembretes para que seus alunos tomassem notas, até passar de um esboço completo de anotações resumindo todo o material ensinado para uma folha em branco, na qual os alunos agora teriam de fazer suas anotações. Os resultados mostraram que os participantes conquistaram melhoras significativas na qualidade de suas anotações ao longo do tempo. Além disso, foram observados aumentos substanciais no registro de detalhes. Esses resultados sugeriram que os adolescentes com TDAH podem melhorar suas habilidades de tomada de notas com o procedimento da Atividade de Anotação Dirigida.

No mesmo estudo, Evans e colegas (1995) examinaram a eficácia do procedimento da AAD sobre o processo e os produtos das anotações. Aqui, 14 adolescentes que participavam de um programa de tratamento no verão receberam instrução com AAD por três semanas. A proficiência dos participantes no uso da estratégia de anotação foi avaliada ao longo de quatro condições experimentais e os resultados indicaram que a intervenção de anotação melhorava significativamente o comportamento relacionado à tarefa e o desempenho diário nos trabalhos. Deve-se notar, contudo, que essa intervenção não melhorou substancialmente as notas dos alunos em testes nem reduziu os comportamentos diruptivos. Em termos gerais, os resultados desse estudo indicam que estratégias de anotações podem melhorar o comportamento relacionado à tarefa e o desempenho acadêmico de adolescentes com TDAH na sala de aula. Além disso, quanto maior a qualidade e organização das anotações, menor é o grau de exibição de comportamentos diruptivos.

CONSIDERAÇÕES SOBRE O USO DAS INTERVENÇÕES COM ALUNOS DO ENSINO MÉDIO

As pesquisas sobre estratégias eficientes de intervenção acadêmica para adolescentes são bastante escassas. Na verdade, em seu exame meta-analítico de intervenções baseadas nas escolas para estudantes com TDAH, DuPaul e Eckert (1997) conseguiram localizar apenas dois estudos voltados especificamente para o desempenho de estudantes com mais de 13 anos com diagnóstico de TDAH. Em virtude dos problemas que alunos com TDAH enfrentam no segundo grau em termos de conquista acadêmica, organização, habilidades de estudo, realização de testes e ajuste geral, essa é outra área importante para investigações futuras, no que se refere ao TDAH.

As estratégias discutidas até aqui e que merecem consideração com estudantes do ensino médio incluem contrato de contingências, automonitoramento e auto-reforço, instrução assistida por computador e instrução de habilidades de estudo e organizacionais. Adicionalmente, Robin (1998) oferece, em seu livro recente, diretrizes e orientações excelentes para os profissionais e famílias que trabalham com adolescentes com TDAH em casa e nas escolas. Esse grupo de estudantes representa um desafio importante para nós, como resultado da interação entre a natureza crônica do TDAH e as características mais gerais da adolescência. Essas características incluem demandas e expectativas por maior independência acadêmica, social e comportamental, maior capacidade de julgamento e auto-regulação. Além disso, essas expectativas ocorrem em contextos cada vez mais complexos de terminar a educação secundária e fazer planos para o trabalho e/ou educação após o segundo grau; negociar responsabilidades familiares envolvendo o uso de automóvel, envolvimentos e atividades sociais, uso de substâncias, interesses/atividades românticos e sexuais e, finalmente, o início de uma vida independente.

O apoio para adolescentes com TDAH nesses esforços tende a assumir muitas formas. Em termos acadêmicos, por exemplo, os estudantes tendem a precisar de ajuda e de instrução direta sobre habilidades de estudo e de organização, incluindo métodos para a tomada de notas, preparação e realização de testes e conclusão de trabalhos (veja Robin, 1998, para uma discussão completa sobre as possibilidades de acomodação para essas questões). Além disso, esses jovens podem precisar de mais apoio que o normal para planejar seu futuro em termos educacionais e profissionais. Muitas universidades, por exemplo, têm excelentes programas de apoio para estudantes com deficiências; aprender a explorar essas opções tende a ser importante para esses alunos. Aprender a defender-se também será importante, em termos de entender seus direitos, sua deficiência e suas qualidades/fraquezas. Tal entendimento tende a ser fundamental para o sucesso educacional após o ensino médio – assim como servir-se dos recursos e auxílios disponíveis.

Um enfoque promissor para o apoio aos adolescentes com TDAH é o "treinamento" por outra pessoa, para que possam atingir suas metas. Nesse sentido, Dawson e Guare (1998) desenvolveram um manual chamado *Coaching the ADHD Student* (Treinando o Estudante com TDAH), que oferece diretrizes organizadas em três capítulos curtos sobre as bases, a mecânica e as aplicações do treinamento de estudantes com TDAH, bem como apêndices com materiais para o uso dentro das atividades de treinamento. Dawson e Guare descrevem de modo sucinto as seguintes etapas do treinamento: avaliação das necessidades, obtenção de um compromisso dos participantes, seleção de um treinador, marcação de uma reunião inicial entre o estudante e o treinador e início de sessões regulares de treinamento (recomenda-se que as sessões sejam diárias). Os autores fornecem sugestões adicionais quanto ao foco do relacionamento entre treinador e aluno sobre o estabelecimento de metas, o desenvolvimento de planos para conquistar os objetivos, a identificação e superação de obstáculos para conquistar os objetivos e a avaliação do progresso.

Esse modelo de treinamento é baseado nas pesquisas sobre o treinamento para a correspondência (Paniagua, 1992; Risley & Hart, 1968) com foco na promoção de um ajuste entre o que uma pessoa diz que fará e o que realmente faz. O modelo e os métodos são bastante coerentes em termos conceptuais; entretanto, investigações empíricas ainda são necessárias para uma validação maior desse enfoque à intervenção.

No contexto da família, adolescentes com TDAH e seus pais tendem a se beneficiar de alguma forma de terapia (Robin, 1998; veja também o Capítulo 8 para uma discussão mais detalhada). Esse apoio pode ir desde um entendimento sobre o TDAH e sua influência sobre os padrões de interação da família, passando pelo apoio e planejamento da educação do adolescente e cobrindo ainda a negociação de privilégios e responsabilidades no contexto da vida em família. Assim, como nos exemplos anteriores, a individualização da natureza e o tipo de apoio acadêmico, familiar e individual serão cruciais para o sucesso.

OFERTA DE APOIO AO PROFESSOR

Frente a evidências de que um aluno não está correspondendo às expectativas em sua sala de aula atual, torna-se necessário fazer intervenções e acomodações razoáveis para que ele possa atender a essas expectativas e conquistar o sucesso acadêmico. Essas acomodações podem incluir a combinação de materiais didáticos com as habilidades acadêmicas atuais, a oferta de *feedback* positivo e corretivo mais freqüente, a melhora na motivação para o engajamento no trabalho acadêmico e o aumento das oportunidades para aprender e praticar habilidades adquiridas recentemente. Entretanto, também precisamos reconhecer que os professores incumbidos de tais ajustes devem, eles mesmos, ser capazes de esperar auxílio sistemático na forma de consultoria e serviços de apoio para o planejamento, implementação e avaliação das intervenções baseadas em sala de aula.

Horner e colegas (1991) identificaram "sistemas de apoio ao professor" como elementos críticos para a educação eficiente de estudantes com dificuldades comportamentais. Esses investigadores notaram que os sistemas de apoio ao professor baseiam-se em programas didáticos e comportamentais fundamentados em três importantes compromissos. São eles: (1) ensinar os estudantes nas salas de aula nas quais eles receberiam a instrução se não exibissem dificuldades de comportamento; (2) oferecer apoio contínuo; e (3) produzir resultados positivos e amplos sobre o estilo de vida, incluindo a preparação do aluno para participar com sucesso na comunidade e na sociedade.

Dados esses compromissos, os sistemas de apoio ao professor para fornecer serviços aos alunos identificados com TDAH devem consistir dos seguintes componentes, identificados por Horner e colegas (1991) e adaptados por nós:

1. Um processo sistemático de triagem e identificação para garantir a detecção de todos os estudantes que necessitam de apoio comportamental ou didático. Por exemplo, os enfoques dos instrumentos de Triagem Sistemática para Transtorno de Comportamento (*Systematic Screening for Behavior Disorders*, Walker & Severson, 1988) e Projeto de Triagem Precoce (*Early Screening Project*, Feil et al., 1995) são escolhas viáveis para este fim.
2. Procedimentos abrangentes ligando a avaliação e o desenvolvimento de programas para abordar problemas de conquista acadêmica e comportamento. Por exemplo, o uso da avaliação do comportamento funcional e procedimentos de medição baseados no currículo atenderiam a esse objetivo.
3. Procedimentos para garantir o planejamento, a implementação e a avaliação de intervenções e acomodações para o apoio à aprendizagem e ao comportamento do estudante.
4. Procedimentos para garantir a transferência de responsabilidade pela continuação do programa de intervenção para a equipe de uma sala de aula regular.
5. Oferta de supervisão e monitoramento contínuo entre as salas de aula e outros cenários escolares, com foco sobre a estruturação de ambientes educacionais dirigidos, organizados e enriquecedores, com a produção concomitante de resultados positivos para os estudantes.
6. Avaliações e revisões do sistema de apoio.

Mecanismos para oferecer apoio ao professor são vistos como componentes necessários no tratamento de crianças com TDAH. Em razão da freqüência e da gravidade dos comportamentos diruptivos exibidos por esses estudantes, não é raro vermos a frustração e a impotência dos professores enquanto tentam administrar suas salas de aula. Essas emoções devem ser esperadas e validadas pelos profissionais e pais que interagem com os professores. Além disso, devem ser feitos esforços para que os professores lidem com essas emoções de modo produtivo (por exemplo, fornecendo-lhes materiais relacionados ao manejo do estresse). Um segundo fator relacionado a considerar é que fazer acomodações no modo como se ensina geralmente requer tempo, paciência, recursos e treinamento além daqueles disponíveis atualmente para o professor. Por exemplo, a implementação de um programa individualizado de reforço por fichas no contexto de uma sala de aula com 25-30 alunos é uma empreitada proibitiva para o professor. Portanto, a seleção de estratégias de tratamento deve ser feita com atenção às limitações colocadas sobre o professor. As características do sistema de apoio ao professor enumeradas anteriormente visam abordar essas questões práticas de modo preventivo, em vez de esperar que os professores se queixem.

A implementação de sistemas de apoio ao professor exigirá profissionais com conhecimento sobre a avaliação e o desenvolvimento de programas, educadores com cargos de supervisão ou administração e responsabilidade pelo monitoramento de programas didáticos em andamento e pessoal para oferecer auxílio à intervenção, se necessário, em apoio à equipe que atende às salas de aulas regulares. Idealmente, esse tipo de compromisso com o apoio ao professor seria associado a uma equipe que tem conhecimento e capacitação nas áreas de apoio didático e comportamental. Nas escolas em que essas circunstâncias existem, não nos parece demais presumir que os pais e professores esperem taxas superiores de sucesso acadêmico, comportamental e social para estudantes com TDAH.

CONCLUSÃO

Crianças com TDAH freqüentemente têm dificuldades nas áreas do comportamento em sala de aula, desempenho acadêmico e conquista acadêmica. Maximizar a probabilidade de sucesso escolar para cada criança exige uma variedade de estratégias comportamentais, instrucionais e de aprendizagem visando à prevenção e ao manejo dos problemas nessas áreas. Este capítulo apresentou uma revisão das intervenções de manejo comportamental e estratégias de instrução eficazes, bem como um exame das estratégias de instrução e automanejo promissoras. Também observamos a necessidade de apoio sistemático aos professores. Além de pesquisas adicionais sobre enfoques promissores de intervenção, enfrentamos o desafio de integrar as várias estratégias em programas de tratamento que se baseiem nas necessidades dos alunos individuais, de modo que todos os estudantes com TDAH possam ter sucesso na escola.

CAPÍTULO 6

♦ ♦ ♦

Terapia com Medicamentos

♦

A prescrição de medicamentos psicotrópicos é o tratamento mais comum para o TDAH. Por exemplo, aproximadamente 1,5 milhão de crianças (ou mais de 4% da população em idade escolar) são tratadas com medicamentos psicotrópicos (por exemplo, metilfenidato) nos Estados Unidos (Safer & Zito, 2000). O uso de medicamentos psicotrópicos teve um crescimento substancial nas duas últimas décadas, particularmente entre populações pré-escolares e no ensino médio (Olfson, Marcus, Weissman & Jensen, 2002; Safer & Zito, 2000). A duração média do uso do medicamento está entre 2 e 7 anos, dependendo da idade da criança (Safer & Zito, 2000). Além disso, os efeitos dos medicamentos psicotrópicos sobre o funcionamento de crianças com TDAH já foram mais estudados que qualquer outra modalidade de tratamento para qualquer transtorno da infância (DuPaul, Barkley & Connor, 1998).

Numerosos estudos têm demonstrado, de modo coerente, a rápida melhora do funcionamento comportamental, acadêmico e social da maioria das crianças tratadas com substâncias estimulantes (veja DuPaul et al., 1998, para uma revisão). Alternativamente, as limitações da farmacoterapia (por exemplo, possíveis efeitos colaterais, ausência de evidências de eficácia no longo prazo) levaram à adoção de enfoques multimodais de tratamento para o TDAH (Barkley, 1998). Os estimulantes parecem exercer efeitos mais pronunciados sobre os problemas associados aos sintomas de TDAH (por exemplo, fraca conquista acadêmica) quando combinados com outros enfoques eficazes de tratamento, tais como modificação comportamental (MTA Cooperative Group, 1999). Contudo, devido à eficácia comprovada e ao amplo uso dos medicamentos psicotrópicos no tratamento do TDAH, é importante que o pessoal das escolas se familiarize com (1) os tipos de medicamentos usados para o tratamento do TDAH; (2) possíveis efeitos colaterais e comportamentais associados a esses medicamentos; (3) fatores a considerar quando recomendamos testes com medicamentos para determinadas crianças; (4)

métodos para avaliação da resposta ao tratamento nas escolas; (5) formas de comunicação dos dados de avaliação aos médicos e outros profissionais da área médica; e (6) limitações da farmacoterapia.

TIPOS DE MEDICAMENTOS PSICOTRÓPICOS EMPREGADOS

Estimulantes do Sistema Nervoso Central

Os medicamentos psicoestimulantes são chamados assim em virtude de sua capacidade comprovada de aumentar a excitação ou "alerta" do sistema nervoso central (SNC). Seus efeitos em crianças com TDAH não são "paradoxais", uma vez que exercem efeitos fisiológicos e comportamentais semelhantes na população normal (Rapoport et al., 1980).

Dada a similaridade estrutural dos psicoestimulantes com certos neurotransmissores cerebrais (por exemplo, dopamina), essas drogas são vistas como compostos simpatomiméticos (Donelly & Rapoport, 1985). Os estimulantes do SNC mais empregados são o metilfenidato (Ritalina, Concerta, Metadate), a dextroanfetamina (Dexedrine) e a anfetamina mista (Adderall). Dos três medicamentos, o metilfenidato é o mais usado, sendo prescrito para mais de 80% das crianças tratadas com estimulantes (Safer & Zito, 2000). A pemolina (Cylert) foi usada no passado para o tratamento de TDAH, mas seu uso diminuiu significativamente nos últimos anos, devido a sérias preocupações com a hepatotoxicidade.

Outros tipos de estimulantes (por exemplo, cafeína) não são discutidos aqui porque não são considerados tão eficazes quanto os medicamentos citados nem são tipicamente usados pelos profissionais da área médica.

Dosagens

Os estimulantes do SNC, as apresentações disponíveis dos comprimidos e as dosagens típicas são exibidos na Tabela 6.1. Doses fixas, opostamente àquelas baseadas no peso corporal (isto é, mg/kg), são apresentadas para refletir a prática típica de prescrição. Além disso, as pesquisas indicam que nem o peso corporal bruto nem a área corporal predizem confiavelmente a resposta à dose de metilfenidato na faixa etária pediátrica (Rapport & Denney, 1997). Uma vez estabelecida a dose "ótima" para uma criança, como discutido a seguir, esta geralmente é consumida uma vez por dia (no caso de preparações de liberação prolongada) ou duas vezes por dia (no café-da-manhã e no almoço, no caso de preparações normais).

Dada as meias-vidas relativamente curtas dessas substâncias em termos comportamentais, os profissionais das escolas têm uma chance maior de observar a criança com TDAH quando medicada do que os pais e, portanto, devem ser incluídos na avaliação da resposta ao tratamento.

TABELA 6.1 Medicamentos Estimulantes, Apresentações dos Comprimidos e Dosagens.

Nome Comercial[a]	Apresentações	Regimes de Doses	Faixa de Dosagens[b]
Ritalina	5-20mg	Duas vezes ao dia	2,5-25mg
(metilfenidato)	Liber. Prolongada, 20mg	Uma vez ao dia	20-40mg
Concerta (metilfenidato)		Uma vez ao dia	
Metadate (metilfenidato)		Uma vez ao dia	
Dexedrine	Spansule 5mg		
(*d*-anfetamina)	Spansule 10mg		
	Spansule 15mg	Uma vez ao dia	2,5-25mg
	Comprimido 5mg		
	Elixir 5mg/5ml	Duas vezes ao dia	2,5 25mg
Adderall (anfetamina mista)	5-20mg	Uma vez ao dia	5-20mg

[a] Nome genérico entre parênteses.
[b] Faixa de dosagem para cada administração.

Tanto o metilfenidato (MPH) quanto a dextroanfetamina estão disponíveis nas formas de curta ação e ação prolongada. Uma vez que os efeitos comportamentais destes últimos compostos supostamente duram mais (isto é, 8 horas após a ingestão) que os derivados de curta ação, eles (juntamente com o Adderall, que também é um preparado de longa ação) apresentam diversas vantagens, incluindo a eliminação da administração ao meio-dia para crianças que estão na escola nesse horário e maior capacidade de manter o tratamento em segredo (DuPaul, Barkley & Connor, 1998). Portanto, atualmente, os medicamentos de liberação prolongada são preferíveis aos de curta ação para o tratamento da maioria das crianças.

Medicamentos Antidepressivos Tricíclicos

Os antidepressivos, como a desipramina (Norpramine) e a imipramina (Tofranil) são medicamentos de ação mais lenta e que produzem efeitos comportamentais semelhantes aos dos estimulantes em crianças com TDAH (Spencer, Biederman & Wilens, 1998). Esses dois medicamentos antidepressivos, por exemplo, resultam em melhor avaliação dos professores quanto à desatenção, hiperatividade e agressividade para até 70% das crianças tratadas. Além disso, esses medicamentos podem ser particularmente úteis para crianças que não respondem aos estimulantes (por exemplo, Biederman, Baldessarini, Wright, Knee & Harmatz, 1989). A desipramina melhora o desempenho em medições laboratoriais da memória de curto prazo e da solução de problemas visuais, mas não afeta a aprendizagem de relacionamentos de ordem superior, a menos que combinada com MPH (Rapport, Carlson, Kelly & Pataki, 1993).

Efeitos colaterais possíveis dos medicamentos antidepressivos incluem aumentos na pressão sangüínea e nos batimentos cardíacos, bem como possível retardo da aceleração intracardíaca (Spencer et al., 1998). Portanto, a resposta de uma criança a esses medicamentos exige um monitoramento mais intenso (por exemplo, eletrocardiogramas freqüentes) do que ocorreria com os estimulantes. A desipramina também tem sido associada a déficits no crescimento, embora não tão pronunciados quanto aqueles encontrados com medicamentos estimulantes (Spencer, Biederman, Wright & Danon, 1992).

Outros Medicamentos Antidepressivos

Os inibidores da monoaminoxidase (IMAOs) são clinicamente eficazes para problemas relacionados ao TDAH (Rapoport, 1986; Zametkin, Rapoport, Murphy, Linnoila & Iamnd, 1985). Infelizmente, certas restrições nutricionais e a diversas drogas precisam ser seguidas quando os IMAOs são administrados, tornando seu uso problemático, dados os problemas de controle dos impulsos das crianças com TDAH (Hunt, Lau & Ruy, 1991). A nortriptilina é vista como útil para a redução dos tiques associados ao transtorno de Tourette e dos sintomas de TDAH na maioria das crianças com TDAH e transtorno de Tourette simultaneamente (Spencer, Biederman, Wilens, Steingard & Geist, 1993). A bupropiona (Wellbutrin) é considerada levemente eficiente, na melhor das hipóteses, na redução da sintomatologia do TDAH (Casat, Pleasants, Schroeder & Parler, 1989; Simeon, Ferguson & Van Wyck Fleet, 1986). Existe uma possibilidade de que a bupropiona possa exercer efeitos tanto antiagressivos quanto anti-hipertensivos em algumas crianças com TDAH (Hunt et al., 1991). Os resultados de um ensaio aberto de bupropiona indicaram efeitos comportamentais positivos em uma amostra de adolescentes com TDAH, transtorno de conduta e transtornos por uso de substâncias (Riggs, Leon, Mikulich, & Pottle, 1998). Efeitos sobre o desempenho acadêmico são mais variáveis e exigem exploração adicional (Nebrig & DuPaul, 2001).

Medicamentos Anti-hipertensivos

A clonidina, um agente anti-hipertensivo, é moderadamente eficaz na redução de sintomas de TDAH (para uma meta-análise, veja Connor, Fletcher & Swanson, 1999). Hunt, Mindera e Cohen (1985), por exemplo, obtiveram melhora nas avaliações feitas por professores e pais sobre problemas de conduta e hiperatividade em 70% de crianças tratadas com clonidina. Contudo, deve ser notado que, quando os efeitos da clonidina são comparados diretamente aos do MPH, este último é considerado superior (Connor et al., 1999). Alternativamente, a clonidina pode ser preferível em certas situações, devido aos efeitos continuados à noite e à ausência de sono ou perturbação do apetite que ocasionalmente ocorrem com o MPH. Na verdade, a combinação de clonidina e MPH pode ser útil para os casos em que o MPH usado isoladamente levou a efeitos colaterais como insônia (Connor, Barkley & Davis, 2000; Hunt et al., 1991). Os efeitos colaterais mais freqüentes da clonidina são sedação, irritabilidade e queda na pressão sangüínea (Connor et al., 1999). A guanfacina (Tenex) é outro agente anti-hipertensivo que leva a efeitos comportamentais semelhantes aos da clonidina de acordo com diversos testes abertos. Os efeitos colaterais parecem ser menos freqüentes e graves que aqueles encontrados com a clonidina (Connor, 1998). Contudo, dada a ausência de ensaios controlados sobre esse composto, o uso de guanfacina no tratamento clínico de TDAH parece prematuro. Em razão da efetividade modesta e da associação com efeitos colaterais, parece que a clonidina é um tratamento de segunda linha viável para TDAH, com efeitos equivalentes aos antidepressivos tricíclicos (Connor et al., 1999).

Atomoxetina

A atomoxetina (Strattera) é uma droga não-estimulante que afeta a norepinefrina de modo semelhante aos estimulantes. Embora esta droga não tenha sido muito estudada, os resultados de um ensaio controlado inicial são promissores (Michelson et al., 2002). Especificamente, uma grande amostra de crianças e adolescentes com TDAH foi tratada com diversas dosagens de atomoxetina durante um período de 8 semanas. Os resultados indicaram que a maioria dos participantes apresentava uma resposta comportamental positiva, incluindo crianças com o subtipo desatento. Embora investigações adicionais deste medicamento ainda sejam necessárias, a atomoxetina poderá exercer um papel mais importante no tratamento de crianças que não respondem aos estimulantes.

Resumo

Embora esses e outros resultados iniciais sejam promissores, a maior parte das pesquisas disponíveis com medicamentos diferentes de estimulantes foi conduzida com pequenas amostras que empregavam apenas avaliações feitas por professores e pais como medições de resultado. Além disso, alguns estudos iniciais não empregaram a metodologia duplo-cega, um controle crucial em pesquisas farmacológicas. Os efeitos sobre o desempenho acadêmico e o funcionamento cognitivo devem ser estudados antes de essas substâncias serem consideradas como alternativas viáveis aos medicamentos estimulantes. Além disso, a magnitude dos efeitos do tratamento, associados a drogas e estimulantes alternativos, precisa ser comparada diretamente dentro de grandes amostras de crianças com TDAH. Antes de termos os resultados desses estudos, os estimulantes continuarão sendo os medicamentos de escolha para o tratamento do TDAH. Por essa razão, o restante deste capítulo se concentrará em estimulantes do sistema nervoso central, principalmente o MPH.

EFEITOS DOS ESTIMULANTES SOBRE O COMPORTAMENTO

Com base na literatura empírica, aproximadamente 75% das crianças com TDAH nas primeiras séries escolares e que são tratadas com medicamentos estimulantes respondem positivamente a uma ou mais doses (veja Rapport & Denney, 2000). As crianças restantes não exibem alteração ou seus sintomas de TDAH pioram com o tratamento, implicando assim na necessidade de medicamentos ou enfoques alternativos para o tratamento. Portanto, não existem garantias de que determinada criança com TDAH responderá a determinado estimulante, e a resposta ao medicamento não deve ser usada como confirmação do diagnóstico (isto é, uma resposta positiva não confirma um diagnóstico de TDAH, nem uma resposta negativa ao medicamento indica que a criança não tem TDAH). Além disso, a falta de resposta ou efeitos adversos associados a um dos estimulantes não descarta a possibilidade de uma resposta positiva a um dos outros medicamentos dessa classe (Elia & Rapoport, 1991). Atualmente, o MPH é, de longe, o estimulante mais usado; ele é prescrito para mais de 80% das crianças que recebem esses medicamentos (Safer & Zito, 2000). Diversos estudos demonstraram que os efeitos do MPH, da dextroanfetamina e de compostos de anfetaminas mistas sobre o comportamento são bastante semelhantes (por exemplo, James et al., 2001).

Os efeitos dos medicamentos estimulantes sobre praticamente todas as áreas do funcionamento comportamental, emocional e físico das crianças com TDAH já foram investigados (para uma revisão, veja DuPaul, Barkley & Connor, 1998; Spencer et al., 1996). As áreas de maior preocupação potencial para os profissionais das escolas serão examinadas brevemente a seguir.

Efeitos sobre o Controle Comportamental e a Atenção

Os medicamentos estimulantes têm efeitos positivos sobre as crianças com TDAH em relação a manter a atenção em tarefas que exigem concentração (Barkley, DuPaul & McMurray, 1991; Douglas, Barr, O'Neill & Britton, 1986; Rapport et al., 1987) e à inibição de respostas impulsivas (Brown & Sleator, 1979; Rapport et al., 1988). Em muitos casos, a atenção para os trabalhos escolares melhora a tal ponto que o comportamento da criança assemelha-se ao de seus colegas "normais" (Abikoff & Gittelman, 1985; DuPaul & Rapport, 1993). Além disso, esses medicamentos reduzem significativamente a atividade motora excessiva, especialmente os movimentos irrelevantes à tarefa durante situações de trabalho escolar (por exemplo, Cunningham & Barkley, 1979). Problemas com agressividade (Hinshaw, 1991; Klorman et al., 1988), comportamento diruptivo em sala de aula (Barkley, 1979), persistência em tarefas que causam frustração (Milich, Carlson, Pelham & Licht, 1991) e desobediência a comandos de pessoas representantes de autoridade (Barkley, Karlsson, Strzelecki & Murphy, 1984) também apresentam melhora com esses medicamentos. Uma análise cruzada conduzida por Connor, Glatt, Lopez, Jackson e Melloni (2002) descobriu efeitos de moderados a altos para melhoras induzidas por estimulantes em termos de agressividade manifesta e velada. Na verdade, os efeitos sobre a agressividade eram equivalentes aos efeitos obtidos para os sintomas de TDAH. Em geral, as melhoras no controle do comportamento e na atenção são maiores com doses superiores e podem ser vistas em casa, na clínica, na sala de aula e na escola. Efeitos comportamentais semelhantes foram obtidos em adolescentes com TDAH; entretanto, a porcentagem daqueles que responderam positivamente foi menor (isto é, 50-70%) que entre crianças da escola elementar (Evans & Pelham, 1991; Pelham, Vodde-Hamilton, Murphy, Greenstein & Vallano, 1991).

Os efeitos comportamentais dos estimulantes são moderados, em parte, por fatores ambientais. Northup e colegas conduziram diversos estudos explicando a relação entre contingências ambientais e resposta ao MPH (por exemplo, Northup et al., 1997, 1999). Essas investigações demonstraram que os efeitos do MPH variam entre as situações em função das contingências que operam no ambiente. Por exemplo, em uma situação laboratorial em que as crianças deveriam completar tarefas sob diferentes condições, os efeitos do MPH sobre o comportamento diruptivo foram mais fortes quando um adulto estava presente na sala e mais fracos quando a criança estava sozinha (Northup et al., 1999). Embora o MPH opere diretamente sobre fatores biológicos (isto é, funcionamento cerebral), os efeitos desta e de drogas semelhantes dependem das contingências prevalecentes e das taxas de comportamento que estas últimas geram (Murray & Kollins, 2000; Rapport, DuPaul & Smith, 1985). Portanto, Northup e Gulley (2001) recomendam que os psicólogos das escolas avaliem os efeitos dos medicamentos no contexto de avaliações comportamentais funcionais, nas quais a dosagem do MPH e os fatores ambientais são sistematicamente manipulados, para descobrir as combinações ótimas de cada enfoque de tratamento. A aplicabilidade desse paradigma laboratorial aos contextos escolares ainda aguarda investigações; entretanto, está claro que os efeitos comportamentais dos estimulantes não ocorrem em um vácuo e que fatores ambientais devem sempre ser considerados quando avaliamos a resposta ao medicamento.

Efeitos sobre o Desempenho Cognitivo e Acadêmico

Os efeitos dos medicamentos estimulantes sobre o desempenho cognitivo de crianças com TDAH têm sido tradicionalmente estudados usando-se paradigmas baseados em laboratórios, como o teste de Aprendizagem de Associações Pareadas (*Paired Associates Learning*, Swanson & Kinsbourne, 1975) e testes de memória de curto prazo (Sprague & Sleator, 1977). Os efeitos salutares do MPH sobre o funcionamento cognitivo das crianças foi revelado em testes de recuperação verbal (Barkley, DuPaul & McMurray, 1991; Evans, Gualtieri & Amara, 1986), aprendizagem de associações pareadas (Rapport et al., 1985), aprendizagem de equivalência do estímulo (Vyse & Rapport, 1989) e recordação de curto prazo de estímulos visuais (Sprague & Sleator, 1977). Em geral, os efeitos de resposta à dose de MPH sobre o desempenho cognitivo são considerados lineares, com a maior melhora ocorrendo com as doses mais altas (Rapport & Kelly, 1991; Solanto, 2000). É importante notar, contudo, que esses efeitos de resposta à dose foram demonstrados no nível de grupo e que existem diferenças substanciais na resposta à dose entre crianças individuais, como explicaremos a seguir.

As revisões sobre os efeitos dos medicamentos estimulantes sobre o desempenho acadêmico de crianças com TDAH concluem, em geral, que essa área do funcionamento não sofre impacto significativo da farmacoterapia *no longo prazo* (Barkley & Cunningham, 1978). Naturalmente, os estudos conduzidos até o fim dos anos 70 utilizaram primariamente testes tradicionais de conquista acadêmica (por exemplo, Teste Amplo de Aquisição Acadêmica) ou baterias de inteligências. Essas medições podem não ser suficientemente sensíveis para detectar mudanças em curto prazo ou mais sutis no funcionamento cognitivo associadas ao tratamento. Diversos fatores adicionais limitam a utilidade dos testes de aquisição referenciados pela norma para fins de avaliação do tratamento, incluindo (1) problemas para amostrar adequadamente o currículo em uso, (2) o uso de um número limitado de itens para amostrar várias habilidades, (3) o uso de formatos de resposta que não exigem que o aluno execute o comportamento (por exemplo, escrita) de interesse, e (4) insensibilidade a pequenas alterações no desempenho do estudante (Marston, 1989; Shapiro, 1996).

Estudos conduzidos por diversas equipes independentes de pesquisas descobriram melhoras agudas induzidas pelo MPH na produtividade e na exatidão acadêmica entre grandes amostras de crianças (Douglas, Barr, O'Neill & Britton, 1988; Pelham, Bender, Caddell, Botth & Moorer, 1985; Rapport et al., 1987, 1988) e jovens adolescentes com TDAH (Evans e Pelham, 1991; Evans et al., 2001; Pelham et al., 1991). A atenção às explicações do professor, a realização de trabalhos e as pontuações em testes breves e provas entre alunos no início do ensino médio com TDAH também são melhorados pelo MPH (Pelham et al., 1991). Como ocorre com outros domínios, esses efeitos foram mais intensos em uma faixa de dose mais alta quando analisados no nível de grupo. Em vez de testes acadêmicos padronizados, esses investigadores empregaram tarefas escritas criadas pelo professor de cada criança para avaliar o desempenho acadêmico. Embora essas medições possam ser mais sensíveis à mudança ligada ao tratamento e presumivelmente possuam maior validade ecológica que os instrumentos publicados e referenciados pela norma, sua confiabilidade (isto é, estabilidade ao longo do tempo) pode ser estabelecida antes da avaliação dos efeitos da intervenção. Ainda precisamos comprovar se as melhoras no curto prazo no desempenho acadêmico levam a um maior sucesso escolar no longo prazo. Entretanto, esses resultados indicam uma alta probabilidade de obtermos esses achados se a dosagem do medicamento for determinada inicialmente com base na melhora do funcionamento acadêmico, em vez de simplesmente no controle comportamental, como foi feito no passado (Rapport & Kelly, 1991).

Diversos estudos realizados por equipes independentes demonstraram os efeitos do MPH sobre a trajetória da conquista acadêmica. Especificamente, efeitos de resposta à dose são evidentes em medições baseadas no currículo de leitura e matemática que encontram paralelo em outras medições acadêmicas (Roberts & Landau, 1995; Stoner, Carey, Ikeda & Shinn, 1994). Entretanto, os achados tipicamente mostram uma ampla gama de respostas individuais ao medicamento nessa área do funcionamento. Como discutido no Capítulo 2, sondagens baseadas no currículo são um modo eficiente e sensível de avaliar os efeitos da intervenção sobre as habilidades acadêmicas. Assim, o maior uso dessas medições é fortemente recomendado tanto para a prática clínica quanto para as pesquisas.

Efeitos sobre os Relacionamentos Sociais

Estudos revelaram que o MPH melhora significativamente a qualidade das interações sociais entre crianças com TDAH e seus pais, professores e colegas. Por exemplo, diversos estudos demonstraram que os estimulantes aumentam a obediência das crianças aos comandos dos pais e professores e melhoram suas respostas às interações com outros (para uma revisão, veja DuPaul, Barkley & Connor, 1998). Essas mesmas investigações descobriram que comportamentos negativos e não relacionados à tarefa são reduzidos em situações de obediência, resultando em uma diminuição na freqüência de comandos de figuras representantes de autoridade e em um aumento na atenção positiva de adultos ao comportamento da criança. Na verdade, os efeitos dos estimulantes sobre a agressividade tanto manifesta quanto velada têm quase a mesma magnitude que os efeitos dos medicamentos sobre os sintomas de TDAH (Connor et al., 2002).

Resultados semelhantes foram obtidos em termos das relações das crianças com TDAH com seus companheiros de faixa etária. Quando tratadas com MPH, as crianças com TDAH tornam-se menos agressivas com os outros, comportam-se de modo mais apropriado com outras crianças e são mais aceitas por seus colegas (Cunningham, Siegel & Offord, 1985; Gadow, Nolan, Sverd, Sprafkin & Pailicelli, 1990; Hinshaw, 1991; Pelham & Hoza, 1987; Whalen et al., 1989). De modo semelhante, o comportamento social de adolescentes com TDAH é melhorado com o MPH, particularmente em dosagens mais baixas (Smith et al., 1998). Os efeitos do MPH sobre o comportamento social das crianças com TDAH ainda não está claro. Alguns estudos não revelaram alterações na freqüência do início de interações com outros (Hinshaw, Henker, Whalen, Erhardt & Dunnington, 1989; Wallander, Schroeder, Michelli & Gualtieri, 1987), enquanto outros descobriram uma redução nas interações positivas com companheiros (Buhrmeister, Whalen, Henker, MacDonald & Hinshaw, 1992). Além dos efeitos diretos sobre o comportamento social, o MPH melhora outras áreas do funcionamento que podem apresentar impacto indireto sobre o status social. Por exemplo, um grupo de crianças com TDAH demonstrou maior atenção durante partidas de *softball* (por exemplo, maior recordação sobre os escores dos jogos) quando recebia MPH, comparado com um placebo (Pelham et al., 1990).

Resposta à Dose e Resposta Individual

Além da apresentação de efeitos comportamentais específicos, os resultados de investigações empíricas dos estimulantes com crianças com TDAH levaram a várias conclusões importantes envolvendo as propriedades gerais dessas drogas.

A primeira delas é que as alterações induzidas pelo MPH em um campo comportamental específico variam de acordo com as doses de modo sistemático, pelo menos em análises no nível de grupo (por exemplo, Barkley, Anastopoulos, Guevremont & Fletcher, 1991; Pelham et al., 1985; Rapport & Denney, 2000; Rapport et al., 1985; Spreague & Sleator, 1977). Para a maioria das áreas de funcionamento (isto é, cognitiva, social, controle do comportamento), esses efeitos de resposta à dose têm sido lineares, com doses mais altas levando a uma mudança maior.

Em segundo lugar, em um nível individual de análise, classes separadas de comportamento podem ser afetadas diferentemente pelo MPH, ainda que na mesma dose (Rapport & Denney, 2000; Sprague & Sleator, 1977). Por exemplo, determinada criança pode apresentar a maior melhora no desempenho acadêmico em uma dose diferente daquele nível do medicamento considerado "ótimo" para o controle dos impulsos ou atenção prolongada. Por fim, embora efeitos lineares de resposta à dose sejam encontrados constantemente no nível de análise em grupo, cada criança varia consideravelmente em relação à mudança comportamental de acordo com a dose (Douglas et al., 1986; Pelham et al., 1985; Rapport & Denney, 2000). Mesmo quando as crianças compartilham características similares (por exemplo, diagnóstico, idade e peso corporal), pode haver uma variabilidade considerável na resposta à dose, presumivelmente devido a diferenças individuais no funcionamento do sistema nervoso central (Rapport & Denney, 2000).

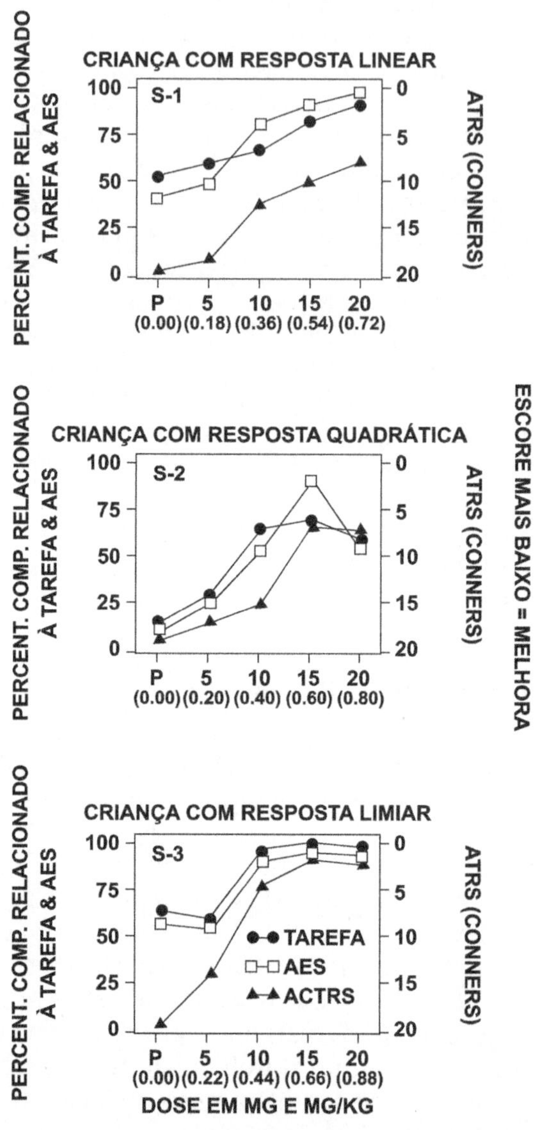

FIGURA 6.1 Curvas de resposta à dose de três medições dependentes para três crianças de peso corporal similar (M = 25kg). A porcentagem da freqüência de comportamento relacionado à tarefa e o Escore de Eficiência Acadêmica (AES) são traçados ao longo da ordenada à esquerda. O escore total na Escala Conners Abreviada de Avaliação para Professores (ACTRS) é traçado na ordenada à direita. A melhora para todas as três medições é indicada por um movimento ascendente no eixo. Extraído de Rapport, DuPaul e Kelly (1989). Copyright 1989 por M. D. Rapport. Reimpresso com permissão.

Para ilustrar a natureza idiossincrática dos efeitos do MPH, a Figura 6.1 apresenta dados de resposta à dose baseados na escola para três crianças com TDAH que participaram de um estudo conduzido por Rapport, DuPaul e Kelley (1989). São apresentadas mudanças comportamentais para três medições, incluindo porcentagem de comportamento relacionado à tarefa durante o trabalho independente, porcentagem de trabalho acadêmico completado corretamente (isto é, Escore de Eficiência Acadêmica [AES]) e avaliações pelos professores na Escala Conners Abreviada de Avaliação para Professores (ACTRS; Werry, Sprague & Cohen, 1975). Em um desenho experimental duplo-cego e controlado com placebo, cada criança recebia quatro doses ativas de MPH (isto é, 5mg, 10mg, 15mg e 20mg) e um placebo inerte em uma seqüência determinada aleatoriamente. As crianças tinham idade e peso corporal similares, mas exibiram diferenças bastante acentuadas na resposta ao MPH. Por exemplo, S-1 (estudante 1, Figura 5.1, no alto) demonstrou melhora da atenção e do comportamento em função direta do aumento da dose, com o pico na dose mais alta, ou 20mg (isto é, efeitos lineares de resposta à dose). Alternativamente, as melhoras no comportamento e no desempenho em sala de aula de S-2 foram obtidas até a dose de 15mg, quando os efeitos máximos tornaram-se evidentes, seguidos por um decréscimo na dose de 20mg. Este último efeito é chamado de "resposta quadrática", uma vez que houve uma mudança na inclinação da curva de resposta à dose. Por fim, S-3 não exibiu mudança acadêmica ou comportamental até atingir um "limiar terapêutico" em 10mg, com pouco mais em termos de melhora adicional em doses maiores (isto é, uma resposta limiar). Portanto, o perfil de resposta à dose e de dose "ótima" ou terapêutica diferia para as três crianças.

Normalização do Funcionamento em Sala de Aula

Embora a importância *estatística* dos efeitos comportamentais do MPH tenha sido demonstrada de forma confiável, a importância *clínica* das alterações comportamentais de crianças com TDAH tem sido demonstrada com menos freqüência. Alguns estudos indicaram que a atenção relacionada à tarefa (Loney, Weissenburger, Woolson & Lichty, 1979, Rapport, Denney, DuPaul & Gardner, 1994; Whalen et al., 1979; Whalen, Henker, Collins, Finck & Dotemoto, 1979) e os comportamentos agressivos (Hinshaw et al., 1989) de crianças que recebem MPH são estatisticamente indistinguíveis daqueles de colegas normais desses pacientes. Abikoff e Gittelman (1985) descobriram que 60% das crianças tratadas com MPH evidenciaram comportamento "normalizado" no alcance da atenção e no controle de impulsos em sala de aula. De modo semelhante, Pelham e colegas (1993) descobriram que aproximadamente 60% das crianças que tomavam 0,6mg/kg de MPH recebiam avaliações de seus professores "muito semelhantes às de crianças normais" quando interagindo com colegas e adultos.

Rapport e colegas (1994) examinaram o grau em que o MPH normalizava o comportamento em sala de aula e o funcionamento acadêmico de 76 crianças com TDAH com base em comparações com um grupo de controle normal de 25 crianças. As crianças com TDAH participaram de um ensaio duplo-cego e controlado com placebo no qual recebiam uma de quatro doses (5, 10, 15 e 20mg) de MPH e placebo. Medições dependentes incluíram avaliações feitas por professores sobre a conduta social, observações diretas do comportamento relacionado à tarefa em sala de aula e exatidão em tarefas escolares independentes. Entre 53% e 78% da amostra obtive escores dentro da faixa normal de funcionamento em uma ou mais doses de MPH, dependendo da medição específica empregada (veja a Figura 6.2.). Notavelmente, as avaliações do controle do comportamento realizadas pelos professores mostraram as melhoras e a normalização mais importantes, seguidas de observações diretas da atenção relacionada à tarefa e da eficiência acadêmica. Aproximadamente 47% da amostra não mostrou melhora na eficiência acadêmica. Embora esses resultados forneçam evidências adicionais dos fortes efeitos terapêuticos dos medicamentos estimulantes, intervenções concomitantes (particularmente aquelas voltadas para o desempenho acadêmico) serão necessárias para muitas crianças com TDAH, mesmo para aquelas cujo comportamento em sala de aula é normalizado pelo MPH.

Combinação de Medicamentos e Terapia Comportamental

As duas intervenções mais comuns para o TDAH são medicamentos estimulantes e estratégias de modificação comportamental (Barkley, 1998). A investigação de maior escala e mais abrangente desses dois tratamentos foi o estudo de Tratamento Multimodal do TDAH (MTA), completado em diversos locais da América do Norte (MTA Cooperative Group, 1999). Uma amostra de 579 crianças de 7 a 10 anos de idade com diagnóstico de TDAH foi distribuída aleatoriamente a um de quatro grupos de tratamento. Um dos grupos recebeu medicamento estimulante titulado usando ensaios controlados com múltiplos métodos de ponta, enquanto um segundo grupo recebeu múltiplas intervenções comportamentais em casa, na escola e em acampamentos de verão.

O componente escolar do último protocolo incluía (1) consultoria contínua com professores da sala de aula envolvendo intervenções comportamentais e (2) um trabalho paraprofissional com o aluno com TDAH durante metade do dia escolar, diariamente, por 12 semanas no outono do ano escolar.

Os paraprofissionais implementaram intervenções comportamentais como reforço por fichas para o comportamento apropriado em sala de aula. Um terceiro grupo recebeu medicamentos cuidadosamente titulados e intervenção comportamental ampla. Por fim, um quarto grupo de participantes recebeu tratamento como oferecido na comunidade (grupo de controle com atendimento na comunidade). Aproximadamente 67% dos participantes do grupo de controle estavam recebendo medicamento estimulante titulado usando procedimentos menos controlados e mais típicos que o grupo com medicamento do MTA. Medições dependentes entre múltiplas áreas do funcionamento foram coletadas em três momentos durante e imediatamente após o protocolo de tratamento de 14 meses.

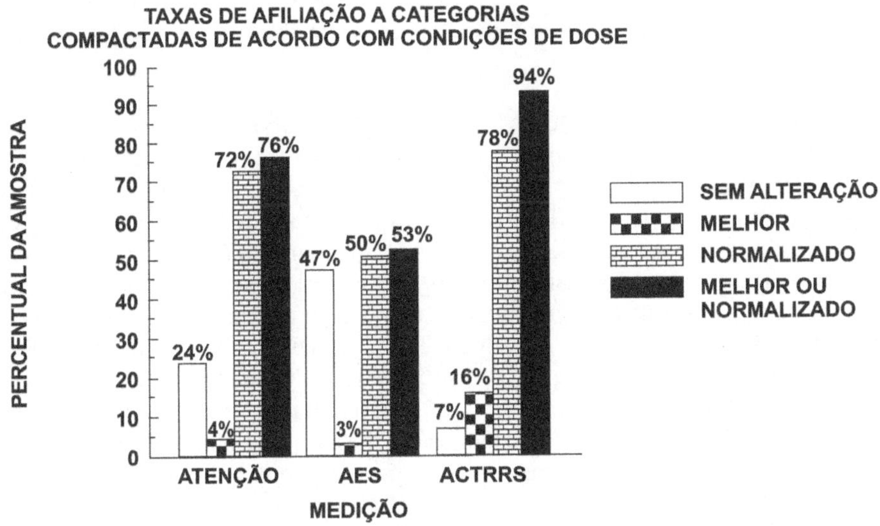

FIGURA 6.2 Porcentagem de 76 crianças com TDAH que não exibiam alterações, exibiam melhora clinicamente significativa e comportamento escolar normalizado entre três variáveis de sala de aula como uma função da dose de placebo e MPH. Extraído de Rapport, Denney, DuPaul e Gardner (1994). Copyright 1994 por American Academy of Child and Adolescent Psychiatry. Reimpresso com permissão.

Os participantes de todos os quatro grupos mostraram reduções significativas na sintomatologia durante e após o tratamento. Significativamente, foram obtidas maiores reduções nos sintomas para os grupos de intervenção combinada e de manejo com medicamento, em relação aos grupos de terapia comportamental e de atendimento na comunidade. Embora o medicamento estimulante cuidadosamente titulado fosse claramente o tratamento unimodal superior, análises adicionais lançaram uma luz sobre a contribuição das intervenções comportamentais. Especificamente, a maior melhora, particularmente para problemas associados ao TDAH (por exemplo, comportamento de oposição, dificuldades com o desempenho social), foi demonstrada por crianças que receberam o protocolo de intervenção combinada (Conners et al., 2001; Swanson et al., 2001). As crianças do grupo de intervenção combinada precisaram de uma dosagem menor que a média de medicamento que o grupo apenas com medicamento. Usando uma definição relativamente conservadora de "sucesso" do tratamento, Swanson e colegas (2001) descobriram que 68% das crianças com intervenção combinada eram tratadas com sucesso, em relação a 56%, 34% e 25% do grupo apenas com medicamento, apenas com intervenção comportamental e de controle com atendimento na comunidade, respectivamente. Embora o tamanho do efeito que separa o grupo com intervenção comportamental e o grupo de controle com atendimento na comunidade seja pequeno (Conners et al., 2001), é importante notar que a maioria dos participantes do grupo de controle recebeu medicamento estimulante como tipicamente prescrito na comunidade. Portanto, a programação comportamental intensiva parece ser equivalente à estratégia de "medicamento como de hábito". Dada a riqueza dos achados do estudo MTA, dois periódicos publicaram números especiais dedicados aos resultados desse estudo, que devem interessar aos profissionais das escolas e da saúde mental (*Journal of Abnormal Child Psychology* 28(6), 2000; *Journal of the American Academy of Child and Adolescent Psychiatry* 40(2), 2001).

Dados os achados do estudo MTA e das investigações menos completas anteriores, a combinação de medicamento estimulante e intervenções comportamentais é considerada, atualmente, como o enfoque "ótimo" para o tratamento de TDAH para muitas crianças (Barkley, 1998). Existem importantes desvantagens em cada tratamento quando usado isoladamente, incluindo uma limitação dos efeitos aos momentos em que as intervenções estão "ativas", o fato de que cada uma delas não tem resultados para uma minoria das crianças e de que a eficácia de longo prazo dos dois tratamentos não foi documentada (Hoza, Pelham, Sams & Carlson, 1992; Pelham & Murphy, 1986). Alternativamente, a combinação de tratamentos comportamentais e farmacológicos pode minimizar as limitações de cada tratamento e maximizar as chances de obtenção de alterações clinicamente significativas (Pelham & Murphy, 1986).

Investigações com sujeitos isolados demonstram que a "dosagem" é uma variável importante na determinação da resposta de crianças individuais com TDAH à combinação de intervenções comportamentais e medicamento estimulante (Abramowitz, Eckstrand, O'Leary & Dulcan, 1992; Hoza et al., 1992). Abramowitz e colegas (1992), por exemplo, avaliaram mudanças no comportamento não relacionado à sala de aula de três meninos com TDAH como uma função da variação de dosagens de MPH (placebo, 0,3mg/kg, 0,6mg/kg) combinadas com reprimendas imediatas ou adiadas pela professora. Os resultados, exibidos na Figura 6.3, indicam que a resposta à combinação de intervenções variava entre as crianças. Steven respondeu melhor à combinação de uma baixa dose de MPH e uma baixa "dose" de intervenção comportamental (por exemplo, reprimendas adiadas), como exibido no gráfico superior da Figura 6.3. Alternativamente, Tony demonstrou uma resposta ótima à alta dose de MPH em combinação com reprimendas imediatas ou adiadas (veja o gráfico do meio na Figura 6.3). Por fim, Kevin exibiu o menor comportamento não relacionado à tarefa quando tratado com uma baixa "dose" de intervenção comportamental (por exemplo, reprimendas adiadas) combinada com uma dose alta ou baixa de MPH (veja o gráfico inferior da Figura 6.3).

Os resultados dos estudos citados e de outros, semelhantes, indicam que algumas crianças precisam de uma "dose baixa" de modificação comportamental (por exemplo, cartão diário de relato a ser completado em casa) em combinação com uma dose baixa de MPH, enquanto os sintomas de TDAH de outra criança podem ser suficientemente graves para indicar uma dose alta de MPH juntamente com uma "dose alta" de modificação comportamental (por exemplo, sistema de custo da resposta baseado em sala de aula). Além disso, o uso de um tratamento pode resultar em um ajuste na dosagem de uma outra intervenção. Por exemplo, a implementação de um sistema de modificação comportamental pode permitir uma redução na quantidade de medicamento necessário para uma criança. A titulação de várias potências de cada intervenção deve ser conduzida em uma base individual, porque a resposta à combinação de tratamentos variará de acordo com fatores orgânicos (por exemplo, gravidade dos comportamentos relacionados ao TDAH) e ambientais (por exemplo, colocação na sala de aula) (Pelham, 1989).

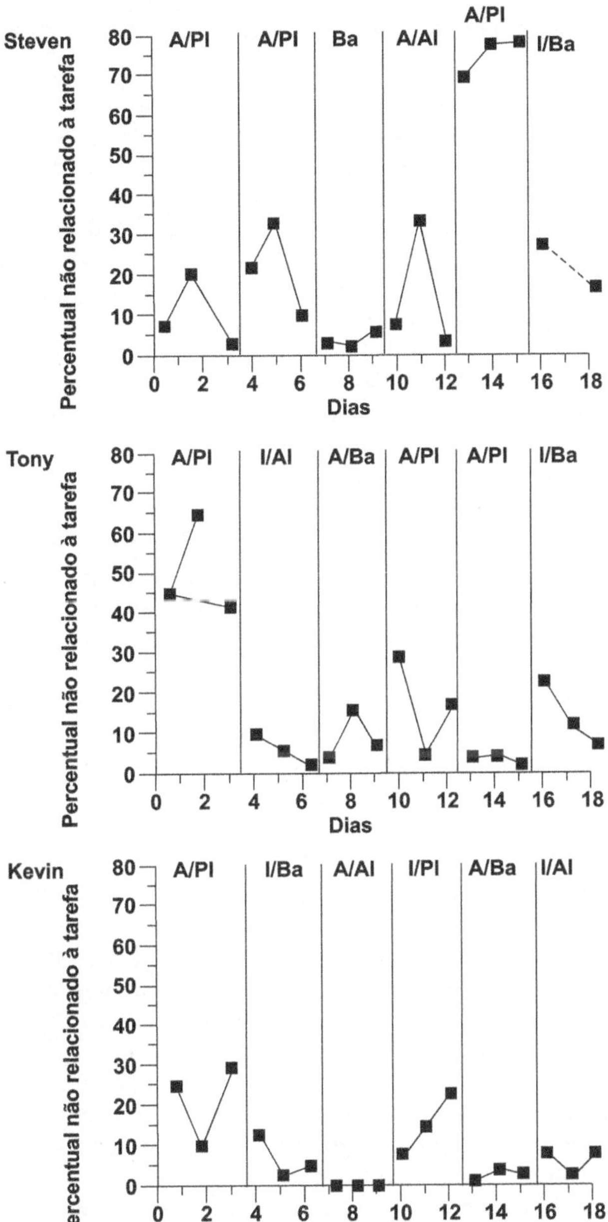

FIGURA 6.3 Taxas de comportamento relacionado à tarefa de três crianças tratadas com reprimendas verbais e metilfenidato. A = reprimendas adiadas; I = reprimendas imediatas; Pl = placebo; Ba (baixo) = 0,3mg/kg MPH; Al (alto) = 0,6mg/kg MPH. Extraído de Abramowitz, Eckstrand, O'Leary e Duncan (1992). Copyright 1992 por Sage Publications, Inc. Reimpresso com permissão.

POSSÍVEIS EFEITOS COLATERAIS DOS ESTIMULANTES DO SISTEMA NERVOSO CENTRAL

Os efeitos colaterais agudos do MPH e de outros estimulantes relatados com mais freqüência são redução do apetite (particularmente na hora do almoço) e insônia (American Academy of Child and Adolescent Psychiatry [AACAP], 2002). O atributo principal do sono afetado pelos estimulantes parece ser um início atrasado do sono, em vez de sua perturbação em si (Stein & Pao, 2000). Outros efeitos emergentes do tratamento relatados na literatura incluem aumento na irritabilidade, dores de cabeça, aflição estomacal e, em casos raros, tiques motores e/ou vocais (AACAP, 2002). Diversos estudos de pesquisas explicaram a porcentagem de casos que apresentam possíveis efeitos colaterais em uma faixa de doses de MPH (para uma revisão, veja Rapport & Moffitt, 2002). Por exemplo, Barkley, McMurray, Edelbrock e Robbins (1990) examinaram a prevalência de efeitos colaterais relatados por pais e professores de duas doses (isto é, 0,3mg/kg e 0,5mg/kg) de MPH em uma grande amostra de crianças com TDAH. Esses investigadores descobriram que mais de 50% da amostra exibia redução do apetite, insônia, ansiedade, irritabilidade ou tendência ao choro com ambas as doses de MPH. Deve-se notar que muitos desses aparentes efeitos colaterais (especialmente aqueles associados ao humor) estavam presentes durante a condição de placebo e podem representar características associadas ao transtorno, em vez de ao tratamento. Aflição estomacal e dores de cabeça foram relatadas por cerca de 33% dos participantes. A gravidade desses efeitos colaterais era leve na maioria dos casos, crescia com o aumento da dose e não resultava necessariamente na descontinuação do tratamento. Além disso, está claro que a freqüência e a gravidade de possíveis efeitos colaterais devem ser avaliadas durante condições sem medicamento ou anteriores ao tratamento, para estabelecermos se estão realmente associadas à ingestão da droga.

Percepções envolvendo a presença e a gravidade dos efeitos colaterais podem variar entre pais, professores e estudantes. DuPaul, Anastopoulos, Kwasnik, Barkley e McMurray (1996) coletaram avaliações de efeitos colaterais de uma amostra de pais, professores e adolescentes no contexto de um teste com múltiplas dosagens de MPH. Embora as avaliações feitas por professores sobre a gravidade dos efeitos colaterais não variem sistematicamente dos placebos para medicamentos ativos, a gravidade relatada pelos pais era maior durante a condição de *placebo*. Inversamente, os adolescentes relatavam maior gravidade dos efeitos colaterais durante as condições de duas maiores dosagens em relação ao placebo. Portanto, os efeitos colaterais precisam ser considerados sob o ponto de vista de quem usa a droga. Diversos respondentes devem ser consultados para termos diferentes perspectivas desse fenômeno. Em nossa experiência, os pais serão os mais indicados para o relato dos efeitos colaterais mais comuns, como redução do apetite e insônia. Os professores podem oferecer informações envolvendo possível excesso na dedicação à tarefa, particularmente durante condições de tarefas acadêmicas. Por fim, as próprias crianças podem ser as pessoas mais indicadas para o relato de possíveis efeitos dos medicamentos sobre sintomas internalizantes (por exemplo, ansiedade) e talvez sejam mais sensíveis à gravidade geral dos efeitos colaterais.

Outros possíveis efeitos emergentes do tratamento que devem ser monitorados incluem um "rebote comportamental" no fim da tarde e o início ou exacerbação de tiques motores e vocais (AACAP, 2002). O fenômeno de "rebote comportamental" é descrito, tipicamente, como uma deterioração na conduta (excedendo aquele observado durante condições de linha-base ou placebo) que ocorre no fim da tarde e à noite após administrações diurnas do medicamento (Johnston, Pelham, Hoza & Sturges, 1987). Estudos que examinaram esse fenômeno indicaram que ele ocorre em cerca de 33% das crianças tratadas com MPH e que a magnitude do rebote varia consideravelmente entre os dias de uma criança para outra (Johnston et al., 1987). Além disso, a administração de uma pequena dose de MPH à tardinha pode reduzir a gravidade dos efeitos de rebote (DuPaul, Barkley & Conner, 1998).

O grau em que os estimulantes induzem tiques motores e sintomas de transtorno de Tourette em crianças permanece alvo de controvérsias. Alguns estudos indicaram que uma pequena minoria de crianças pode desenvolver tiques após o tratamento com estimulantes e que a freqüência e a gravidade não diminuíam após o término do tratamento (Bremness & Sverd, 1979). Alternativamente, investigações mais recentes indicaram que a maioria das crianças com TDAH e transtornos de tiques responde positivamente ao tratamento com estimulantes tanto em termos de controle do comportamento quanto de redução de tiques (por exemplo, Castellanos et al., 1997; Gadow, Sverd, Sprafkin, Nolan & Ezor, 1995). Uma minoria de crianças pode mostrar exacerbação dos tiques, o que indica cautela na prescrição de estimulantes para crianças que exibem TDAH e transtornos de tiques. Entretanto, se monitorados com cuidado, essa classe de medicamentos pode ser viável para crianças com TDAH que têm uma história pessoal ou familiar de tiques.

Observações clínicas documentaram um aumento no comportamento excessivamente concentrado entre algumas crianças com TDAH tratadas com MPH (Solanto, 1984). Essa limitação do funcionamento cognitivo pode ser demonstrada de várias maneiras, incluindo persistência em uma tarefa por um período excessivamente longo, sem consideração por estímulos periféricos relevantes, ou incapacidade para mudar de conjunto cognitivo para adaptar-se às demandas da situação (Solanto & Wender, 1989). Investigações empíricas não conseguiram documentar a ocorrência desse fenômeno em nível de análise de grupo. Entretanto, pelo menos um estudo indicou que um subgrupo de crianças com TDAH pode demonstrar concentração excessiva na tarefa como uma função do MPH (Solanto, 2000). Esse subgrupo pode incluir crianças menos hiperativas e que demonstram melhor desempenho na linha-base em testes cognitivos em relação a outras crianças com TDAH. De modo similar, Rapport e colegas (1994) descobriram que 47% de uma grande amostra de crianças tratadas com MPH não exibia melhora na eficiência acadêmica em qualquer dose. Presumivelmente, o desempenho acadêmico de algumas dessas crianças era comprometido pelo comportamento excessivamente concentrado induzido pelo MPH, embora não tenham sido conduzidas medições diretas disso. Esses achados proporcionam uma forte lógica para a avaliação individualizada do desempenho acadêmico e cognitivo entre doses, quando avaliamos a resposta aos medicamentos psicotrópicos. Na verdade, Rapport e Denney (2000) recomendam que a dosagem de estimulante seja titulada com base nas melhoras na eficiência acadêmica, em vez de, como é típico, usarmos as mudanças no controle do comportamento. Esse argumento é apoiado pelo fato de que, quando o MPH melhora o desempenho acadêmico, o controle comportamental também tende a apresentar melhoras; entretanto, o inverso raramente é verdadeiro.

O único efeito colateral de longo prazo do medicamento estimulante bem documentado é a supressão da altura e do ganho de peso. Os estudos que examinaram esse fenômeno indicaram que a probabilidade de supressão do crescimento aumenta com doses maiores, é maior com dextroanfetamina do que com MPH e também é maior durante o primeiro ano de tratamento (veja AACAP, 2002). Um rebote no crescimento após a descontinuação do tratamento ou habituação a esse efeito parece ocorrer daí por diante, com pouca alteração apreciável no peso ou altura final na idade adulta (Greenhill, 1984; Reeve & Garfinkel, 1991). Outros possíveis efeitos colaterais de longo prazo propostos, principalmente na mídia popular, incluem dependência da droga, baixa auto-estima, depressão ou outras dificuldades emocionais. Essas afirmações não têm base na literatura empírica e não devem ser consideradas como riscos reais para o tratamento. Por exemplo, Biederman, Wilens, Mick, Spencer e Faraone (1999) descobriram que crianças tratadas com estimulantes eram *menos propensas* a ter um transtorno de uso de substância quando adolescentes que crianças não tratadas.

QUANDO RECOMENDAR UM ENSAIO COM MEDICAMENTO

Psicólogos escolares e outros profissionais da educação estão em posição ideal para defender o tratamento apropriado da criança com TDAH, uma vez que têm oportunidades abundantes para observar o funcionamento dos alunos em um contexto em que os maiores problemas com desatenção, impulsividade e hiperatividade tipicamente ocorrem (isto é, a escola). A decisão quanto a iniciar um ensaio com medicamento não deve ser uma resposta automática após o diagnóstico de TDAH e, obviamente, deve ser tomada em conjunto por vários indivíduos envolvidos, incluindo o médico e os pais da criança. Antes de chegarmos a esse ponto de decisão, exames físicos e psicológicos completos devem ser conduzidos para estabelecer a presença e a gravidade da sintomatologia de TDAH (veja o Capítulo 2), bem como para identificar quaisquer fatores (por exemplo, problemas cardíacos) que possam comprometer o uso do medicamento estimulante. Juntamente com o médico da criança, o psicólogo deve considerar os seguintes fatores (extraído de DuPaul, Barkley & Conner, 1998) antes de recomendar um ensaio com o medicamento:

1. *Gravidade dos sintomas de TDAH e comportamento diruptivo da criança.* Como seria de esperar, quanto maior a gravidade das dificuldades de controle da atenção e do comportamento, mais provável será a necessidade de um ensaio com medicamento como suplemento para outras modalidades de tratamento (por exemplo, programa de modificação comportamental).

2. *Uso prévio de outros tratamentos.* Se outras intervenções (por exemplo, programa de manejo comportamental na sala de aula e treinamento dos pais) não foram implementadas, um ensaio com medicamento pode ser adiado, particularmente se a gravidade do TDAH da criança é relativamente leve. Se outras intervenções estão ocorrendo atualmente, pode ser útil avaliar seu sucesso e se há margem para melhora (Power et al., 2003). Diversas questões devem ser consideradas, incluindo: (a) os sintomas do transtorno melhoraram em função do plano de intervenção atual?; (b) a melhora é considerada suficiente pelas principais pessoas na vida da criança?; (c) quaisquer efeitos colaterais adversos indicariam a descontinuação ou modificação dos tratamentos atuais?; (d) quais são os efeitos da intervenção atual sobre áreas cruciais do funcionamento?; e (e) qual é a probabilidade de que o acréscimo do

medicamento ao plano de tratamento resulte em melhora adicional e clinicamente significativa? Se um sucesso limitado foi obtido com outras intervenções, então o medicamento deve ser considerado como um tratamento auxiliar.

3. *Apoio empírico para a medicação.* A medicação específica a ser empregada deve ser determinada, em parte, com base em estudos empíricos anteriores desse tratamento. Como já discutimos neste capítulo, os estimulantes do sistema nervoso central têm um forte histórico de sucesso no tratamento deste transtorno. Entretanto, na prática, outros medicamentos podem ser usados isoladamente ou em combinação com estimulantes, apesar de haver pouca literatura de pesquisas em apoio a essas decisões de tratamento (Brown & Sammons, 2002).

4. *Atitude dos pais com relação ao uso de medicamentos.* O psicólogo deve oferecer uma oportunidade para que os pais "contrários ao uso de medicamentos" pesquisem as vantagens e desvantagens da farmacoterapia. Especificamente, eles devem receber literatura que descreva claramente os efeitos comportamentais, os efeitos colaterais e as práticas de monitoramento do tratamento associados ao medicamento (veja Barkley, 2000). Eles *não devem ser coagidos* a um ensaio com o medicamento, dada a alta probabilidade de baixa adesão ao tratamento nesses casos.

5. *Adequação da supervisão por adultos.* Os pais devem funcionar em um nível no qual possam supervisionar adequadamente a administração do medicamento e prevenir contra seu abuso. Além disso, todos os adultos associados ao programa de tratamento da criança (isto é, médico, professor, psicólogo, pais) devem fazer um investimento contínuo de tempo necessário para determinar a eficácia de curto e longo prazo do regime com medicamento.

6. *Atitude da criança com relação ao uso de medicamentos.* É importante discutir o uso de medicamentos com a criança e explicar completamente a lógica do tratamento, particularmente com crianças mais velhas e adolescentes. Quando as crianças são "contra remédios" ou apresentam comportamento de oposição, elas podem sabotar os esforços para usá-los (por exemplo, recusar-se a engolir o comprimido).

Independentemente do emprego e do sucesso do tratamento com medicamento estimulante, o psicólogo da escola está em posição singular para implementar terapias adicionais para a criança com TDAH. É fundamental que outras intervenções (por exemplo, estratégias comportamentais e/ou acadêmicas) sejam usadas antes do medicamento ou em acréscimo a este, em um esforço para otimizar a atividade da criança em sala de aula (Barkley, 1998). Na verdade, como mencionado anteriormente, o uso concomitante de estratégias comportamentais e medicamentos estimulantes pode levar a efeitos comportamentais acumulados, particularmente sobre a agressividade e as interações sociais, minimizando assim a dose de medicamento e/ou a intensidade das contingências empregadas (Abramowitz et al., 1992; Hoza et al., 1992).

COMO AVALIAR OS EFEITOS DO MEDICAMENTO EM SALA DE AULA

Os métodos usados para monitorar a resposta ao medicamento em crianças com TDAH variam amplamente em termos de conteúdo e qualidade. Os resultados do estudo MTA (MTA Cooperative Group, 1999) indicam convincentemente que ensaios controlados, usando múltiplas medições objetivas da resposta à droga, são ótimos para a titulação da dosagem de estimulante. Infelizmente, com demasiada freqüência a titulação da dosagem e a avaliação da eficácia no longo prazo baseiam-se apenas nos relatos subjetivos dos pais, aumentando assim as chances de decisões incorretas (DuPaul, Barkley, & Connor, 1998). Os profissionais das escolas podem ter um grande impacto sobre essa prática comunicando-se com os médicos com relação a mudanças no desempenho escolar das crianças associadas à farmacoterapia. Na verdade, diretrizes recentes publicadas pela American Academy of Pediatrics (2001) e pela American Academy of Child and Adolescent Psychiatry (2002) salientam (1) o uso de múltiplas medições de resultado; (2) inclusão do pessoal da escola na oferta de informações sobre a resposta à droga; e (3) a necessidade de monitoramento contínuo por meio da comunicação com as escolas e famílias.

Uma vez que a resposta ao medicamento estimulante freqüentemente é idiossincrática e específica à dose, é crucial coletar dados comportamentais objetivos entre várias doses, incluindo um período em que a criança não está recebendo medicação ativa. Sob circunstâncias ideais, a dose ótima para a criança deve ser estabelecida no contexto de um paradigma de avaliação duplo-cego e controlado com placebo, que inclua múltiplas medições colhidas em vários ambientes (por exemplo, em casa e na escola). Esse tipo de avaliação envolve não apenas o acúmulo de dados objetivos e quantitativos envolvendo a resposta de uma criança ao tratamento, mas também controles para os vícios inerentes em algumas medições de avaliação (por exemplo, escalas de avaliação por pais e professores). Detalhes adicionais com relação ao desenho de tal avaliação são discutidos a seguir e podem ser obtidos por meio de uma consulta a diversos textos recentes sobre a psicofarmacologia pediátrica (Brown & Sawyer, 1998; Phelps, Brown & Power, 2001; Werry & Aman, 1999).

Em muitos casos, os profissionais não possuem os recursos e o tempo para conduzir elegantes avaliações de medicamentos controladas com placebo. Ainda assim, o psicólogo escolar e o médico podem, em equipe, coletar dados objetivos de modo eficiente em termos de custo, que provavelmente ajudarão imensamente as decisões relacionadas aos medicamentos. Diversas etapas estão envolvidas nesse processo, incluindo (1) planejamento de uma seqüência de dosagens, na qual a criança recebe uma de diversas doses (incluindo uma condição de linha-base ou sem medicamento) todos os dias, durante uma semana em cada dose; (2) coleta de medições objetivas da resposta ao tratamento entre condições de dosagem; (3) avaliação das percepções dos pais, professor e criança sobre possíveis efeitos colaterais entre doses (incluindo quando a criança não está medicada); e (4) comunicação entre o médico e o psicólogo tanto durante quanto após o ensaio com medicamento, para determinar se a criança responde positivamente, que dose otimiza seu desempenho e se a gravidade de um possível efeito colateral indica a descontinuação do ensaio. Se possível, os adultos que avaliam diretamente as mudanças no desempenho da criança (por exemplo, professores) devem ser mantidos "cegos" para a condição de medicação. Por exemplo, mesmo durante uma fase sem medicação a criança pode continuar comparecendo ao consultório da enfermagem para sua administração na hora do almoço (e tomar uma vitamina, em vez do MPH de curta ação), mantendo assim o desconhecimento sobre a situação de medicação pelo professor. Com maior uso de estimulantes de liberação ou ação prolongada, é mais fácil manter professores e outros funcionários da escola "cegos" para a dosagem do medicamento.

Embora o professor seja mantido "cego" para o estado de medicação da criança, é importante oferecer-lhe alguma informação sobre os efeitos positivos e efeitos colaterais geralmente associados aos estimulantes. O Apêndice 6.1 apresenta um material que pode ser copiado e entregue aos professores sobre o tratamento do TDAH com estimulantes. Essa informação ajudará o professor a concentrar-se nas alterações comportamentais mais relevantes a esse tratamento.

Medições da Resposta ao Medicamento

Diversas medições objetivas devem ser colhidas durante várias condições de medicação para avaliarmos a mudança relacionada ao tratamento, incluindo avaliações por pais e professores sobre o controle comportamental e efeitos colaterais, bem como observações diretas do comportamento em sala de aula e desempenho acadêmico. Para crianças com TDAH com tipo predominantemente desatento, avaliações e observações de mudanças no alcance da atenção e produtividade no trabalho serão suficientes, uma vez que essas crianças normalmente não exibem problemas significativos com o controle do comportamento (Carlson & Mann, 2000). Os principais componentes de um ensaio com medicamento baseado na escola são relacionados na Tabela 6.2 e discutidos a seguir.

Escalas de Avaliação Completadas pelo Professor

Múltiplas escalas de avaliação completadas por professores são úteis para determinar os efeitos dos medicamentos estimulantes, incluindo a Escala Conners de Avaliação para Professores (Conners, 1997), a Escala Completa de Avaliação do TDAH para Professores (Ullmann, Sleator & Sprague, 1985) e a Escala de Avaliação do TDAH-IV (DuPaul et al. 1998). A inclusão de um desses questionários pode proporcionar uma determinação das reduções induzidas pelo tratamento na freqüência e/ou gravidade das dificuldades de controle comportamental sob a perspectiva do professor. Essas escalas de avaliação breves são preferíveis a edições mais amplas e abrangentes (por exemplo, Lista de Conferência de Comportamentos para Crianças), uma vez que avaliações curtas oferecem informações mais objetivas sobre a resposta ao medicamento e são mais práticas para completar, se isso precisa ser feito repetidamente. Medições como o Questionário de Situações Escolares (Barkley, 1990) e o Questionário de Situações Escolares – Revisado (DuPaul & Barkley, 1992) podem ser incluídas para avaliar mudanças na abrangência dos problemas de comportamento e dificuldades de atenção entre várias situações. Alterações induzidas pelo tratamento na produtividade e exatidão acadêmica podem ser avaliadas, em parte, pelo uso da Escala de Avaliação do Desempenho Acadêmico (DuPaul, Rapport & Perriello, 1991). Todos esses questionários possuem níveis adequados de confiabilidade e validade. Entretanto, recomendamos que os questionários para professores sejam administrados duas vezes durante condições de linha-base para avaliar possíveis efeitos da "prática", freqüentemente obtidos com essas medições (Barkley, 1998).

TABELA 6.2 Instrumentos para Avaliação da Resposta ao Medicamento

1. Escalas de avaliação completadas pelo professor
   a. Escala Conners de Avaliação para Professores (Conners, 1997)
   b. Escala Completa de Avaliação do TDAH para Professores (Ullmann et al., 1985)
   c. Escala de Avaliação do TDAH – IV (DuPaul, Power, Anastopoulos & Reid, 1998)
   d. Questionário de Situações Escolares (Barkley, 1990) ou Questionário de Situações Escolares – Revisado (DuPaul & Barkley, 1992)
   e. Escala de Avaliação do Desempenho Acadêmico (DuPaul et al., 1991)
   f. Escala de Avaliação de Efeitos Colaterais (Barkley, 1990)

2. Escalas de avaliação completadas pelos pais
   a. Escala Conners de Avaliação para Pais (Conners, 1997)
   b. Escala de Avaliação do TDAH – IV (DuPaul et al., 1998)
   c. Questionário de Situações Domésticas (Barkley, 1990) ou Questionário de Situações Domésticas – Revisado (DuPaul & Barkley, 1992)
   d. Escala de Avaliação de Efeitos Colaterais (Barkley, 1990)

3. Observações diretas do desempenho escolar
   a. Código de Observação na Sala de Aula (Abikoff et al., 1977)
   b. Sistema de Codificação do Comportamento no TDAH (Barkley et al., 1988)
   c. Observação do Comportamento para Estudantes nas Escolas (Shapiro, 1996)
   d. Código de Comportamento Relacionado à Tarefa (Rapport & Denney, 2000)
   e. Código de Observação no TDAH na Escola (Gadow et al., 1996)

4. Medições do desempenho acadêmico
   a. Porcentagem de trabalho completada corretamente
   b. Avaliação baseada no currículo

5. Escalas de avaliação por auto-relato
   a. Auto-Relato de Sintomas de Conners-Wells para Adolescentes (Conners et al. 2000)

Escalas de Avaliação Completadas pelos Pais

Vários questionários para pais são sensíveis aos efeitos dos medicamentos estimulantes, como a Escala Conners de Avaliação para Pais (Conners, 1997) e a Escala de Avaliação do TDAH – IV (DuPaul et al., 1998). O Questionário de Situações Domésticas (Barkley, 1990) e/ou o Questionário de Situações Domésticas – Revisado (DuPaul & Barkley, 1992) podem ser usados para avaliar a abrangência situacional das dificuldades de controle do comportamento e de atenção, respectivamente. Como ocorre com os questionários para professores, todos esses instrumentos demonstraram confiabilidade e validade para a finalidade de avaliar os efeitos da intervenção (Barkley, 1998). Dados os efeitos comportamentais de curta duração dos compostos estimulantes, é possível que os pais tenham oportunidades limitadas para observar diretamente as mudanças induzidas por medicamentos nos sintomas de TDAH. Portanto, avaliações para professores podem oferecer dados mais sensíveis sobre os resultados do tratamento que as avaliações completadas pelos pais.

Observações Diretas do Desempenho Escolar

Os profissionais das escolas estão em uma posição singular em relação aos outros profissionais da saúde mental porque têm a oportunidade de observar as crianças em um de seus ambientes naturais mais importantes. Portanto, questionários completados pelos pais e professores podem ser suplementados com observações comportamentais que, presumivelmente, não estão sujeitas a possíveis vícios associados a escalas de avaliação. Uma variedade de sistemas de codificação foi desenvolvida para observar o comportamento de estudantes com TDAH (veja o Capítulo 2), incluindo o Sistema de Codificação do Comportamento do TDAH (Barkley, 1998; Barkley et al., 1988), o Código de Comportamento Hiperativo (Jacob et al., 1978), o Código de Observação em Sala de Aula (Abikoff et al., 1977), a Observação do Comportamento de Estudantes nas Escolas (BOSS; Shapiro, 1996) e o Código de Observação do TDAH na Escola (ADHD SOC; Gadow et al., 1996). O uso desses sistemas pode fornecer informações preciosas com relação à freqüência (geralmente na forma de porcentagens) da ocorrência de vários comportamentos (por exemplo, comportamento relacionado à tarefa, inquietação motora) no curso do período de observação. Uma alternativa para os sistemas de codificação citados é o simples registro de comportamento relacionado e não relacionado à tarefa (isto é, atenção visual a materiais da tarefa), que, segundo relatos, é bastante sensível aos efeitos da dose de MPH (veja Rapport & Denney, 2000). Este último requer muito pouco treinamento e tende a engendrar níveis mais que adequados de confiabilidade entre observadores.

Os efeitos do medicamento sobre as interações sociais das crianças também devem ser investigados. Diversos sistemas de codificação para a observação comportamental foram desenvolvidos para esse domínio comportamental e adaptados para avaliar os efeitos do medicamento estimulante (por exemplo, Pelham & Milich, 1991). Por exemplo, observações diretas do comportamento social usando o ADHD SOC poderiam ser conduzidas em ambientes relativamente não estruturados, como o refeitório ou playground da escola. Uma variação desse código de observação demonstrou sensibilidade para os efeitos do medicamento estimulante (por exemplo, Gadow et al., 1990) e permite que se documentem mudanças nos comportamentos agressivos (por exemplo, agressividade física) e pró-sociais (por exemplo, interação social apropriada) como uma função do tratamento.

Medições do Desempenho Acadêmico

Informações envolvendo o desempenho acadêmico da criança devem ser coletadas em conjunto com observações comportamentais. Por exemplo, a porcentagem de trabalho completada pela criança em relação ao volume que deveria completar e a porcentagem de exatidão do trabalho podem ser calculadas após a sessão de observação. Essa espécie de dados é altamente sensível aos efeitos da dose de MPH e pode indicar quando um "decremento cognitivo" induzido pelo medicamento ou fenômeno de "foco excessivo" ocorreu (Rapport Denney, 2000). Sob essas últimas condições, a criança pode mostrar melhoras comportamentais, mas uma diminuição na produtividade e/ou exatidão acadêmica. A estabilidade na linha-base e a confiabilidade entre observadores também devem ser avaliadas para essas medições. Estratégias baseadas no currículo (Shinn, 1998) são técnicas potencialmente apropriadas para a avaliação de alterações relacionadas ao medicamento também nessa área do funcionamento. Diversas medições baseadas no currículo (MBC) por condição "sob medicação" podem ser coletadas para determinar os efeitos do tratamento sobre a trajetória da aquisição de habilidades (Roberts & Landau, 1995; Stoner et al., 1994). A coleta de pelo menos dez pontos de dados por condição permite uma estimativa mais confiável da curva da MBC e é altamente recomendada (Shinn, 1998).

Escalas de Avaliação por Auto-Relato

Para crianças mais velhas (por exemplo, com mais de 9 anos) e adolescentes, pode ser útil obter avaliações de auto-relato sobre as mudanças relacionadas ao tratamento em termos de controle comportamental, desempenho acadêmico e auto-estima. Embora a confiabilidade dos dados de auto-relato possa ser suspeita com esse grupo (Barkley, 1998), avaliações por auto-relato podem servir a dois fins. Em primeiro lugar, esses dados oferecem informações sobre áreas do funcionamento (por exemplo, sintomas depressivos, auto-estima) que não estão disponíveis por outras modalidades. Em segundo lugar, o estudante é diretamente envolvido no processo de avaliação do medicamento, aumentando assim as chances de cooperação e adesão ao regime de tratamento. Os questionários que podem ser usados para essa finalidade incluem o AutoRelato de Sintomas de Conners-Wells para Adolescentes (Conners et al., 2000). Avaliações por auto-relato dos efeitos do medicamento sobre os sintomas de TDAH parecem ser sensíveis aos efeitos do MPH, embora menos que avaliações feitas por pais e professores (DuPaul et al., 1996).

Avaliação de Possíveis Efeitos Colaterais

O professor e os pais da criança devem completar uma breve Escala de Avaliação de Efeitos Colaterais (Barkley, 1998) semanalmente. Crianças mais velhas (isto é, aquelas com mais de 9 anos de idade) também devem completar esse questionário. Essas avaliações oferecem informações envolvendo o número e a gravidade relativa de possíveis efeitos emergentes do tratamento (por exemplo, irritabilidade, insônia, redução do apetite). Os pais podem fornecer as informações mais úteis nesse domínio porque têm mais oportunidades para observar as atividades com maior tendência a serem afetadas (por exemplo, comer e dormir). Às vezes, avaliações por auto-relato podem ser particularmente críticas no sentido de relevarem efeitos colaterais que não são observados diretamente pelos pais e professores (DuPaul et al., 1996). Como mencionado anteriormente, é crucial obter essas avaliações durante uma condição sem medicação, uma vez que muitos comportamentos que são possíveis efeitos colaterais (por exemplo, irritabilidade) poderiam estar ocorrendo também na ausência do tratamento.

Procedimento de Avaliação do Medicamento

Antes do início da avaliação da medicação, devemos realizar avaliações físicas e psicológicas detalhadas para estabelecer a necessidade de um ensaio com medicamento estimulante, como vimos anteriormente. As etapas de uma avaliação da medicação baseada na escola são apresentadas na Tabela 6.3. Depois que os pais concordam com o ensaio com um medicamento, o psicólogo escolar deve entrar em contato com o médico da criança para discutir e estabelecer a seqüência de dosagens, que pode variar em função da idade da criança. Usando um MPH de curta ação (Ritalina), por exemplo, as doses usadas variariam para crianças em idade pré-escolar (2,5mg, 5mg, 7,5mg), crianças nas primeiras séries (5mg, 10mg, 15mg) e estudantes nas últimas séries do primeiro grau e no segundo grau (10mg, 15mg, 20mg). A seqüência de dosagem deve ser alternada aleatoriamente, estipulando-se que a dose mais alta nunca seja administrada como a primeira dose. Uma condição sem medicamento, preferivelmente com um placebo, também é incluída nessa seqüência. O médico e o psicólogo escolar registram a seqüência de doses e armazenam as informações em um local seguro até a finalização da avaliação do medicamento.

O médico prescreve o equivalente a uma semana de medicamento em cada uma das doses, incluindo um placebo, se possível. Os pais, então, levam a prescrição a uma farmácia de manipulação e, se possível, pedem que o medicamento seja colocado em cápsulas opacas de gelatina. Se isso for possível, as cápsulas deverão ser guardadas em vidros rotulados por semana de ensaio da medicação, em vez de por dose, para manter-se o estado "cego". Os pais e o enfermeiro da escola administram a medicação de acordo com o roteiro determinado. O roteiro típico de administração da dose para as preparações de MPH de curta ação e dextroanfetamina é uma vez pela manhã e uma vez à hora do almoço, com aproximadamente 4 horas entre administrações do medicamento. Embora mudanças diárias na dosagem sejam recomendadas por alguns investigadores dessa área (por exemplo, MTA Cooperative Group, 1999; Pelham & Milich, 1991), muitas vezes é mais prático fazer tais alterações semanalmente. Por exemplo, isso eliminaria a necessidade de pedir que os professores fizessem avaliações diárias do comportamento da criança.

TABELA 6.3 Etapas para a Avaliação da Medicação Baseada na Escola

1. Os pais obtêm a prescrição (por exemplo, Ritalina, 5mg) do pediatra.
2. Funcionário da escola não envolvido diretamente com a avaliação (por exemplo, enfermeira da escola) e médico determinam a ordem de administração de várias doses (isto é, 5, 10, 15, 20mg), incluindo um ensaio sem medicamento.
3. Os pais (ou enfermeira da escola) administram diariamente a dose de acordo com cronograma predeterminado.
4. Medições de avaliação são coletadas semanalmente (ou diariamente):

   a. Avaliações completadas pelo professor
   b. Avaliações completadas pelos pais
   c. Avaliações de efeitos colaterais
   d. Observações do comportamento em sala de aula por observador independente durante trabalho escrito individual.

5. Medições de avaliação devem ser tomadas para refletir o comportamento da criança durante a fase ativa da medicação (isto é, 2-4 horas após a ingestão no caso de preparações de curta ação).

6. É possível observar mudanças "significativas" no comportamento (especialmente acadêmicas) em qualquer dose?
7. Se a resposta for "sim", qual é a menor dose capaz de causar a maior mudança com menos efeitos colaterais?
8. Reportar resultados para o pediatra da criança.

Avaliações por pais, professor e de auto-relato são completadas semanalmente, durante toda a avaliação do medicamento. Alterações na dosagem devem ocorrer aos sábados, de modo que todas as avaliações sejam completadas no último dia da semana com cada dosagem (isto é, às sextas-feiras). Se mudanças na dosagem ocorrerem aos sábados, os pais poderão prestar atenção em possíveis efeitos colaterais e entrar em contato com o médico o mais cedo possível. Se os efeitos colaterais observados forem suficientemente graves, a administração dessa dose é descontinuada. Idealmente, as avaliações devem ser completadas com os pais, professor e criança "cegos" em relação à dose do medicamento, para minimizar erros de avaliação devido a interferências do avaliador por conhecimento da dose que está sendo administrada. O melhor modo de fazer isso é pedir que o farmacêutico prepare o medicamento com cápsulas opacas e use um placebo inerte (por exemplo, pó de lactose) durante uma das semanas com "medicamento". Se isso não for possível, então o professor e a criança poderão ser mantidos "cegos", fazendo com que a enfermeira da escola administre um comprimido de vitamina durante a semana com placebo ou sem medicamento. Naturalmente, o uso de um composto de liberação prolongada (por exemplo, Concerta) elimina a necessidade de tornar professores ou enfermeiros "cegos" para o medicamento na escola; essa é uma grande vantagem dessas preparações. Contagens de comprimidos devem ser usadas, sempre que possível, para documentar a adesão à administração do medicamento. Se o medicamento não estiver sendo administrado de forma constante em casa, então ambas as doses devem ser administradas na escola, se possível.

Qualquer que seja o sistema de codificação empregado, as observações comportamentais devem ser conduzidas em um momento, durante o dia escolar, em que a criança esteja engajada em trabalho sentado independente, porque essa é, tipicamente, uma das situações mais problemáticas para estudantes com TDAH. Observações do comportamento social no refeitório e no pátio da escola também podem ser úteis. Além disso, as observações devem ocorrer em tantos dias quanto possível durante cada uma das condições de dosagens, aproximadamente 1,5-3 horas após a administração do medicamento, para coincidirem com o momento de pico dos efeitos comportamentais. Os períodos de observação devem envolver entre 15 e 20 minutos cada. Além disso, as observações devem ser conduzidas várias vezes durante as condições de linha-base para estabelecer uma "tendência" estável (isto é, consistência nos dados) antes da introdução das condições de tratamento. Verificações da confiabilidade entre observadores (por exemplo, conduzidas por um auxiliar do professor ou conselheiro escolar) devem ser obtidas com tanta freqüência quanto possível, idealmente pelo menos uma vez por condição de dosagem, ao longo de todo o ensaio com o medicamento, para garantir a integridade dos dados.

Os dados sobre o desempenho acadêmico devem ser colhidos após cada período de observação. O volume e a exatidão do trabalho escolar completado durante a sessão de observação, por exemplo, podem ser calculados antes de a criança deixar a sala de aula. Além disso, breves sondagens baseadas no currículo podem ser conduzidas após uma sessão de observação. Deve-se ter o cuidado de colher esses dados de diversos alunos na sala de aula, de modo que a criança com TDAH não tenha consciência de que está sendo visada.

COMUNICAÇÃO DOS RESULTADOS AO MÉDICO QUE PRESCREVEU O MEDICAMENTO

Durante todo o curso do ensaio com o medicamento, o profissional da escola deve estar em comunicação com o médico que prescreveu o medicamento, especialmente quando surgem dúvidas envolvendo possíveis efeitos colaterais. Ao final da avaliação do tratamento, é melhor entregar um resumo dos resultados ao médico para facilitar a discussão durante uma conversa telefônica de seguimento (veja o Capítulo 8 para uma discussão adicional sobre a comunicação com médicos). Duas questões importantes devem ser abordadas no relato ao médico: (1) é possível observar alterações clinicamente significativas no controle comportamental da criança e em seu desempenho acadêmico em qualquer dose ativa do medicamento?; e (2) se a resposta for "sim", qual é a menor dose (isto é, a dose mínima eficaz; veja Fielding, Murphy, Reagan, & Peterson, 1980) capaz de causar a maior mudança com menos efeitos colaterais? Essas questões são abordadas comparando-se sistematicamente os dados da avaliação colhidos durante condições de medicação ativa com os dados obtidos durante condições sem medicamento. Alterações significativas são indicadas quando existe uma alteração de 1 desvio padrão das condições com placebo para dose ativa. Alternativamente, índices confiáveis de mudança (Jacobsen & Truax, 1991; Speer, 1992) podem ser calculados para cada variável para determinar a importância estatística. Por fim, a comparação com uma amostra normativa ou com colegas normais da mesma sala de aula é útil para determinar a importância clínica dos efeitos obtidos com o tratamento.

Uma amostra de resumo de resultados para uma menina de 9 anos de idade com TDAH, Julia que participou de um ensaio de quatro semanas com MPH, é apresentada na Tabela 6.4. Os dados são resumidos entre quatro condições de dosagens (isto é, placebo e 5, 10 e 15mg de MPH) que foram administradas sob condições duplo-cegas em uma seqüência determinada de forma aleatória. Alterações significativas em avaliações objetivas e observações diretas do comportamento em sala de aula são identificadas por escores sublinhados (isto é, representando uma mudança de 1 desvio padrão do placebo ou, no caso de observações diretas, mudança de 10% dos valores de placebo). Julia demonstrou melhora apreciável no controle comportamental entre ambientes durante condições com 10 e 15mg, sem aumento aparente em possíveis efeitos colaterais. Seu desempenho acadêmico foi afetado da melhor maneira possível com esta última dose, que resultou em uma recomendação para que a menina recebesse MPH em uma dose de 15mg duas vezes por dia durante o resto do ano escolar.

TABELA 6.4 Amostra de Resumo de Resultados para um Ensaio com Metilfenidato

	Dose			
Medição	Placebo	5mg	10mg	15mg
<u>Avaliações completadas pelos pais</u>				
CPRS-R[a]	7,0[b]	6,0	<u>3,0</u>[c]	<u>2,0</u>
Total de Efeitos Colaterais	11,0	9,0	8,0	<u>2,0</u>
Gravidade dos Efeitos Colaterais	3,4	3,3	<u>1,1</u>	<u>1,0</u>
<u>Avaliações completadas pelo professor</u>				
CTRS[d]	14,0	15,0	<u>9,0</u>	<u>4,0</u>
SSQ[e] – Contextos Problemáticos	8,0	8,0	<u>3,0</u>	<u>0,0</u>
SSQ – Gravidade Média	5,1	4,9	<u>1,3</u>	<u>0,0</u>
APRS[f]	49,0	51,0	58,0	<u>67,0</u>
<u>Observações comportamentais</u>				
Percentual comp. relac. à tarefa	60,3	68,9	<u>80,0</u>	<u>89,7</u>
Conclusão de trabalhos[g]	49,7	<u>59,8</u>	<u>95,0</u>	<u>98,0</u>
Exatidão nos trabalhos[h]	62,0	61,0	<u>78,0</u>	<u>88,5</u>

a Escala Conners de Avaliação para Pais, Fator de Hiperatividade e Impulsividade.
b Valores são escores brutos para todas as variáveis.
c Valores sublinhados representam mudança maior que 1 desvio padrão em relação ao placebo.
d Escala Conners de Avaliação para Professores – Revisada, Índice de Hiperatividade.
e Questionário de Situações Escolares.
f Escore de Produtividade Acadêmica na Escala de Avaliação do Desempenho Acadêmico.
g Porcentagem de trabalho completada em relação aos colegas.
h Percentual de correção no trabalho acadêmico.

O relato para o médico deve incluir uma breve tabela de resultados da avaliação, com uma narrativa de uma ou duas páginas salientando as mudanças em cada área de funcionamento em cada nível de dose. Um parágrafo de resumo deve ser usado para indicar a dose, se houve uma, considerada mais útil pelo pessoal da escola para a melhora no desempenho escolar da criança (veja o Capítulo 8). Obviamente, o curso final de tratamento é determinado pelo médico e pelos pais da criança. Uma ou duas semanas após o envio do relatório ao médico, um telefonema de seguimento deve ser feito, no caso de o médico ter indagações a fazer sobre o relatório ou de informações adicionais sobre a criança na escola serem necessárias antes de uma decisão final. Por fim, o médico deve realizar uma sessão de *feedback* pós-avaliação com os pais e professores da criança para discutir os resultados da avaliação do medicamento e para responder a questões sobre a continuação do tratamento com medicamento (Gadow, Nolan, Paolicelli & Sprafkin, 1991).

MONITORAMENTO CONTÍNUO DA RESPOSTA AO MEDICAMENTO

Após o estabelecimento da dosagem ótima, as medições descritas anteriormente devem ser colhidas periodicamente durante o ano escolar para avaliar a necessidade de ajustes da dosagem ou o início de efeitos colaterais. A imensa maioria das medições precisa ser readministrada apenas em intervalos de meses. Geralmente é uma boa idéia pedir que os pais completem a Escala de Avaliação de Efeitos Colaterais mensalmente e a entreguem ao médico.

Em intervalos de aproximadamente 6 meses, depois que a criança começa a tomar o medicamento, o médico conduz um breve exame físico. Durante esse período, a altura, o peso, a pressão sangüínea e os batimentos cardíacos da criança são registrados para determinar efeitos colaterais potenciais. Crianças que recebem antidepressivos tricíclicos (por exemplo, desipramina) devem ser submetidas a um eletrocardiograma (ECG) de linha-base com ECGs de seguimento obtidos com mudanças de dosagem ou em intervalos de alguns meses, se normais, em uma dose constante (Spencer et al., 1998). O psicólogo escolar deve tentar coletar avaliações relevantes feitas pelos pais e professor antes do *checkup* de 6 meses e transmitir quaisquer informações relacionadas à resposta ao medicamento ao médico.

Quando os pais ou professores relatam que uma dose anteriormente eficaz "não funciona mais", o psicólogo e o médico devem esforçar-se para determinar, em conjunto, possíveis fatores para essa aparente deterioração na resposta antes de fazer ajustes na dosagem. Alterações comportamentais podem estar relacionadas a fatores ligados ao medicamento (por exemplo, uma mudança de um medicamento de marca para genérico, fraca adesão ao tratamento) ou eventos ambientais (por exemplo, estresse na família, aumento na dificuldade do material acadêmico). É importante avaliar com cuidado possíveis fatores não ligados ao medicamento que possam explicar um declínio no funcionamento. Com freqüência, pais e professores de crianças com TDAH podem ter expectativas irrealistas com relação ao grau e à constância de melhoras comportamentais associadas à farmacoterapia. Portanto, eles precisam ter consciência de que, mesmo quando medicadas, as crianças terão "dias ruins" ocasionais, não importando a dosagem empregada.

LIMITAÇÕES DO TRATAMENTO COM MEDICAMENTOS ESTIMULANTES

Como ocorre com a maioria dos regimes de tratamento, alguns fatores associados a medicamentos psicotrópicos limitam sua eficácia geral. Alguns desses já foram discutidos, incluindo possíveis efeitos colaterais em curto e longo prazo, bem como, no caso de estimulantes normais, uma duração relativamente curta da ação sobre o comportamento. Além disso, esses medicamentos não "ensinam" a criança a compensar os sintomas de seu transtorno e, portanto, devem ser suplementados por estratégias de desenvolvimento de habilidades, como modificação comportamental (O'Leary, 1980). A falta de dados em apoio à eficácia de longo prazo do tratamento com medicamento estimulante é motivo de preocupação. Na verdade, a maior parte dos estudos longitudinais conduzidos até agora não descobriu diferenças significativas entre grupos de crianças com TDAH que foram ou não tratadas com estimulantes (por exemplo, Weiss, Kruger, Danielson & Elman, 1975). Embora esses estudos tenham sido criticados por múltiplas deficiências metodológicas (por exemplo, medições de resultado não muito sensíveis), seus resultados reforçam o fato de que nenhuma modalidade de tratamento, isoladamente, mesmo aquelas com eficácia de curto prazo mais comprovada, é suficiente para causar reduções duradouras na sintomatologia do TDAH. Esses achados mais antigos são contrabalançados pelos resultados do estudo MTA (MTA Cooperative Group, 1999), que documentaram efeitos coerentes dos medicamentos estimulantes durante um período de 14 meses. Com a coleta de dados subseqüente da amostra do MTA, mais informações começam a surgir com relação aos efeitos de longo prazo dessas drogas em muitas áreas do funcionamento.

Dados os curtos intervalos de controle do comportamento resultantes de uma ou duas doses diárias de medicamento estimulante, grande parte da influência da droga já se dissipou quando a criança chega da escola. Além disso, a família testemunhará a maior parte de quaisquer efeitos colaterais (por exemplo, insônia) resultantes da farmacoterapia. Portanto, as famílias com crianças com TDAH precisarão de mais auxílio profissional para lidar com os problemas comportamentais da criança em casa (veja o Capítulo 7). Profissionais que trabalham em escolas devem conhecer os recursos profissionais na comunidade da saúde mental, de modo a poderem fazer encaminhamentos apropriados que favoreçam as famílias (Barkley, 1998).

Embora dados objetivos sejam usados para determinar a resposta ao medicamento, decisões sobre o tratamento freqüentemente baseiam-se imensamente no "julgamento clínico" (Gadow et al., 1991). Por exemplo, em muitos momentos, as alterações relacionadas ao tratamento variam entre áreas de funcionamento ou fontes de dados (por exemplo, pais e professores). Nessas situações, o psicólogo e o médico devem decidir sobre as medições mais importantes para a decisão. Isso pode variar como uma função das prioridades do tratamento e dos pontos fortes e deficiências da criança. Especificamente, os domínios que abordam as maiores dificuldades da criança antes do tratamento recebem maior peso para chegar-se a conclusões envolvendo a dosagem (Pelham et al., 1993). Além disso, a resposta da criança a outras intervenções e o grau em que uma melhora adicional é necessária para levar a criança a uma faixa normal de funcionamento também são levados em consideração (Pelham et al., 1991).

RESUMO

Vários medicamentos psicotrópicos têm sido usados para melhorar a atenção e o funcionamento comportamental, acadêmico e da atenção de crianças com TDAH. Medicamentos estimulantes do sistema nervoso central são os mais eficazes para o manejo sintomático de crianças com TDAH. Entre aqueles que respondem positivamente ao tratamento, os medicamentos estimulantes melhoram significativamente o alcance da atenção, o controle dos impulsos, o desempenho acadêmico e os relacionamentos com colegas para as crianças com TDAH, embora os efeitos sobre as duas últimas áreas de funcionamento ainda devam ser replicados de modo mais confiável. Efeitos colaterais (por exemplo, insônia, redução do apetite) são relativamente benignos e seu aparecimento é mais freqüente com níveis maiores de dosagem. Uma vez que os efeitos comportamentais dos estimulantes são moderados pela dose e pela resposta individual, a resposta de cada criança ao tratamento deve ser avaliada de modo objetivo ao longo de uma faixa de doses terapêuticas. Os profissionais das escolas podem exercer um papel importante na avaliação de alterações induzidas pelo estimulante no desempenho em sala de aula de crianças com TDAH e na oferta de dados objetivos sobre os resultados do tratamento ao médico que prescreveu o estimulante. Uma vez que a eficácia geral do tratamento com medicamento estimulante é limitada por diversos fatores, outras intervenções (por exemplo, modificação comportamental) tendem a ser necessárias para otimizar-se a probabilidade de melhoras no longo prazo em termos do estado comportamental e acadêmico das crianças com TDAH.

APÊNDICE 6.1

♦

Tratamento do TDAH com Medicamento Estimulante: Material para Informação de Professores

Crianças com TDAH exibem problemas de desatenção, impulsividade e hiperatividade. Uma das intervenções mais eficientes para este transtorno é o uso de medicamentos estimulantes do sistema nervoso central (SNC). Estes incluem Ritalina, Concerta, Metadate (todos os três são metilfenidato), Dexedrine (dextroanfetamina) e Adderall (anfetamina mista). Desses medicamentos, o metilfenidato é, de longe, o mais prescrito. Os estimulantes do SNC supostamente aumentam a disponibilidade de certos neurotransmissores (isto é, dopamina e norepinefrina) em partes específicas do cérebro. Isso resulta em um nível maior de excitação do SNC e, portanto, em maior atenção e controle do comportamento. Acreditava-se, anteriormente, que esses medicamentos exerciam um efeito paradoxal (isto é, de sedação) nas crianças com TDAH e que esta resposta servia como diagnóstico. Pelo contrário, esses medicamentos estimulam a atividade cerebral não apenas em crianças com TDAH, mas também na maior parte das outras crianças e adultos. Portanto, não se pode afirmar que uma criança tem TDAH com base em sua resposta ao medicamento estimulante.

EFEITOS COMPORTAMENTAIS

Os principais efeitos comportamentais dos estimulantes incluem maior atenção, menos impulsividade e redução na atividade motora irrelevante para a tarefa. Os estudantes tor-

---

nam-se mais propensos a completar seus trabalhos escolares corretamente, mostram-se mais obedientes em relação às regras da sala de aula e demonstram menos comportamentos agressivos. Eles também podem apresentar melhora na caligrafia e nas habilidades motoras finais, bem como maior aceitação por parte dos colegas. Na verdade, alguns estudos demonstraram que, para a maioria das crianças tratadas, o medicamento estimulante pode levar a mudanças no alcance da atenção e na produtividade acadêmica, de modo que os níveis de funcionamento nessas áreas não sejam mais diferentes daqueles de seus colegas. É importante notar, porém, que esses medicamentos não "curam" o TDAH e que uma criança com TDAH apresentará "altos e baixos" normais em seu controle comportamental, mesmo quando apresentou resposta positiva ao medicamento. Além disso, esses medicamentos nunca devem ser usados como o único tratamento para o TDAH. Com freqüência, quando combinados com outras intervenções (por exemplo, programa de modificação comportamental na sala de aula), os efeitos do medicamento sobre o controle comportamental são aumentados.

Os efeitos da Ritalina e do Dexedrine sobre o comportamento geralmente duram entre 3 e 4 horas após a ingestão. Portanto, a maioria das crianças toma esses medicamentos duas vezes por dia (isto é, pela manhã antes da escola e na hora do almoço). Isso "cobre" eficientemente o dia escolar, mas os professores devem ter em mente uma possível diminuição da eficácia no fim da manhã. Os outros estimulantes (por exemplo, Concerta, Adderall) normalmente são tomados uma vez por dia, com efeitos comportamentais que duram até 8 horas. Entretanto, algumas crianças não respondem tão bem a esses medicamentos de ação prolongada.

Aproximadamente 70-80% das crianças com TDAH entre os 5 e 12 anos de idade que recebem medicamento estimulante apresentam uma resposta positiva. Para adolescentes, a porcentagem daqueles que respondem positivamente é um pouco mais baixa (isto é, 60%). Portanto, podemos presumir que a maioria dos estudantes com TDAH tratados com um estimulante responderá positivamente. A resposta a esses medicamentos varia em função da dose. Algumas crianças responderão a doses mais baixas, enquanto outras precisarão de doses mais altas para obter os mesmos efeitos. A resposta à dose de estimulante varia amplamente de uma criança para outra e não pode ser prevista com base na idade ou peso corporal da criança. Especificamente, o grau de efeitos comportamentais pode variar entre crianças e doses, de leves (isto é, mudança mínima no comportamento) até fortes (isto é, com "normalização" do controle comportamental). Portanto, a maioria dos médicos tentará uma faixa de doses de um estimulante específico, em um esforço para determinar a dose "ótima" para a criança.

Nos casos em que a criança com TDAH não responde a determinado estimulante, isso é indicado por ausência de mudança ou, em alguns casos, por uma piora nas características principais do TDAH (isto é, desatenção, impulsividade e hiperatividade). Em geral, o médico tentará um estimulante alternativo nessa situação. Algumas crianças que não respondem à Ritalina, por exemplo, podem ter sucesso se tratadas com Adderall. Se nenhum dos estimulantes funciona, alguns médicos prescrevem outros medicamentos, como antidepressivos (por exemplo, bupropiona). Portanto, quando o comportamento de uma criança não é afetado pelo primeiro medicamento prescrito, existem alternativas.

EFEITOS COLATERAIS

Os principais efeitos colaterais agudos dos medicamentos estimulantes são insônia e redução do apetite. Um desses efeitos colaterais tende a ocorrer em cerca de 50% das crianças tratadas com metilfenidato, particularmente em doses mais altas e durante os estágios iniciais do tratamento. Na maior parte dos casos, entretanto, os efeitos sobre o sono e o apetite são bastante leves e não exigem a descontinuação do tratamento. Outros efeitos colaterais menos comuns incluem aflição estomacal, dores de cabeça e aumento na ansiedade ou na tristeza. Algumas crianças tratadas com metilfenidato apresentarão um efeito de "rebote comportamental" no fim da tarde, quando os efeitos do medicamento começam a diminuir. Esse efeito é indicado por uma piora no comportamento e no humor da criança, que se mostram mais intensos do que antes da medicação. É possível lidar com isso reduzindo a dosagem ou acrescentando uma dose do medicamento no fim da tarde. Um número muito pequeno (menos de 5%) de crianças tratadas com estimulantes exibirá tiques motores e/ou vocais (isto é, movimentos motores ou ruídos vocais repetitivos). Em geral, esses tiques desaparecem após a redução da dosagem ou descontinuação da medicação. Em alguns casos, embora muito raros, esses tiques permanecem mesmo com o término do tratamento.

Um efeito colateral potencial, que pode ser mais visível na escola, é o de "foco excessivo". Este se refere aos casos em que a criança pode exibir controle comportamental exemplar, mas parece concentrar-se demais em tarefas, com uma produção mínima. Em algumas crianças, esse efeito de foco excessivo pode ser indicado pela aparência (por exemplo, olhos "vidrados", expressões emocionais limitadas), enquanto em outras pode ser sinalizado por uma queda no desempenho acadêmico (por exemplo, na quantidade de trabalho completado corretamente). Essa reação geralmente é resultado de uma dose muito alta do medicamento.

Professores e outros profissionais da escola devem conhecer os possíveis efeitos colaterais dos medicamentos estimulantes. Na ocorrência desses, os pais, o médico e/ou o enfermeiro da escola devem ser informados. Isso é particularmente importante quando a criança começa a exibir tiques ou foco excessivo nas tarefas. É preciso cuidado para avaliar possíveis efeitos colaterais em comparação com o comportamento da criança sem o medicamento. Em outras palavras, às vezes o que parece ser um efeito colateral do medicamento é, na verdade, um comportamento associado ao TDAH que já era evidente antes do início do tratamento. Por exemplo, algumas crianças com este transtorno tendem a apresentar humor irritável, independentemente de receberem ou não um medicamento estimulante.

PAPEL DOS PROFISSIONAIS DAS ESCOLAS NO TRATAMENTO

É muito importante que professores e outros profissionais das escolas mantenham comunicação com os pais e/ou o médico da criança sempre que um medicamento estimulante é prescrito. Isso se deve a duas razões, no mínimo. Em primeiro lugar, esses medicamentos são mais ativos sobre o comportamento da criança durante o dia escolar. Na verdade, muitos pais não têm oportunidade de ver os efeitos do medicamento sobre os comportamentos de seus filhos. Em segundo lugar, crianças com TDAH demonstram seus maiores problemas em cenários escolares e, assim, o sucesso do tratamento é determinado, em grande parte, por mudanças no desempenho escolar da criança.

Os profissionais das escolas podem exercer um papel em três estágios do tratamento. Em primeiro lugar, o professor deve ser consultado antes do início do tratamento com o medicamento. É preciso investigar se a criança tem TDAH e, se tem, se o tratamento com medicamento é necessário. Se o médico da criança não buscar ativamente essas informações, alguém da escola deverá entrar em contato com esse profissional para oferecer dados relativos à criança na escola. Em segundo lugar, mudanças no controle comportamental e no desempenho acadêmico do estudante devem estar entre as principais medições usadas para determinar a melhor dose de medicamento. Informações objetivas (por exemplo, escalas de avaliação completadas pelo professor) sobre o desempenho da criança em sala de aula são cruciais para a tomada de decisões relacionadas aos medicamentos. Em terceiro lugar, uma vez que a dosagem para a criança seja determinada, os professores devem comunicar quaisquer alterações significativas no desempenho do aluno que possam ocorrer durante o ano escolar. Embora essas alterações nem sempre estejam ligadas ao medicamento, às vezes uma queda no controle do comportamento pode indicar a necessidade de um ajuste na dosagem. Portanto, a escola e o médico devem manter linhas de comunicação durante os vários estágios do tratamento com medicamento.

CAPÍTULO 7

♦ ♦ ♦

Intervenções Adjuntas para o TDAH

♦

Crianças com TDAH freqüentemente exibem problemas de desatenção, controle dos impulsos e nível de atividade em casa, na escola e na comunidade. Além dos comportamentos centrais que definem o TDAH, essas crianças podem apresentar dificuldades nos relacionamentos com companheiros, desobediência freqüente a comandos originados de figuras representativas de autoridade e problemas de conduta, como mentir e furtar, bem como fraca conclusão de lições de casa e habilidades de estudo. Infelizmente, nenhuma modalidade isolada de tratamento, incluindo medicamentos psicoestimulantes, é suficiente para aliviar os múltiplos problemas relacionados ao TDAH. A natureza crônica e potencialmente debilitante das dificuldades associadas ao TDAH exige o uso de múltiplas intervenções implementadas em vários contextos durante um longo período de tempo. Além disso, as estratégias de tratamento devem concentrar-se em múltiplos comportamentos alvo para terem o máximo impacto sobre o funcionamento geral da criança. Para muitas das crianças com este transtorno, é preciso criar um ambiente de apoio tanto em casa quanto na escola durante um longo tempo (Barkley, 1998). Em linha com essa conclusão, o maior estudo sobre o resultado do tratamento conduzido até agora com esta população (isto é, o estudo MTA; MTA Cooperative Group, 1999) incluiu diversos componentes (treinamento dos pais, intervenção na escola e programa de tratamento durante as férias escolares) como parte de seu protocolo de intervenção psicossocial.

Os capítulos anteriores detalharam o uso de procedimentos comportamentais baseados em sala de aula e medicamentos psicotrópicos no tratamento do TDAH. Certamente, a combinação dessas modalidades terapêuticas representa o enfoque "perfeito" de intervenção para o TDAH atualmente. Ainda assim, intervenções adjuntas serão necessárias em muitos casos, em função da gravidade dos sintomas de TDAH e da presença de dificuldades adicionais de comportamento. Neste capítulo, apresentamos diversas estratégias terapêuticas que podem suplementar a programação comportamental em sala de aula e a farmacoterapia. Primeiro, nós discutimos o treinamento das habilidades sociais na escola. Estratégias de treinamento por colegas também são apresentadas resumidamente. A seguir, intervenções domésticas como treinamento dos pais e terapia familiar comportamental são detalhadas, especialmente em relação a seu impacto sobre o desempenho escolar. Além disso, apresentamos algumas estratégias para promover o sucesso na finalização de tarefas de casa. Na seção final do capítulo, revisamos os tratamentos para o TDAH cuja eficácia é mínima ou não foi comprovada, mas que, com freqüência, são anunciadas como eficientes na mídia popular. A implementação destas últimas intervenções muitas vezes diminui o tempo e os recursos disponíveis para os tratamentos comprovadamente eficazes. Portanto, é importante conscientizar os pais, professores e outros indivíduos na escola sobre o apoio relativo da literatura de pesquisas para cada uma das terapias discutidas neste livro.

INTERVENÇÕES BASEADAS NA ESCOLA

No Capítulo 5, descrevemos detalhadamente diversas intervenções baseadas em sala de aula, incluindo tanto estratégias preventivas (por exemplo, treinamento por colegas) quanto reativas (por exemplo, reforço por fichas). Várias outras estratégias de tratamento podem ser úteis para abordar os problemas relacionados ao TDAH. Técnicas de treinamento das habilidades sociais, como modelagem, ensaio comportamental e prática reforçada, foram propostas para melhorar as dificuldades no relacionamento social com freqüência exibidas por crianças com TDAH. Embora o apoio empírico para o treinamento das habilidades sociais seja limitado com esta população, consideramos importante que os profissionais da escola conheçam os procedimentos mais eficientes com base nas informações existentes.

Treinamento das Habilidades Sociais

Como discutimos no Capítulo 1, crianças com TDAH freqüentemente têm dificuldade para relacionar-se com seus companheiros e manter amizades estreitas com outras pessoas. Seus problemas de desatenção e controle dos impulsos perturbam seu "desempenho social" em diversas áreas. Isso ocorre porque, em primeiro lugar, elas podem "invadir" as atividades dos colegas (por exemplo, jogos de mesa ou no pátio da escola) de forma abrupta e barulhenta que acaba tirando a satisfação dos outros com a atividade. Uma criança com TDAH, por exemplo, tende a não pedir permissão antes de tentar juntar-se a um jogo e, ao entrar neste, pode participar de modo contrário às regras estabelecidas. Em segundo lugar, essas crianças muitas vezes não seguem as "regras" implícitas da boa conversação. Uma criança com este transtorno tende a interromper outros, a prestar atenção mínima ao que outros estão dizendo e a responder de modo irrelevante (isto é, de modo incoerente ou inapropriado) às indagações ou afirmações de colegas. Em terceiro lugar, essas crianças são mais propensas que seus colegas normais a "resolverem" problemas interpessoais de modo agressivo. Isso não deveria causar surpresa, dada a forte associação entre TDAH e agressividade física. Portanto, discussões e brigas com colegas são comuns. De modo semelhante, crianças com TDAH tendem a perder o controle e a se irritar com facilidade. Provocações e outras formas de incitação a brigas, que poderiam ser ignoradas ou administradas de modo apropriado pela maioria das crianças, podem ser enfrentadas de modo brusco e violento por muitos pacientes com este transtorno.

Em virtude da variedade de problemas com o desempenho social exibida por crianças com TDAH, elas são mais propensas que seus colegas normais ou até mais que crianças agressivas a serem rejeitadas por seus companheiros (Barkley, 1998). Um motivo para maior preocupação é o achado bem estabelecido de que a rejeição de uma criança é, com freqüência, uma condição estável ao longo de seu desenvolvimento (Parker & Asher, 1987). Portanto, intervenções que visam abordar essas múltiplas dificuldades devem ser implementadas durante um tempo suficiente para combater-se o alto risco de conseqüências problemáticas. Entretanto, o que dificulta as tentativas de intervenção nessa área é o fato de as crianças com TDAH não parecerem ter déficits nas *habilidades* sociais em si. Elas são capazes de declarar as "regras" do comportamento social apropriado com tanta perfeição quanto seus companheiros de faixa etária. O que as destaca de seus colegas típicos é que, com freqüência, elas não agem de acordo com essas regras. Esse déficit no desempenho é coerente com a suposição de que crianças com TDAH têm deficiências no adiamento de respostas ao ambiente. Portanto, em muitas situações interpessoais, elas agem antes de pensar sobre as conseqüências de suas ações. Esses déficits no *desempenho* social são mais difíceis de remediar que os problemas nas habilidades, por duas razões principais. Em primeiro lugar, a maior parte das intervenções nos relacionamentos sociais disponíveis atualmente visa aos déficits em algumas habilidades, em vez de déficits no desempenho. Além disso, uma vez que os problemas com o desempenho social ocorrem em vários ambientes (por exemplo, sala de aula, pátio da escola, bairro), as intervenções para um enfoque a essas dificuldades devem ser implementadas por uma variedade de indivíduos de modo a abranger uma gama de situações.

De modo similar, intervenções que têm como alvo o conhecimento social e a aquisição de comportamentos pró-sociais em formatos de terapia de grupo (isto é, treinamento "tradicional" das habilidades sociais) não levam, segundo estudos, a mudanças duradouras no funcionamento interpessoal de crianças com TDAH em ambientes do "mundo real". Embora ganhos substanciais em habilidades de conversação, solução de problemas e controle da raiva possam ser obtidos durante as sessões de treinamento em si, essas melhoras raramente continuam depois que a criança deixa a sala de terapia (DuPaul & Eckert, 1994; Gresham, 2002).

A ausência de manutenção e generalização dos currículos de treinamento das habilidades sociais levou a propostas de um enfoque mais abrangente à intervenção nos relacionamentos sociais para crianças com transtorno de comportamento diruptivo (para uma revisão das estratégias de habilidades sociais, veja Gresham, 2002). Por exemplo, Sheridan (1995) desenvolveu o programa de Habilidades Sociais para Crianças Difíceis (*Tough Kids Social Skills*) para uso em cenários escolares. Esse programa inclui três níveis possíveis de treinamento das habilidades sociais: pequeno grupo, a classe como um todo e a escola como um todo. Embora todos os três níveis de treinamento possam ser úteis para estudantes com TDAH, é provável que crianças com este transtorno necessitem de treinamento em um grupo pequeno devido às suas dificuldades de longa duração com relacionamentos. Doze sessões de grupo com duração de 60 minutos são organizadas em três unidades: apresentação social, manutenção de interações e solução de problemas. O treinamento para a apresentação social aborda habilidades de conversação, participação em atividades com colegas e expressão das emoções. Duas sessões concentram-se na manutenção de interações, incluindo levar avante uma conversa e brincar de modo cooperativo. Diversas sessões de solução de problemas são conduzidas com o intuito de promover o manejo da raiva, a manutenção do autocontrole e a resolução de disputas. Uma ou mais sessões de reforço são usadas para promover a manutenção dos ganhos no desempenho social. Sheridan, Dee, Morgan, McCormick e Walker (1996) estabeleceram apoio empírico preliminar para o uso do programa de Habilidades Sociais para Crianças Difíceis com estudantes com TDAH.

Cada sessão do programa é conduzida de modo similar. Primeiro, a "lição de casa" da sessão anterior é revista e discutida pelo grupo. As regras do grupo também são revisadas no começo de cada sessão. A seguir, o comportamento social específico visado por aquela sessão é examinado verbalmente e modelado pelo líder do grupo. Depois, os estudantes encenam o comportamento social específico usando situações criadas pelos participantes e pelo líder do grupo. Pode ser útil filmar as encenações para facilitar seu exame e o *feedback* pelos participantes. O quarto componente da sessão diz respeito a fazer com que os membros do grupo revisem cada encenação e ofereçam *feedback* aos participantes. Pode-se pedir que os estudantes também revisem seu próprio desempenho antes de escutarem o *feedback* dos outros membros do grupo. A seguir, os estudantes que conquistaram reforço comportando-se de acordo com as regras do grupo recebem lanches. Por fim, cada estudante estabelece um objetivo para a semana seguinte, relacionado com o comportamento social específico coberto durante a sessão daquela semana. Esses objetivos devem ser o mais individualizados possível. Depois, um contrato comportamental é usado para identificar os reforços que estarão disponíveis, contingente de os estudantes alcançarem os objetivos propostos.

Programação para a Generalização

Embora o pacote de treinamento das habilidades descrito anteriormente possa levar a ganhos apreciáveis em comportamentos socialmente apropriados exibidos no contexto do treinamento, essas mudanças não necessariamente se transferem de modo espontâneo para o mundo real (por exemplo, pátio da escola, bairro e sala de aula). Portanto, um programa abrangente de intervenção para o relacionamento com companheiros deve incluir etapas diretas que promovam a manutenção e a generalização dos comportamentos sociais adquiridos. A programação para a generalização pode envolver estratégias dentro do próprio treinamento, bem como estruturação do ambiente para apoiar a demonstração de comportamentos pró-sociais (Hoff & Robinson, 2002).

Vários procedimentos devem ser incorporados nas próprias sessões de treinamento das habilidades sociais para aumentar a probabilidade de generalização para cenários do mundo real. Como exemplificado pelo programa de Habilidades Sociais para Crianças Difíceis, essas estratégias incluem (1) uso de vinhetas da vida real pelos participantes do grupo para as encenações; (2) emprego de múltiplos exemplos e oportunidades diversificadas de treinamento durante a modelagem e encenação; (3) distribuição de lições de casa que incorporem o automonitoramento e procedimentos de auto-reforço; e (4) uso de sessões periódicas de reforço para reforçar e estender o treinamento anterior.

Uma das principais razões para a ausência de generalização dos comportamentos sociais apropriados para ambientes reais é que os adultos (por exemplo, pais e professores) e colegas não necessariamente suscitam e/ou reforçam os comportamentos desejados de modo constante. Sob circunstâncias típicas, o uso continuado das habilidades recém-adquiridas tende a não ocorrer. Portanto, o ambiente natural da criança deve sofrer mudanças para apoiar o uso contínuo de comportamentos interpessoais apropriados. Os componentes da programação ambiental poderiam incluir (1) instrução para que os pais e professores levem as crianças a demonstrar os comportamentos treinados nas sessões de habilidades sociais; (2) desenvolvimento de programas de manejo de contingência em casa e na escola para reforçar as habilidades treinadas e diminuir a probabilidade de agressividade física e verbal (por exemplo, reforço por fichas mais custo da resposta para comportamentos sociais específicos); e (3) ensino para que as crianças obtenham reforço de outros no ambiente, com base em seu engajamento em comportamentos mais sociáveis (DuPaul & Eckert, 1994). Portanto, pais e professores são membros integrais da "equipe de tratamento de habilidades sociais", servindo como agentes para a generalização.

Envolvimento Estratégico dos Colegas

Além dos pais e professores da criança, seus colegas devem ser recrutados para oferecer apoio à generalização dos comportamentos pró-sociais em diversos ambientes. A inclusão desses companheiros é bastante importante, uma vez que eles com freqüência estão presentes em contextos nos quais o monitoramento e a atenção de adultos estão distantes (por exemplo, em brincadeiras na vizinhança). Além disso, os colegas são os determinantes cruciais em termos da importância clínica das mudanças nos comportamentos sociais (isto é, melhor aceitação social e aumento nas amizades). Os colegas podem ser envolvidos em todas as fases da intervenção nas habilidades sociais. Em primeiro lugar, colegas sem problemas semelhantes podem participar como "modelos de papel" nas sessões de treinamento das habilidades. Pela participação nas encenações e oferta de *feedback*, eles podem servir como "co-terapeutas". Na verdade, a mudança de comportamento é significativamente maior no treinamento das habilidades sociais que inclui um grupo diversificado de colegas da criança em relação ao uso de grupos de crianças que também apresentam dificuldades de comportamento anti-social (Ang & Hughes, 2002). Em segundo lugar, os colegas podem agir como "tutores" de habilidades sociais no ambiente natural, suscitando e reforçando a demonstração de comportamentos sociais que foram definidos como alvos nas sessões de treinamento. Novamente, isso exige o treinamento dos colegas sem TDAH sobre os parâmetros de ação como co-terapeutas. Cunningham e Cunningham (1998) desenvolveram um programa de resolução de conflitos mediado por estudantes que envolve a atuação de colegas como monitores durante o recreio. O uso de programas mediados por colegas está associado a reduções da violência e de interações negativas em toda a escola. Por fim, os pais podem estruturar experiências de treinamento para amizades em casa, supervisionando a criança com TDAH no contexto de atividades altamente estruturadas e não competitivas com um pequeno grupo de companheiros (Guevremont, 1990). Em muitos casos, isso é preferível a incentivar crianças com TDAH a participar de atividades comunitárias como equipes de atletismo ou escotismo, que podem ser menos supervisionadas e inerentemente mais competitivas.

Treinamento de Adolescentes com TDAH

Estudantes com TDAH freqüentemente têm dificuldades para planejar suas atividades e para terminar tarefas dentro de um período razoável. Por essa razão, eles podem beneficiar-se de estratégias de apoio que promovam o estabelecimento de objetivos, o automonitoramento e a finalização oportuna das tarefas. Uma das formas de fazer isso é pelo uso de estratégias de treinamento nas quais um adulto ou colega da criança com TDAH trabalha com ela para suscitar e reforçar comportamentos de manejo de tempo e de estabelecimento de metas apropriados. Dawson e Guare

(1998) desenvolveram um programa para o treinamento de adolescentes com TDAH. O programa compreende duas fases. Na primeira, o adolescente com TDAH trabalha com um treinador para (1) identificar possíveis objetivos no longo prazo, (2) determinar critérios que definem a conquista de sucesso, e (3) delinear potenciais barreiras para chegar ao objetivo. Por exemplo, um estudante pode desejar uma nota boa em determinada matéria. O critério para o sucesso seria uma determinada nota (por exemplo, um "B" ou uma nota melhor) e, talvez, a definição, pelo professor, de que o aluno dominou o conteúdo. Possíveis barreiras para o sucesso poderiam incluir a falta de entendimento sobre parte da matéria, distrações presentes no ambiente doméstico (por exemplo, CDs, videogames) que poderiam atrapalhar os estudos e fracas habilidades para tomar anotações.

Na segunda fase do programa de treinamento, o estudante e o treinador encontram-se regularmente para criar estratégias e examinar o progresso rumo aos objetivos. Essas sessões incluem quatro componentes (denotados pelo acrônimo RAPP): (1) Revisão, (2) Avaliação, (3) Previsão e (4) Planejamento. O treinador e o estudante revisam o que o aluno conquistou entre as sessões e avaliam se está havendo progresso em direção ao objetivo de longo prazo. Muitas vezes, esse processo é auxiliado pelo estabelecimento de objetivos provisórios de curto prazo para oferecer reforço por aproximações sucessivas rumo ao objetivo final. Possíveis obstáculos para a conquista do objetivo máximo são previstos e é gerado um plano para o modo como o estudante negociará esses obstáculos, com a implementação de estratégias visando ajudar na conquista do objetivo. As sessões são conduzidas pelo menos uma vez por semana e são relativamente breves (30 minutos).

Embora Dawson e Guare (1998) não apresentem dados de resultados envolvendo seu modelo de treinamento, esse parece ser um enfoque promissor para ajudar adolescentes com TDAH. Em particular, estudantes que fizeram um progresso significativo com outras estratégias de tratamento (por exemplo, medicamento estimulante e contrato comportamental) podem estar capacitados a dar o próximo passo para o autocontrole. Um estudante precisa estar motivado e disposto a trabalhar com um adulto ou colega, para que possa obter benefícios com o programa de treinamento. Portanto, os profissionais das escolas devem considerar o ajuste entre o estudante e o enfoque do programa, bem como escolher quem poderia servir melhor como treinador para o estudante. Em alguns casos, um adulto (por exemplo, professor, orientador escolar ou irmão mais velho) poderia ser o mais apropriado, enquanto em outras situações o aluno pode trabalhar melhor com um amigo da escola ou colega com nível mais alto de conhecimento acadêmico.

INTERVENÇÕES DOMÉSTICAS

Treinamento dos Pais

Com freqüência, é importante que os pais de crianças com TDAH recebam instrução de apoio para as estratégias de manejo comportamental visando melhorar a atenção dos filhos para tarefas e regras em casa. Em alguns casos, psicólogos escolares ou assistentes sociais oferecem serviços de treinamento para os pais no contexto escolar, especialmente quando esses serviços não estão disponíveis na comunidade (por exemplo, com um psicólogo infantil clínico). Quando o treinamento para os pais é oferecido na escola, geralmente há uma ênfase sobre ajudar para que os pais supervisionem a realização plena de tarefas academicamente relevantes, como lições de casa e estudar para provas. Existem vários programas para oferecer treinamento sobre estratégias de modificação comportamental para pais (por exemplo, Webster-Stratton, 1994).

Barkley (1997b) adaptou o programa de treinamento para pais de Forehand e McMahon (1981) para enfocar com mais especificidade os problemas principais relacionados ao TDAH. Esse programa de treinamento, como descrito a seguir, pode ser conduzido com pais individuais ou no formato de grupo. Em geral, a criança não participa do treinamento, exceto nos casos em que o terapeuta deseja que os pais pratiquem habilidades de manejo ao vivo. As sessões de treinamento duram de uma hora a uma hora e meia para uma família individual e uma hora e meia a duas horas para grupos de pais.

Cada sessão de treinamento segue uma seqüência similar de atividades, incluindo uma revisão das informações abordadas na semana anterior, uma breve avaliação de eventos críticos que talvez tenham ocorrido desde a última reunião e uma discussão sobre as lições de casa que foram distribuídas no fim da última sessão. O terapeuta então oferece instruções com relação a determinados métodos de manejo que os pais devem praticar durante a semana seguinte. Após a instrução didática, o terapeuta demonstra o(s) comportamento(s) apropriado(s). Os pais ensaiam as estratégias de manejo e recebem *feedback* e orientação adicional do terapeuta. No fim da sessão, a prática adicional das habilidades de manejo é estabelecida como lição de casa para a semana seguinte. O terapeuta entrega materiais impressos detalhando as técnicas e procedimentos da sessão para que os pais possam estudá-los.

O treinamento dos pais geralmente é realizado ao longo de nove sessões semanais. Os tópicos das sessões incluem uma discussão sobre as razões para o engajamento em comportamento diruptivo; estratégias de observação do comportamento da criança; métodos para aumentar a obediência e brincadeiras independentes; criação de um programa de reforço por fichas; uso do custo da resposta e afastamento do reforço positivo; estratégias para lidar com o comportamento da criança em locais públicos; uso de um programa que facilite a comunicação entre casa e escola; e métodos que auxiliam no manejo de futuros problemas comportamentais. Ao fim do curso inicial de treinamento, reuniões de seguimento são marcadas em intervalos de meses, para servirem como sessões de "reforço" sobre técnicas de manejo e para apoiarem o gerenciamento das habilidades adquiridas. Para informações mais detalhadas sobre o treinamento dos pais, o leitor deve consultar Barkley (1997b) e Anastopoulos e colegas (1998).

Apesar do apoio empírico substancial para o treinamento dos pais no tratamento da desobediência em crianças (Brestan & Eyberg, 1998), menos dados estão disponíveis com relação aos efeitos dessa intervenção, especificamente envolvendo crianças com TDAH. Diversas investigações indicam que esse enfoque de tratamento é eficiente (por exemplo, Anastopoulos, Shelton, DuPaul & Guevremont, 1993; Horn, Ialongo, Popovich & Peradotto, 1987). Entretanto, ainda existem muitas dúvidas, dados o número relativamente pequeno de estudos empíricos e as numerosas diferenças em termos de metodologia entre as investigações. Em particular, pesquisas futuras precisarão examinar a durabilidade dos efeitos do tratamento com esta população e sua capacidade de generalização para outros contextos. Além disso, esse paradigma de treinamento pode ser útil para treinar professores no uso de princípios de manejo do comportamento. Apesar da necessidade de pesquisas adicionais, o treinamento dos pais em estratégias de modificação comportamental é um componente integral e freqüentemente necessário de um programa multimodal de tratamento para o TDAH. Na verdade, um dos principais componentes do braço de intervenção comportamental do estudo MTA foi um programa intensivo de treinamento dos pais (Wells et al., 2000).

Terapia Comportamental Familiar para Adolescentes

Adolescentes com TDAH com freqüência exibem taxas superiores de comportamento desobediente e diruptivo, rebeldia, problemas de conduta e conflitos com familiares do que adolescentes sem TDAH (Barkley, Anastopoulos, Guevremont & Fletcher, 1991; Robin, 1998; Weiss & Hechtman, 1993). O conflito interpessoal é particularmente visível em famílias de adolescentes com TDAH e transtorno oposicional desafiante porque essas famílias são mais propensas a exibir comportamentos aversivos (por exemplo, insultos e queixas) em discussões do que entre os pais e filhos de grupos com adolescentes que apresentam apenas TDAH ou de controles normais (Edwards, Barkley, Laneri, Fletcher & Metevia, 2001). Possíveis enfoques de tratamento para abordar o conflito entre pais e adolescente incluem as intervenções mais comuns para o TDAH (isto é, medicamento estimulante e manejo de contingência) e várias formas de terapia familiar (por exemplo, terapia estrutural familiar; Minnuchin, 1974).

Um enfoque de terapia comportamental familiar conhecido como "solução de problemas e treinamento para a comunicação" (PSCT; Robin & Foster, 1989) combina elementos do treinamento para o manejo de contingência e da terapia estrutural familiar. Especificamente, a PSCT envolve técnicas de construção de habilidades como a instrução para a solução de problemas e comportamentos apropriados para a comunicação, bem como a prescrição de mudanças e coalizões no sistema familiar. Em muitos casos, procedimentos de terapia cognitiva são empregados para reestruturar os sistemas de crenças irracionais dos membros da família (Robin & Foster, 1989).

Dois estudos avaliaram a eficiência da PSCT no tratamento de adolescentes com TDAH e com transtorno oposicional desafiante. Barkley, Guevremont, Anastopoulos e Fletcher (1992) descobriram que a PSCT era tão eficiente quanto o treinamento para o manejo de contingência e a terapia estrutural familiar na redução do número de conflitos e da intensidade da raiva durante discussões sobre conflitos em casa. Além disso, a PSCT melhorava significativamente a qualidade da comunicação entre pais e adolescente, de acordo com relatos independentes de 21 adolescentes com TDAH e suas mães. Os pais também relataram melhoras em relação ao ajuste escolar de seus adolescentes e nas dimensões mais amplas de sintomatologia de internalização (por exemplo, depressão) e externalização (por exemplo, problemas de conduta). Esse tratamento teve avaliação positiva de todos os membros da família em questionários de satisfação do cliente e as melhoras obtidas ainda se sustentavam em um seguimento três meses depois. Infelizmente, os efeitos do tratamento não foram obtidos em observações diretas do conflito entre pais e adolescentes, não resultaram em alteração clinicamente importante para a maior parte da amostra e a PSCT parecia piorar o grau de crenças irracionais mantidas por algumas das mães sobre os problemas de conduta de seus filhos adolescentes.

Barkley e colegas (2001) replicaram esses achados e também determinaram se a combinação da PSCT com procedimentos de manejo da contingência melhorava os resultados. Os efeitos comportamentais foram equivalentes tanto para a PSCT isoladamente quanto para esta em combinação com o treinamento para o manejo de contingência, embora as famílias estivessem mais propensas a abandonar o grupo que realizava apenas a PSCT. O funcionamento da família normalizava-se em até 70% das famílias nas duas condições de tratamento. Esses achados oferecem, no mínimo, apoio preliminar para o uso da PSCT no tratamento de adolescentes com TDAH e suas famílias. Ainda precisamos de mais pesquisas para determinar o tipo de família mais propensa a obter benefícios desse enfoque de tratamento e se outros componentes da intervenção (por exemplo, manejo da contingência) são necessários para determinadas famílias.

Intervenções na Lição de Casa

Dadas as dificuldades acadêmicas e comportamentais vivenciadas por estudantes com TDAH, não nos surpreende que muitos deles tenham problemas para completar seus deveres de casa a tempo e com sucesso (Karustis, Power, Rescorla, Eiraldi & Gallagher, 1998). Dificuldades específicas incluem não anotar as lições de casas, não levar as instruções para casa, cometer muitos erros, discutir com os pais sobre a realização das lições de casa e entregar os deveres com atraso (Power et al., 2001). Problemas com a execução da lição de casa são críticos em razão da ligação entre esta e a conquista acadêmica (Cooper, Lindsay, Nye & Greathouse, 1998). Portanto, vários programas de intervenção foram criados ao longo dos anos para abordar as dificuldades com a lição de casa (por exemplo, Olympia, Jenson & Hepworth-Neville, 1996).

Power e colegas (2001) criaram e fizeram um teste piloto de um programa muito promissor para intervenção na lição de casa especificamente para estudantes com TDAH. Seu programa, Sucesso na Lição de Casa (*Homework Success*), envolve sessões de 90 minutos conduzidas com grupos de pais. Assim, esse programa poderia ser incorporado a um programa de treinamento dos pais em andamento (como descrito anteriormente) ou conduzido independentemente desse treinamento. Esse programa possui um forte componente de trabalho colaborativo, no qual professores e alunos também são incluídos em pontos apropriados do tratamento. No início do programa, por exemplo, ocorre uma conferência entre pais e professor para identificar problemas específicos com a lição de casa e para salientar a importância do trabalho conjunto entre casa e escola.

O componente central desse programa é o estabelecimento de objetivos e procedimentos de manejo de contingência para incentivar uma execução mais constante das lições de casa. Os tópicos das sessões do Sucesso na Lição de Casa incluem introdução do programa, estabelecimento de um ritual para as lições de casa, oferta de reforço positivo, manejo do tempo e estabelecimento de objetivos, uso apropriado de procedimentos de aversão, previsão de futuros problemas com lições de casa e oferta de apoio de acompanhamento. É um programa baseado em habilidades, no qual os pais aprendem novas estratégias durante casa sessão. Espera-se que os pais completem suas próprias lições de casa entre as sessões, e seu sucesso na implementação das estratégias é revisado no começo de cada sessão. Power e colegas (2001) salientam o uso de dados para rastrear mudanças no desempenho na lição de casa ao longo do tempo e oferecem diversas medições que facilitam a coleta viável de dados. Embora ainda precisemos de pesquisas extensas e controladas sobre esse programa, dados de estudos de casos controlados indicam que o Sucesso na Lição de Casa leva a melhoras na execução e na exatidão dos deveres (Daniel, Power, Karustis & Leff, 1999).

Grupos de Apoio para Pais

Em geral, é bastante útil que os pais de crianças com TDAH interajam com outros pais de crianças com problemas semelhantes para compartilhar suas frustrações, sucessos e estratégias de defesa. Já existem diversas organizações para pais que cumprem um papel de apoio, servem como um local para troca de informações com relação ao TDAH e pressionam os políticos para fornecerem mais serviços para esta população. Uma das organizações para pais mais importantes nos Estados Unidos é a Children and Adults with Attention-Deficit/Hiperactivity Disorder (CHADD), com sede em Landover, no estado de Maryland.[1]

A CHADD foi fundada em 1987 e tem filiais em praticamente todos os estados norte-americanos. Além de publicar uma revista trimestral, essa organização patrocina uma conferência anual sobre TDAH que atrai a atenção do país inteiro. Os membros da CHADD incluem não apenas pais, mas também professores e profissionais da saúde que trabalham com crianças com TDAH. Organizações como essa cumprem um papel importante no tratamento geral do TDAH, uma vez que oferecem informações preciosas sobre o transtorno, bem como orientação para seus membros em termos de defesa da intervenção educacional e terapêutica apropriada para seus filhos.

INTERVENÇÕES COM EFICÁCIA LIMITADA OU NENHUMA EFICÁCIA

Diversos tratamentos para TDAH propostos e promovidos ao longo dos anos tiveram eficácia mínima para a melhora dos déficits de atenção, em estudos controlados, ou ainda não foram sujeitados a uma investigação empírica controlada. Apesar da falta de eficácia demonstrada, muitas dessas intervenções (por exemplo, manejo da dieta) são bastante populares e empregadas com freqüência. Em geral, o apoio para esses tratamentos deriva-se da teoria, da "opinião dos especialistas" e/ou de sua validade aparente (isto é, os enfoques parecem fazer grande sentido intuitivamente e, assim, têm grande apelo para os consumidores). Embora tratamentos ineficientes raramente causem dano físico, seu uso desperdiça tempo, energia e recursos que seriam mais bem aproveitados na implementação de terapias mais eficazes. Portanto, é importante que os profissionais das escolas conheçam modalidades ineficientes de tratamento e que desencorajem seu uso, sempre que necessário. Obviamente, isso deve ser feito de modo sensível, com a oferta de intervenções alternativas e com maior apoio científico.

1. Informações sobre a afiliação à CHADD ou a uma de suas filiais podem ser obtidas contatando o escritório nacional da CHADD nos Estados Unidos, escrevendo para o endereço da sede (8181 Professional Place, Suite 201, Landover MD 20785) ou visitando o site da organização na internet, em www.chadd.org.

Os tratamentos com eficácia mínima ou sem eficácia estabelecida para crianças com TDAH incluem treinamento para o relaxamento, terapia lúdica, prescrição de megavitaminas, suplementação com aminoácidos, treinamento de *biofeedback* por eletroencefalograma (EEG), medicamentos à base de ervas, exercícios óculo-motores e dietas especializadas (por exemplo, dieta de Feingold).

Fatores a Considerar Antes da Recomendação de um Tratamento

Devido à multiplicidade de tratamentos propostos para o TDAH, não é possível discutir os méritos relativos de cada uma dessas técnicas. Ainda assim, é importante enumerar algumas diretrizes que podem ser empregadas quando consideramos o uso de uma terapia "nova" ou "alternativa" para o TDAH, porque o uso dessas terapias pode levar a um afastamento dos esforços de tratamento mais eficientes (Ingersoll & Goldstein, 1993).

1. Se o criador ou um proponente de determinada terapia declara que o tratamento "cura" o TDAH ou pode ser usado sozinho para o tratamento deste transtorno, não restam dúvidas de que há algo errado aí. Mesmo quando bem pesquisados, os tratamentos eficientes para o TDAH (por exemplo, medicamento estimulante) não levam a melhoras irreversíveis no funcionamento das crianças e devem ser suplementados por uma variedade de tratamentos implementados em vários ambientes. Portanto, afirmações sobre "curas" devem ser vistas com um alto grau de cautela.
2. Tratamentos anunciados como eficientes e que oferecem o potencial para a cura de uma variedade de transtornos (por exemplo, TDAH, deficiências de aprendizagem, autismo, depressão) devem ser vistos com muita cautela. É altamente improvável que uma determinada terapia leve a resultados significativos no tratamento de crianças com múltiplos transtornos. Tais afirmações devem levantar suspeitas imediatas e levar a buscas de informações adicionais sobre as bases empíricas da terapia.
3. Cabe ao criador ou proponente de um novo tratamento demonstrar sua eficácia terapêutica no contexto de um desenho experimental controlado usando medições dependentes confiáveis e válidas. Não é suficiente oferecer dados de estudo de casos ou testemunhos de clientes satisfeitos. Além disso, devem estar disponíveis dados que permitam a comparação direta dos efeitos das novas terapias em relação àqueles associados a intervenções eficientes e já estabelecidas. Portanto, uma das primeiras questões a indagar aos proponentes de um novo tratamento para TDAH é "Onde estão os dados?"
4. A qualidade das pesquisas experimentais que investigam um novo tratamento pode ser avaliada indagando-se algumas questões. Os participantes foram classificados como tendo TDAH pelo uso de índices confiáveis e válidos do transtorno? As medições dependentes foram coletadas de modo a reduzir possíveis vícios (por exemplo, observações comportamentais conduzidas por indivíduos que desconheciam a população clínica estudada e o tratamento investigado)? Existe um controle para as ameaças à validade interna (por exemplo, amadurecimento) do tratamento? Até que ponto os resultados obtidos podem ser generalizados para outras crianças com TDAH? A importância clínica (por exemplo, normalização) dos achados obtidos foi examinada? Os investigadores examinaram a generalização dos efeitos do

tratamento para vários contextos (por exemplo, em casa e na escola) e ao longo do tempo (por exemplo, avaliação de seguimento)?

5. Sempre que encontram tratamentos novos que não são substanciados por evidências empíricas, os profissionais das escolas devem comunicar seu ceticismo aos pais e educadores das crianças com TDAH. Os pais dessas crianças podem estar particularmente suscetíveis a acreditar na utilidade de novos enfoques terapêuticos devido a suas frustrações ao lidarem com as dificuldades relacionadas ao TDAH e ao seu conhecimento sobre as limitações dos tratamentos disponíveis atualmente. Além disso, em nossa experiência, esses pais com freqüência não entendem muito bem a necessidade e as exigências do estudo científico dos tratamentos.

RESUMO

A exibição crônica de comportamentos relacionados ao TDAH em vários ambientes e com vários responsáveis pelos cuidados da criança exige a implementação de um programa de tratamento multimodal ao longo de vários anos. Diversos enfoques de intervenções adjuntas podem suplementar o uso de estratégias de apoio ao comportamento em sala de aula e de medicamentos psicotrópicos. Tratamentos adicionais baseados na escola podem incluir treinamento das habilidades sociais e treinamento por colegas. Tratamentos executados na casa da criança incluem treinamento dos pais para técnicas de modificação comportamental, terapia comportamental familiar para adolescentes com TDAH, intervenções em lições de casa e participação dos pais em grupos de apoio (por exemplo, CHADD). Ao longo dos anos, diversas terapias para o TDAH (por exemplo, dieta de Feingold) foram propostas, mas não foram sujeitadas a uma investigação empírica ou foram consideradas ineficazes no tratamento do transtorno. Dada a popularidade de algumas dessas terapias, é importante que os profissionais que trabalham nas escolas conheçam as intervenções comprovadas empiricamente e também as menos eficientes, para que possam defender com maior autoridade o tratamento apropriado dos estudantes com TDAH.

CAPÍTULO 8

♦ ♦ ♦

Comunicação com Pais, Profissionais e Estudantes

♦

A comunicação clara e inequívoca é a base de toda prestação de serviços profissionais nas áreas de educação, psicologia, medicina e profissões relacionadas, e é um marco da oferta de serviços de alta qualidade no apoio aos estudantes com TDAH, seus pais e professores. A boa comunicação é fundamental por várias razões. A avaliação do TDAH e de problemas relacionados é um processo que envolve múltiplos informantes e múltiplos métodos em múltiplos contextos. Esse processo envolve a comunicação de informações, observações, opiniões e julgamentos profissionais entre pais, professores e outros profissionais da escola, estudantes, psicólogos e médicos (veja também o Capítulo 2). O projeto, implementação e avaliação das intervenções para TDAH envolvem processos e comunicações similares. Conseqüentemente, recomendamos a comunicação clara e contínua com os pais, professores e outros profissionais envolvidos com as crianças identificadas, que envolverá sempre discussões de questões críticas para a avaliação, diagnóstico, planejamento da instrução, manejo da intervenção e prestação de serviços profissionais em geral.

Por exemplo, preocupações envolvendo os comportamentos problemáticos da criança geralmente são levantadas primeiro por profissionais da escola e/ou pelos pais. Além disso, os profissionais da medicina (por exemplo, pediatras e psiquiatras) envolvem-se com os estudantes com diagnóstico de TDAH de modo bastante diferente. Juntas, essas pessoas farão a triagem, encaminhamento, classificação e seleção da intervenção e decisões sobre o resultado. Interações produtivas entre essas pessoas baseiam-se em comunicações claras e específicas, apesar das diferenças em termos de vocabulário, perspectivas e bagagens de vida.

Considere também que o diagnóstico de TDAH se baseia em um sistema de classificação psiquiátrica (DSM-IV), mas as crianças identificadas e seus pais interagem com mais freqüência com profissionais da educação baseados nas escolas, enquanto também são servidas, em muitos casos, por médicos da comunidade e profissionais da saúde mental. Os profissionais da educação geralmente estão menos familiarizados com o DSM que com o sistema de classificação para a educação especial contido na Lei da Educação para Indivíduos com Deficiências de 1997 (IDEA, 1997). Não se pode presumir que os indivíduos envolvidos conhecem igualmente os dois sistemas de classificação, de modo que os profissionais precisam oferecer explicações (e, em alguns casos, treinamento profissional) envolvendo os sistemas e suas bases (por exemplo, pesquisas, política), terminologia, implicações para o planejamento do tratamento e questões relacionadas.

Está claro que a criação, implementação e avaliação das intervenções médicas, comportamentais e educacionais para crianças com TDAH exigem um alto grau de comunicação eficiente, dadas as diferenças inerentes de crenças, opiniões e conhecimento da literatura profissional entre as pessoas envolvidas. De particular interesse, aqui, é que o desenvolvimento de intervenções muitas vezes é uma atividade que ocorre na clínica ou no consultório, enquanto a implementação da intervenção, os efeitos comportamentais e quaisquer efeitos indesejáveis são sentidos em casa, na sala de aula e na comunidade. Portanto, a avaliação das intervenções e de seus efeitos exige a comunicação entre médicos, pais, professores, estudantes e outros profissionais.

Por último, mas não menos importante, os princípios éticos e padrões para a prática da Associação Nacional (norte-americana) de Psicólogos Escolares[1] (NASP; 2000) indicam que a comunicação profissional com pais, estudantes e outros profissionais é um componente esperado da prática apropriada da psicologia escolar. Essas diretrizes para a conduta profissional especificam que a finalidade e as possíveis conseqüências do envolvimento do profissional, bem como as opções e alternativas de intervenções, devem ser discutidas com os pais e estudantes em uma linguagem clara e simples. Diretrizes também são oferecidas com relação ao desenvolvimento de relacionamentos entre os profissionais (por exemplo, psicólogos escolares e pediatras) quando esses relacionamentos podem ser úteis para os estudantes atendidos. Nas últimas seções deste capítulo, oferecemos exemplos pertinentes dessas diretrizes na forma de uma introdução para essas seções.

A finalidade deste capítulo é identificar e discutir diversas questões importantes relacionadas ao TDAH para a comunicação entre os profissionais das escolas e outros envolvidos com os estudantes identificados, incluindo os pais, outros profissionais e os próprios estudantes. Embora cada tópico neste volume mereça uma discussão e consideração, damos atenção principalmente (1) à relação entre um diagnóstico de TDAH e serviços educacionais, (2) às responsabilidades dos profissionais da educação, (3) a questões envolvendo o tratamento com medicamento estimulante e, por fim, (4) a temas específicos à comunicação com pais, médicos e outros profissionais e com os estudantes. Talvez estejamos dizendo o óbvio. Entretanto, acreditamos que, por meio da discussão e do esclarecimento dessas questões, a tomada de decisão e as ações por parte de pais e profissionais podem ser facilitadas, apresentando resultados melhores para as crianças.

DIAGNÓSTICOS DO DSM E SERVIÇOS EDUCACIONAIS

Quando há suspeita de TDAH, os profissionais e os pais precisam debater algumas respostas para a questão: "Como um diagnóstico do DSM ou outra classificação se

1 A Associação Psicológica Norte-Americana, o Conselho para Crianças Excepcionais (Estados Unidos) e outras organizações profissionais têm diretrizes éticas semelhantes.

relaciona com a oferta de serviços educacionais?". A utilidade dos sistemas de classificação diagnóstica para problemas da infância tem sido alvo de debates há anos (Garmezy, 1978; Gresham & Gansle, 1992a, 1992b; Hynd, 1992; Martens, 1992; Reynolds, 1992; Schact & Nathan, 1977; Shapiro, 1992), gerando uma ampla gama de opiniões entre os profissionais. Na verdade, o DSM-IV-TR (American Psychiatric Association, 2000) afirma que um diagnóstico é simplesmente um ponto de partida para o planejamento de serviços:

> Fazer um diagnóstico do DSM-IV representa apenas o primeiro passo em uma avaliação abrangente. Para formular um plano de tratamento adequado, o médico invariavelmente precisa de informações adicionais consideráveis sobre a pessoa que está sendo avaliada, além daquelas exigidas para fazer um diagnóstico com base no DSM-IV. [...] As considerações clínicas e científicas envolvidas na categorização de [...] condições como transtornos mentais podem não ser totalmente relevantes para julgamentos legais, por exemplo, que levam em consideração questões como a responsabilidade individual, a determinação de uma deficiência e a competência. (pp. xxxiv-xxxv, xxxvii)

Sob uma perspectiva *didática* de tomada de decisão, devemos reconhecer que o sistema de classificação do DSM está vinculado a ferramentas e procedimentos de avaliação *nomotéticos* (baseados na legislação) em termos de suas bases e premissas. Na psicologia e na educação, a avaliação nomotética confiável e válida proporciona informações úteis para a comparação entre crianças ao longo da dimensão ou conceito medido (por exemplo, inteligência). Exemplificando: uma criança que conquista uma pontuação no 37º percentil em um teste de inteligência teve um desempenho menor que aquela que conquistou um escore no percentil 78. Não podemos defender o desenvolvimento de uma intervenção didática ou programa educacional para qualquer criança com base unicamente nesse tipo de informação. Entretanto, informações baseadas em procedimentos de avaliação nomotéticos podem ser usadas de modo confiável e válido para fazer a triagem, o encaminhamento e tomar decisões quanto à classificação.

Em comparação, o planejamento da intervenção e decisões eficientes são mais facilmente ligados a outros tipos de ferramentas de avaliação e procedimentos *idiográficos* em termos de suas bases e premissas. A avaliação idiográfica não se concentra na classificação relativa dos indivíduos frente às suas apresentações comportamentais (por exemplo, Ana reúne os critérios para TDAH, mas James não), mas diz respeito a comparações relativas do comportamento de um indivíduo ao longo do tempo (por exemplo, Sam melhorou muito em sua aprendizagem da leitura em março, comparado com novembro) como resultado da intervenção, desenvolvimento, mudança nos programas etc.

Quando a medição de avaliação ideográfica possui as características de exatidão e utilidade, ela pode fornecer informações úteis para o desenvolvimento de programas educacionais e de intervenção eficientes. Por exemplo, informações corretas de avaliação envolvendo o desempenho atual e diferencial da criança em dois diferentes currículos de leitura poderiam ser diretamente relevantes para decisões sobre o planejamento didático (para uma comparação detalhada dos enfoques nomotético e ideográfico à avaliação, veja Barrios & Hartmann, 1986; Cone, 1986 e Merrell, 1999). Com base no desempenho da criança na leitura, uma decisão para a oferta de instrução dentro de um currículo que gerasse taxas maiores de sucesso pareceria indicada. Determinações de resultado da intervenção, isto é, que comparam o comportamento ou o desempenho da criança ao longo do tempo, também precisam estar baseadas em informações da avaliação idiográfica, embora informações suplementares envolvendo comparações entre colegas também possam ser úteis.

Um fator limitador primário que evita ligações diretas entre diagnóstico e intervenção é o alto grau de variabilidade no comportamento de crianças diagnosticadas com TDAH (Barkley, 1998; Frick & Lahey, 1991). Isto é, nem todas as crianças diagnosticadas com TDAH exibem os mesmos comportamentos problemáticos nem têm as mesmas dificuldades, se chegam a tê-las, na escola. Em termos da avaliação, Haynes (1986) referiu-se à variabilidade entre pessoas classificadas do mesmo modo como uma questão de "homogeneidade de diagnóstico". Especificamente, Haynes notou que "se indivíduos colocados em uma determinada categoria de classificação [...] são uniformes em dimensões de topografia, etiologia e resposta ao tratamento, a categorização é suficiente para a descrição e o desenho da intervenção e os benefícios da avaliação adicional pré-intervenção são reduzidos" (p. 391). Dada a variabilidade na topografia comportamental e na resposta ao tratamento de crianças com TDAH (Barkley, 1998), o desenho da intervenção, a implementação e a avaliação exigirão um esforço profissional ainda maior do que aquele necessário para o diagnóstico ou classificação. Em parte, o foco desse esforço deve depender do treinamento e das responsabilidades do profissional.

Essas questões devem ser discutidas abertamente em vários estágios do processo de avaliação. Quando uma criança exibe problemas significativos de atenção e/ou de controle comportamental, o primeiro passo diz respeito à coleta de informações de triagem (veja o Capítulo 2). Às vezes, nesse estágio, os pais ou o professor da criança questionam especificamente a presença do TDAH, como se apenas isso devesse ser determinado. Essa situação serve como uma oportunidade para colocar o processo de diagnóstico em perspectiva. Especificamente, deve haver a clara mensagem de que os dados de avaliação estão sendo colhidos não apenas para a obtenção de um diagnóstico, mas também para a coleta de informações que levarão a uma intervenção eficaz. De modo semelhante, quando a avaliação do TDAH por múltiplos métodos (isto é, Estágios II e III; veja o Capítulo 2) é concluída, pode ser útil reiterar que um diagnóstico é, na verdade, um "caminho intermediário" entre o encaminhamento e o desenho de um programa de intervenção. Além disso, deve-se dizer que o valor informacional do diagnóstico está em sua utilidade para dirigir atividades adicionais de avaliação, sugerir riscos para o comportamento ou dificuldades de aprendizagem associadas e aumentar a probabilidade de escolher estratégias de tratamento eficientes. Por fim, deve-se salientar, junto à equipe da escola, que a avaliação contínua do funcionamento da criança será necessária para determinar a eficácia relativa dos procedimentos de intervenção. Quando esses pontos são comunicados de modo claro, o foco da equipe de avaliação pode ser *equilibrado* entre esforços para a avaliação por múltiplos métodos, a tomada de decisão diagnóstica e o desenvolvimento de um protocolo de tratamento potencialmente bem-sucedido. Acreditamos que esse equilíbrio é importante, já que com demasiada freqüência a maior parte dos esforços profissionais é dedicada ao diagnóstico, com quantidades comparativamente pequenas de esforços de intervenção.

Discussões sobre esses temas podem ajudar na identificação e no esclarecimento das expectativas mantidas pelos pais, professores e outros com relação ao uso e aos benefícios de vários procedimentos de avaliação. Uma ferramenta excelente, que pode suscitar e facilitar esses tipos de discussões, bem como discussões sobre enfoques de tratamento para o TDAH, é o Levantamento de Conhecimentos e Opiniões sobre o Transtorno de Déficit de Atenção/Hiperatividade (*Attention Deficit/Hyperactivity Disorder Knowledge and Opinion Survey*, AKOS), publicado por Power e colegas (2001). O AKOS consiste em 43 itens respondidos com verdadeiro/falso ou do tipo Likert (com pontuação em uma escala que demonstra o grau em que o respondente concorda ou discorda de uma afirmação) para determinar o grau de expectativas de pais/professor, o conhecimento e as opiniões sobre várias estratégias de avaliação e intervenção pertinentes para o TDAH. A identificação e o esclarecimento dessas expectativas devem resultar em melhor entendimento sobre a necessidade de ligações entre avaliação, intervenção e educação no atendimento de estudantes com TDAH.

TREINAMENTO E RESPONSABILIDADES EDUCACIONAIS

As principais responsabilidades profissionais de quem atua na educação envolvem o desenvolvimento e a oferta de currículos e instrução. Assim, os educadores tomam decisões e assumem ações envolvendo o que ensinar (isto é, selecionando currículos e objetivos didáticos), como ensinar (identificando os materiais, procedimentos e métodos usados), quando ensinar (isto é, desenho e organização da instrução), quem ensinará e onde isso ocorrerá (ambiente da instrução). Decisões envolvendo esses temas são importantes para todos os estudantes, incluindo aqueles identificados com TDAH, e definem comprovadamente o domínio da educação. Portanto, esses temas devem ser cruciais na tomada de decisões dos educadores responsáveis por estudantes com TDAH frente à aprendizagem e conquista acadêmica da criança. Além disso, uma vez que o diagnóstico e o tratamento do TDAH quase sempre envolvem pediatras, psiquiatras, psicólogos clínicos e outros profissionais de apoio, esforços colaborativos de avaliação e tratamento precisam ser desenvolvidos e mantidos.

A ampla gama de questões e preocupações que exigem o envolvimento profissional no que se refere a crianças diagnosticadas com TDAH indica, claramente, uma colaboração interdisciplinar. Também recomendamos discussões francas sobre papéis e responsabilidades apropriadas para os profissionais envolvidos. Os psicólogos escolares e educadores especiais, em particular, podem enfrentar demandas difíceis por oferta de serviços quando crianças identificadas com TDAH também estão habilitadas para serviços de educação especial sob a categoria de "Outra Deficiência de Saúde" da Lei (norte-americana) de Educação para Indivíduos com Deficiências de 1997 (IDEA, 97; Hakola, 1992). Por exemplo, esses profissionais e seus colegas tendem a precisar de atividades de desenvolvimento profissional a fim de obterem conhecimento e habilidades sobre o sistema de classificação psiquiátrica do DSM, sobre as psicopatologias do desenvolvimento, a psicofarmacologia e os métodos e modelos de psicologia e psiquiatria clínicas.

Adicionalmente, os profissionais precisam estar preparados para discutir com os pais e outros sobre os modelos de oferta de serviços educacionais disponíveis, bem como sobre as opções para estudantes com TDAH. Eles poderão enfrentar questões como: (1) se a criança está ou não habilitada para serviços de educação especial; (2) se a criança deve ou não receber um "plano de acomodação 504"; ou (3) de que maneira o sistema escolar está oferecendo apoio apropriado para esse estudante com TDAH?

Muitas crianças com TDAH podem estar habilitadas para serviços de educação especial dentro de seus sistemas de educação pública sob as provisões da IDEA 1997 (veja Telzrow & Tankersley, 2000, para uma revisão completa dessa legislação). Entretanto, crianças com TDAH não se qualificam automaticamente para os serviços sob a IDEA por terem um diagnóstico de TDAH. A legislação da IDEA e suas antecessoras ditam que alunos de escolas públicas que apresentam deficiências receberão uma educação livre e apropriada, no ambiente menos restritivo, e terão o benefício de um programa educacional individualizado (PEI). A capacitação para serviços de educação especial sob a IDEA é contingente da satisfação de dois critérios. O primeiro diz respeito a ter uma deficiência, de acordo com a legislação da IDEA. As crianças com TDAH são mais propensas a atender a esse critério dentro das categorias de "deficiência específica de aprendizagem", "outra deficiência de saúde" e, em alguns casos, "perturbação emocional". O segundo critério é que uma criança com uma deficiência identificada deve apresentar uma *necessidade comprovada de serviços de educação especial*. Este último critério com freqüência é atendido por meio de uma falta documentada de resposta do estudante a intervenções/auxílios implementados pelos programas de educação e pela equipe da escola. Em muitos casos, os pais e, em alguns casos, os profissionais, não têm conhecimento deste segundo critério e, portanto, poderiam beneficiar-se de uma discussão sobre as exigências para a elegibilidade.

Outra consideração legal relativa aos estudantes com TDAH nas escolas é o Inciso 504 da Lei (norte-americana) de Reabilitação de 1973 (veja Zirkel & Aleman, 2000, para uma revisão dessa legislação e suas implicações para a prática educacional). Em geral, essa legislação proíbe a discriminação com base em uma deficiência por aqueles que recebem fundos federais – por exemplo, o sistema escolar público. O Inciso 504 estipula que estudantes com uma deficiência mental ou física que prejudique uma atividade importante de vida (por exemplo, a educação) em um grau substancial têm direito a receber auxílios/ajustes para acomodar sua participação em programas de educação geral ou especial (veja o Capítulo 3 para uma discussão completa da IDEA e do Inciso 504). É necessário um esforço para que os pais e profissionais conheçam as distinções entre a elegibilidade e os auxílios da IDEA e do Inciso 504.

Uma consideração adicional, nessa área, é que os campos da psicologia escolar, da educação especial e, até certo ponto, da educação em geral ultimamente têm discutido e, em alguns casos, adotado modelos não categóricos e orientados para a intervenção e resultados de oferta de serviços (Bardon, 1988; Reschly, 1988, 2000; Reschly, Tilly & Grimes, 1999; Stoner & Green, 1992b). Até o momento, contudo, vemos pouca consideração profissional sobre como esses modelos poderiam acomodar crianças com TDAH (por exemplo, Hakola, 1992, com Stoner & Carey, 1992).

A oferta não categórica de serviços visa, em parte, prevenir uma ênfase excessiva sobre o diagnóstico e a classificação das crianças, o que pode impedir que os psicólogos das escolas assumam papéis e responsabilidades mais ativos no desenvolvimento e na implementação de intervenções eficientes. Para ilustrar ainda mais essa questão, suponha que os profissionais da escola estejam envolvidos com uma criança com um diagnóstico correto de TDAH. Será que essa limitação representa necessariamente uma condição de deficiência e, portanto, indica a oferta de serviços especiais? Já foi argumentado que uma limitação reconhecível, como o TDAH, apenas torna-se uma deficiência em um ambiente que não oferece acomodações (Kameenui & Simmons, 1990; Shinn, 1998). Isto é, se uma escola está oferecendo apoio didático e social de modo que um estudante com uma limitação reconhecida não é considerado deficiente (isto é, seu desempenho reúne ou excede as expectativas, e é comensurável com o de colegas típicos da mesma idade), devemos reconhecer que a escola oferece serviços exemplares. Naturalmente, quando há evidências de que um estudante não está atendendo às expectativas de seu ambiente atual, acomodações razoáveis que o apóiem (e apóiem o professor) devem ser feitas para atender às expectativas (por exemplo, combinando os materiais didáticos com habilidades acadêmicas atuais, oferecendo *feedback* positivo e corretivo com maior freqüência, melhorando a motivação para o envolvimento com o trabalho escolar e aumentando oportunidades para a prática de habilidades e conhecimentos novos e recém-adquiridos) e para a conquista do sucesso acadêmico. A ênfase, aqui, está em incentivar as escolas a distribuírem recursos limitados para procedimentos que monitorem e apóiem o progresso social e acadêmico individual de todos os estudantes (Reschly, 1988, 2000).

Essas questões ligadas à oferta de serviços precisarão ser discutidas entre todos os interessados, para que as expectativas e responsabilidades de cada membro da equipe possam ser esclarecidas e para que os pais entendam o que esperar do pessoal do sistema escolar com quem estão lidando. O esclarecimento das expectativas e responsabilidades dos membros da equipe deve ser estabelecido em, no mínimo, três pontos do processo de avaliação e tratamento. Antes da condução de uma avaliação do TDAH por múltiplos métodos (isto é, Estágio II do processo de avaliação; veja o Capítulo 2), deve haver uma apresentação clara das responsabilidades específicas de cada profissional da escola. Além disso, os "preconceitos" teóricos e profissionais de cada membro da equipe devem ser revelados e discutidos. Por exemplo, em alguns casos, professores e pais podem questionar até mesmo a existência do próprio transtorno de déficit de atenção/hiperatividade, e uma discussão sobre a Declaração Internacional de Consenso sobre o TDAH, publicada recentemente (Barkley, 2002), pode ser útil. Embora uma discussão dessa espécie não leve necessariamente a uma resolução completa de conflitos e contrariedades potenciais sobre o transtorno, ela aumenta a conscientização sobre similaridades e diferenças entre as posições de todos os membros da equipe sobre essa questão. Este é, pelo menos, o primeiro passo para promover uma colaboração maior na oferta de serviços em equipe.

O segundo ponto no qual questões ligadas à oferta de serviços precisarão ser discutidas é durante a criação do plano de intervenção (Estágio IV do processo de avaliação; veja o Capítulo 2). Nesse ponto, as decisões a tomar referem-se não apenas aos tratamentos que devem ser recomendados, mas também a quem implementará cada intervenção. Pode haver uma confusão inicial entre alguns membros da equipe sobre o que é o TDAH e sobre o tratamento mais eficaz para este transtorno. Em particular, o profissional poderá ter de responder a questões envolvendo o uso de medicamentos estimulantes. Pode ser útil fornecer informações por escrito (por exemplo, veja o Apêndice 6.1) e/ou sugestões de leitura (veja Apêndice 8.1) sobre o TDAH e seu tratamento a todos os interessados. A nomeação de um gerente de caso (veja o Capítulo 9 para uma discussão adicional sobre o papel de um gerente de caso) facilita o planejamento do tratamento, além de melhorar a manutenção de uma oferta constante de serviços. Uma vez que alguns tratamentos para o TDAH (por exemplo, medicamento estimulante) são oferecidos por profissionais da comunidade, a necessidade de que a escola "fale com uma só voz" é particularmente crucial. Potenciais discordâncias entre membros da equipe devem ser ativamente esclarecidas e resolvidas antes da implementação de procedimentos de tratamento. Em nossa experiência, embora diferenças de opinião possam retardar a oferta do serviço, elas também evitam conflitos mais graves e demorados depois que o tratamento já começou.

Expectativas e responsabilidades ligadas à oferta dos serviços devem ser discutidas periodicamente no contexto de uma avaliação contínua das estratégias de tratamento. Os profissionais devem realizar várias reuniões por ano com a equipe da escola, incluindo os pais, para dicutir a eficácia de cada intervenção específica e a necessidade de ajustes no programa. Isso proporciona uma oportunidade para mudanças nas responsabilidades específicas entre membros da equipe, se necessário. É particularmente importante que os membros da equipe (isto é, professores e pais) que estão realizando a maior parte da intervenção direta recebam reforço e apoio por seus esforços. Além disso, se possível, deve haver um revezamento de responsabilidades entre os membros da equipe para aumentar o coleguismo e prevenir o esgotamento potencial de determinado indivíduo.

QUESTÕES LIGADAS AO TRATAMENTO COM MEDICAMENTOS ESTIMULANTES

Como discutimos no Capítulo 6, a intervenção mais freqüente para o TDAH diz respeito à administração de medicamento estimulante, geralmente metilfenidato (MPH). O uso de um medicamento estimulante no tratamento de problemas ligados ao TDAH é comum e afeta as vidas de um número significativo de crianças em idade escolar. Além disso, o tratamento com medicamento estimulante precisa ser realizado com cautela, porque os efeitos benéficos não ocorrem para todas as crianças tratadas. Para aquelas que se beneficiam, a resposta ao medicamento também será específica à dose e ao comportamento. Por fim, algumas crianças experimentarão efeitos adversos relacionados ao tratamento com estimulantes.

O uso do tratamento com medicamento estimulante (TME) para problemas de desatenção, hiperatividade e impulsividade dessas crianças é alvo de controvérsias. Alguns estudiosos apontam, principalmente, discrepâncias entre práticas profissionais defensíveis e crenças pessoais dos pais, educadores e outros profissionais envolvidos, com relação a diversas questões importantes, incluindo (1) os benefícios potenciais do tratamento, (2) os efeitos nocivos potenciais do tratamento e, por fim, (3) os valores dos pais, educadores e outros profissionais envolvidos na tomada de decisão sobre a intervenção. A comunicação franca e as discussões sobre cada uma dessas questões são fundamentais quando estimulantes e outros medicamentos psicotrópicos são considerados no tratamento de uma criança com TDAH.

Benefícios Potenciais do Tratamento com Medicamento Estimulante

Numerosas pesquisas conduzidas desde os anos 1960 documentaram benefícios positivos e rápidos dos estimulantes para a maior parte das crianças diagnosticadas com hiperatividade e/ou problemas de atenção. Esses resultados foram demonstrados nas áreas de (1) desempenho acadêmico, (2) interações sociais e (3) tarefas de avaliação de desempenho individualmente administradas (veja o Capítulo 6). Entretanto, também foi demonstrado que a resposta aos estimulantes varia de uma criança para outra (mesmo entre aquelas com o mesmo peso corporal) e entre comportamentos alvo para qualquer determinada criança (Rapport & Denney, 2000). Assim, a determinação dos resultados do tratamento com um estimulante para crianças individuais deve ser feita com cautela e exige a geração e a análise de dados de resultado individuais (veja o Capítulo 6 para detalhes da avaliação do medicamento baseada na escola).

Potencial para Efeitos Adversos do Tratamento com Medicamentos Estimulantes

Os efeitos adversos dos medicamentos representam interesse especial para pais e profissionais que consideram o tratamento de crianças com um estimulante. Crianças tratadas com estimulantes podem experimentar efeitos colaterais físicos adversos, como supressão do apetite, náusea, dores de cabeça, irritabilidade, insônia, supressão do crescimento e, em casos raros, tiques motores ou vocais (veja o Capítulo 6). Além disso, em alguns casos raros, o tratamento com um estimulante pode resultar em uma criança "hiperconcentrada", que parece excessivamente atenta aos estímulos específicos e apresenta lentidão para orientar-se para tarefas ou atividades alternativas. Embora problemas como esses sejam tipicamente relatados com altas doses do medicamento, o potencial de ocorrência também está presente em doses baixas. Essas possibilidades e os sistemas de monitoramento que visam detectar possíveis resultados adversos precisam ser discutidos entre profissionais e pais.

Conflitos de Valores ou Premissas nas Quais o Tratamento se Baseia

Sob uma perspectiva de valores pessoais, alguns pais e profissionais mostram-se resolutos em sua oposição ao uso de tratamento com estimulantes com crianças. Esses valores assumem várias formas e são difíceis de atribuir a qualquer origem ou preocupação isolada. Em vez disso, o apoio para uma posição de valores contra o uso de medicamentos pode ser encontrado em uma variedade de publicações profissionais e populares. Por exemplo, um pesquisador (O'Leary, 1980) argumentou que essas crianças precisam aprender habilidades sociais e de automanejo, em vez de serem quimicamente acalmadas. De modo semelhante, um livro popular, publicado nos anos 1970 (Schrag & Divoky, 1975) afirmava que o medicamento estimulante, juntamente com testes amplos, rotulação das crianças e "modificação comportamental" eram métodos de controle institucional inapropriado dos direitos humanos. Mais recentemente, um grupo da Igreja da Cientologia, a Comissão de Cidadãos pelos Direitos Humanos, moveu processos legais contra médicos que prescreveram medicamentos e realizou piquetes em conferências de profissionais. Esse grupo alega que o uso de estimulantes e outros medicamentos psicotrópicos para problemas da infância está transformando crianças em idade escolar em dependentes de drogas. Como discutido no Capítulo 6, essas críticas aos medicamentos estimulantes não têm apoio na literatura empírica. Infelizmente, tais idéias, carregadas de juízo de valor, geralmente não se baseiam em dados objetivos de resultados. Entretanto, sob uma perspectiva empírica, dados confiáveis e válidos envolvendo resultados significativos de tratamento podem e devem ser determinantes críticos na tomada de decisões por pais e profissionais acerca da utilidade terapêutica dos medicamentos estimulantes.

Dados de resultados têm o potencial para permitir julgamentos razoáveis com relação aos benefícios e custos do tratamento com um medicamento estimulante para qualquer determinada criança. Além disso, com um foco sobre uma faixa de resultados cuidadosamente medidos (por exemplo, desempenho acadêmico, comportamento social e efeitos físicos adversos), tanto os temores quanto os objetivos dos pais e profissionais envolvidos podem ser abordados. Portanto, se o médico e a equipe de avaliação da escola da criança concordam que o medicamento estimulante pode ser indicado, os pais do estudante devem receber informações exatas e imparciais envolvendo os custos e benefícios desse tratamento, bem como sobre a forma como sua eficácia será avaliada. Por exemplo, os pais podem receber um material impresso, similar àquele criado para professores no Apêndice 6.1, que apresente os benefícios e efeitos colaterais potenciais dos estimulantes (veja Barkley & Murphy, 1998, para um material para distribuição aos pais sobre medicamentos estimulantes).

A decisão dos pais sobre o tratamento com medicamento deve ser colocada em um contexto apropriado. A decisão inicial diz respeito a conduzir ou não um *ensaio controlado* de estimulantes (ou outro medicamento), não a uma decisão de colocar a criança em um regime de medicação permanente e irrevogável. Além disso, os pais devem estar conscientes da necessidade de uma avaliação contínua da resposta ao medicamento, que ocorrerá pelo menos uma vez por ano. Portanto, mesmo que o teste inicial do medicamento seja bem-sucedido, os profissionais não estarão comunicando aos pais a mensagem de que o tratamento farmacológico é uma parte permanente do plano de tratamento. Ainda assim, dada a natureza crônica dos sintomas de TDAH, podemos presumir, de forma realista, que o medicamento será necessário por pelo menos um ano ou mais.

Envolvimento da Escola

O manejo e a avaliação do tratamento com estimulante com freqüência envolvem atividades dentro da escola e da sala de aula. Sugestões para o envolvimento e a colaboração da escola com os médicos já foram apresentadas com detalhes em outros pontos deste livro e em outros trabalhos (veja o Capítulo 6; veja também Brown & Sawyer, 1998; Gadow, 1993) e incluem (1) estabelecimento de uma política e de um sistema de comunicação envolvendo o distrito escolar ou a escola como um todo, para a colaboração com médicos da comunidade; (2) estabelecimento de um sistema de avaliação de resultados em todo o sistema, para uso com crianças tratadas com medicamentos estimulantes; (3) definição dos papéis do pessoal das escolas na implementação e monitoramento de ensaios com o medicamento; e (4) garantia de que toda a equipe recebeu treinamento para cumprir suas responsabilidades. Os psicólogos e enfermeiros da escola devem estar qualificados para facilitar a coordenação e implementação de cada uma dessas sugestões em suas escolas ou distritos escolares.

Além das discussões sobre a avaliação e o diagnóstico, as responsabilidades educacionais e o medicamento estimulante, o envolvimento com crianças com TDAH exige que os profissionais da educação transmitam informações específicas, solicitações (por exemplo, encaminhamentos para avaliação) e expectativas aos pais, a outros profissionais e às crianças. Essas comunicações específicas são o foco do restante deste capítulo.

COMUNICAÇÃO ENTRE OS PROFISSIONAIS DA EDUCAÇÃO E OS PAIS

Os seguintes excertos apresentam o enfoque ideal para os profissionais das escolas (National Association of School Psychologists, 2000):

> *Diretriz da ética C1.* Os psicólogos escolares explicam todos os serviços aos pais de modo claro e de fácil compreensão. Eles se esforçam para propor um conjunto de opções que leve em consideração os valores e as capacidades de cada pai ou mãe.
>
> *Diretriz da ética C3.* Os psicólogos escolares incentivam e promovem a participação dos pais na criação de serviços oferecidos aos filhos. Quando apropriado, isso inclui a ligação das intervenções entre a escola e a casa da criança, o ajuste do envolvimento dos pais às habilidades da família e a ajuda para que os pais adquiram as habilidades necessárias para ajudar os filhos.
>
> *Diretriz da ética C4.* Os psicólogos escolares respeitam os desejos dos pais que demonstram objeções aos serviços psicológicos oferecidos pela escola e tentam orientar esses pais quanto a recursos alternativos existentes na comunidade.
>
> *Diretriz da ética C5.* Os psicólogos escolares discutem com os pais as recomendações e planos para ajudar os filhos. A discussão inclui alternativas associadas a cada conjunto de planos, o que demonstra respeito pelos valores étnicos/culturais da família. Os pais são informados sobre as fontes de ajuda disponíveis na escola e na comunidade.

Pode-se dizer que, em termos amplos, a comunicação com os pais com relação à educação de crianças com TDAH visa envolvê-los e apoiá-los em diversas atividades que contribuem para a tomada de decisões educacionais. O tempo e o esforço necessários para essas comunicações e atividades variam amplamente. Por exemplo, compare questões sobre a notificação apropriada e a obtenção de consentimento para avaliação com o ato de completar uma escala de avaliação ou participação em uma entrevista estruturada para a geração de metas para o planejamento educacional. Não importando o tempo que isso nos tome, nossos objetivos devem ser o de nos comunicarmos com os pais do modo mais direto e claro possível e facilitar ao máximo seu envolvimento e entendimento. Recomendamos uma atenção particular para questões sobre notificações apropriadas sobre o processo, o envolvimento dos pais na tomada de decisões educacionais e o papel que precisam assumir na implementação do programa educacional.

Notificações Apropriadas sobre o Processo

A Lei da Educação para Indivíduos com Deficiências de 1997, as leis anteriores relacionadas a ela e outras leis públicas pertinentes garantem o direito de todas as crianças a uma educação livre e adequada, independentemente de uma condição limitadora ou da presença de uma deficiência. Essas leis exigem que os pais sejam avisados e dêem seu consentimento para a colocação inicial de crianças em programas de educação especial, bem como para atividades de avaliação que possam levar a essas mudanças (Bersoff & Hofer, 1990). Os profissionais também têm o dever de notificar os pais sobre a data de conferências a serem realizadas para discutir essas decisões. Bersoff e Hofer (1990) observam que o consentimento informado envolve o *conhecimento*, pelos pais, sobre as ações a serem tomadas, a *isenção* de coerção e ações espontâneas e a *capacidade* ou competência para dar consentimento. A melhor maneira de atender a essas exigências ligadas aos procedimentos é por meio da comunicação franca e informativa, assim como do envolvimento na tomada de decisões educacionais.

Envolvimento dos Pais no Planejamento e na Tomada de Decisões Educacionais

Salvia e Ysseldyke (1998) apresentaram cinco tipos distintos e relacionados de decisões educacionais que podem ser facilitadas por uma avaliação cuidadosa. Os profissionais têm o dever de esclarecer e discutir com os pais os temas e procedimentos envolvidos na avaliação para cada um desses fins, bem como a forma como se relacionam à tomada de decisões sobre a educação da criança. Essas discussões podem ajudar os pais a serem consumidores realmente informados, permitindo-lhes agir da melhor maneira no interesse de seus filhos.

Como parte dessas discussões, os profissionais provavelmente desejarão esclarecer diversos aspectos de seu trabalho para os pais por meio da oferta de informações sobre algumas ou todas as dimensões a seguir. Por exemplo, qual é seu modelo de (ou enfoque geral a) prática profissional e, com base nas premissas desse modelo, quais são as implicações para a sua oferta de serviços? Com relação à avaliação, que atividades você e sua organização tipicamente executam quando abordam questões ligadas à triagem, ao encaminhamento, à classificação e à elegibilidade para programas? Como você transmite aos pais o conceito de que não existe um "teste infalível" para diagnosticar o TDAH, especialmente quando escuta pais, professores e outros profissionais que lhe dizem: "Precisamos ter certeza se essa criança tem ou não TDAH"?

Quando surgem problemas e questões envolvendo o diagnóstico de TDAH, os pais precisam estar informados sobre a natureza e as implicações de um diagnóstico de TDAH. Por exemplo, como se chegou a esse diagnóstico? Como os pais devem ver esse problema? Será que devem vê-lo como um transtorno médico, um transtorno do desenvolvimento, um problema ligado à educação ou como uma combinação dos três? Qual é o prognóstico para crianças diagnosticadas com TDAH? Em nossa experiência, é útil transmitir aos pais de crianças com TDAH que, em um sentido geral, eles enfrentam dois problemas principais: em primeiro lugar, seu filho tende a apresentar um *comportamento difícil de manejar* e, em segundo lugar, a criança tende a ter *dificuldade para aprender*. Estratégias de intervenção e opções para o manejo da criança por parte dos pais e professores, bem como por automanejo e medicamentos, podem ser temas apropriados para uma discussão nesse momento. Além disso, com relação às intervenções, deve ser transmitida aos pais a importância do planejamento, implementação e avaliação cuidadosos das estratégias de intervenção. Por fim, os profissionais devem fazer o possível para expor os mitos que envolvem o TDAH. Por exemplo, crenças comuns, como a de que o TDAH é causado por alergias alimentares ou de que a resposta ao medicamento é um indicador diagnóstico de TDAH, podem ser discutidas no curso da comunicação ligada ao tópico apropriado (por exemplo, etiologia, avaliação e intervenção). A discussão dessas questões pode ser facilitada pela oferta de um breve informativo sobre o TDAH aos pais (veja Barkley, 1998) e/ou uma lista de sugestões de leitura (veja o Apêndice 8.1).

Envolvimento dos Pais na Programação Didática

Parcerias entre profissionais e pais, dentro das quais ocorre um esforço cooperativo para apoiar uma responsabilidade compartilhada para a aprendizagem do aluno, são parte do espírito da IDEA 1997 e de leis públicas relacionadas nos Estados Unidos. Além disso, o envolvimento dos pais nas atividades relacionadas à educação e à escola melhora a aprendizagem da criança, de acordo com estudos (Christenson, Rounds & Gorney, 1992; Christenson & Sheridan, 2001). Entretanto, como Epstein (1986) apontou, embora os pais desejem o sucesso dos filhos na escola, em geral eles não têm certeza sobre a melhor maneira de auxiliar os filhos. Christenson e Sheridan (2001) oferecem uma revisão excelente da literatura acerca de influências da família/pais sobre a conquista acadêmica que estão positivamente correlacionadas com o sucesso do estudante e podem ser manipuladas. Particularmente relevantes, aqui, são as influências dos pais envolvendo a comunicação entre a escola e a casa da criança e a estruturação e a participação em atividades ligadas à aprendizagem em casa.

Diversas estratégias de comunicação entre casa e escola estão disponíveis para consideração. Turnbull e Turnbull (1986), por exemplo, e Christenson e Sheridan (2001) descrevem e discutem a organização e a utilidade de conferências, visitas informais à escola, telefonemas, cadernetas de anotações ou bilhetes (veja o Capítulo 5 para uma discussão e exemplos de anotações entre casa e escola), boletins e históricos escolares como estratégias viáveis. Além disso, eles sugerem que os profissionais das escolas solicitem informações sobre as preferências dos pais por métodos e freqüência da comunicação entre a casa e a escola. Essas estratégias podem ser usadas em apoio ao entendimento dos programas da escola por parte dos pais, bem como para facilitar o monitoramento do comportamento e as conquistas escolares do estudante. Além disso, seu uso pode facilitar a capacidade dos pais de discutir especificamente aspectos da escolarização de seus filhos em casa e para incorporar estratégias de motivação e de *feedback* ligadas à escolarização em suas rotinas. Adicionalmente, pais informados podem reconhecer e celebrar as conquistas do estudante regularmente, bem como evitar problemas e/ou manejá-los à medida que surgem (veja Eddy, Reid & Curry, 2002, para uma discussão sobre a natureza crítica do monitoramento parental na prevenção de padrões de comportamento anti-social). Um aspecto importante dessas atividades é sua capacidade de ajudar os pais a se comunicarem e a ensinarem aos filhos que a educação, a aprendizagem e o comportamento socialmente apropriado são valorizados em casa.

Atividades de aprendizagem realizadas em casa também ensinam as crianças que a educação e a aprendizagem são valorizadas. Por exemplo, os pais podem ser envolvidos em atividades como o monitoramento da lição de casa e a discussão do trabalho escolar ligado às tarefas e responsabilidades da criança na sala de aula. Adicionalmente, os pais podem apoiar a aprendizagem, colocando livros à disposição da criança em casa; reservando tempo para ler e discutir suas leituras de livros ou outros materiais com o filho; e oferecendo uma variedade de oportunidades para a aprendizagem. Entretanto, é bastante provável que os pais precisem de auxílio para organizar e estruturar essas atividades (para informações e materiais úteis, veja Christenson & Sheridan, 2001; Epstein, 1986; Power et al., 2001). Além disso, não devemos presumir que os professores estão familiarizados com estratégias que devem ser recomendadas aos pais ou que se sentem confortáveis ao realmente fazerem essas recomendações. Trabalhando com os pais, entretanto, os psicólogos escolares, professores e administradores podem ajudar a promover o envolvimento dos pais em atividades que tendem a apoiar a aprendizagem e o sucesso escolar.

COMUNICAÇÃO COM MÉDICOS E OUTROS PROFISSIONAIS

O *Manual de Conduta Profissional* da Associação Nacional de Psicólogos Escolares dos Estados Unidos (2000) diz o seguinte:

> *Diretriz da ética E1.* A fim de atenderem da melhor maneira possível às necessidades de crianças e outros clientes, os psicólogos escolares cooperam com outras disciplinas profissionais em relacionamentos baseados no respeito mútuo.
> *Diretriz da ética E2.* Os psicólogos escolares reconhecem a competência de outros profissionais. Eles incentivam e apóiam o uso de todos os recursos para melhor servirem aos interesses das crianças e de outros clientes.
> *Diretriz da ética E3.* Os psicólogos escolares devem esforçar-se para explicar sua área e suas competências profissionais, incluindo papéis, atribuições e relacionamentos de trabalho a outros profissionais.
> *Diretriz da ética E4.* Os psicólogos escolares cooperam e coordenam com outros profissionais e agências, tendo em mente os direitos e as necessidades de crianças e outros clientes. Se uma criança ou outro cliente está recebendo serviços semelhantes de outros profissionais, os psicólogos escolares promovem a coordenação dos serviços.

Em nossa experiência, no que se refere ao TDAH, a comunicação dos educadores com médicos e encaminhamentos a estes giram em torno de suas questões principais: o diagnóstico do transtorno e o tratamento com medicamento. Nesses casos, as famílias devem ser envolvidas no processo de tomada de decisão (por exemplo, para fazer um encaminhamento) e deve ser sempre tratada com dignidade e respeito. Assim, a pessoa que faz o encaminhamento deve ajudar pacientemente os pais, para que estes entendam a finalidade do encaminhamento. O profissional poderia comunicar aos pais, por exemplo: “Eu estou preocupado [ou ‘nós estamos preocupados’] com seu filho, e acreditamos que talvez ele tenha TDAH. Em muitos casos nos quais os profissionais têm essas preocupações, é útil ter a opinião de médicos. Assim, gostaríamos de encaminhá-lo ao pediatra de seu filho [ou outro profissional médico] para uma opinião profissional acerca de nossas preocupações”. Se os pais concordarem com o encaminhamento, o profissional deve oferecer ajuda na forma de uma carta (ou, em alguns casos, um telefonema) para o médico ao qual está encaminhando a família, transmitindo tanto suas preocupações específicas quanto as dúvidas que gostaria de esclarecer (por exemplo, classificação diagnóstica). Uma amostra de carta de encaminhamento é apresentada no Apêndice 8.2.

Para crianças que já têm o diagnóstico de TDAH, pode ser feito um encaminhamento para indagar sobre a adequação de um ensaio com medicamento (veja o Apêndice 8.3). Aqui, o encaminhamento poderia incluir informações sobre outras intervenções que já foram experimentadas ou estão sendo implementadas. Além disso, os profissionais das escolas poderiam se oferecer para colher sistematicamente informações que pudessem ser usadas para avaliar e monitorar os efeitos do medicamento (por exemplo, usando questionários sobre os efeitos colaterais, informações sobre o desempenho acadêmico e escalas de avaliação do comportamento). Nos Apêndices 8.4 e 8.5, incluímos duas amostras de cartas que discutem a avaliação de um ensaio com medicamento e seus resultados, respectivamente. Tenha em mente, ao fazer encaminhamentos profissionais, que os encaminhamentos apropriados não prescrevem nem ditam como os outros profissionais devem trabalhar. Em vez disso, encaminhamentos são solicitações de auxílio profissional para produzir informações que possam responder a determinadas questões; a forma como as informações são produzidas ou as perguntas são respondidas é de inteira escolha do profissional.

Por fim, quando os profissionais das escolas são responsáveis por crianças que estão sendo tratadas com medicamentos psicoativos, diversas questões e preocupações devem ser discutidas com os pais e os médicos. Por exemplo, quem deve se responsabilizar por garantir que um estudante tomará seu medicamento e o que acontecerá se ele se recusar a tomar o medicamento prescrito? Quem é responsável por avaliar efeitos colaterais e monitorar efeitos do medicamento sobre o funcionamento social, acadêmico e físico do aluno? Quem tomará decisões sobre mudanças no regime de medicação? Como essas tarefas serão realizadas? Como as mudanças no funcionamento físico, social e acadêmico do estudante serão medidas de modo válido e confiável? (veja o Capítulo 6, bem como Gadow, 1993, e Brown & Sawyer, 1998, para algumas sugestões de respostas a essas questões).

COMUNICAÇÃO COM OS ESTUDANTES

Os excertos a seguir apresentam a comunicação apropriada com estudantes (Associação Nacional de Psicólogos Escolares – Estados Unidos –, 2000):

> *Diretriz da ética B2.* Os psicólogos escolares explicam aspectos importantes de seus relacionamentos profissionais (isto é, com os estudantes) de modo claro e compreensível, adequado à idade da criança ou de outro cliente da mesma idade e à sua capacidade de entendimento. A explicação inclui a razão pela qual os serviços foram solicitados, quem receberá informações sobre os serviços oferecidos e os possíveis resultados.
>
> *Diretriz da ética B4.* Recomendações para mudanças no programa ou serviços adicionais serão discutidas com os indivíduos apropriados.

Como ocorre com os pais e os médicos, os estudantes também devem ser tratados com dignidade e respeito, na medida em que são envolvidos nas discussões e comunicações envolvendo a avaliação, o diagnóstico e as intervenções, bem como nas atividades de fato. Em primeiro lugar, na comunicação de resultados e implicações para um estudante diagnosticado com TDAH, deve haver o cuidado de usar uma linguagem que a criança entenda. Em vez de dizer a uma criança que ela tem um transtorno, o foco da discussão deve ser em seus pontos fortes e fracos. O profissional deve dizer ao estudante quais foram seus pontos fortes e fracos de acordo com a avaliação. Deve-se apontar que todos os colegas dessa criança têm pontos fortes e fracos, de modo que ela não é a única com limitações. Os comportamentos e limitações relacionados ao TDAH devem ser discutidos em termos de problemas para manter a atenção, inibir os impulsos e controlar o nível de atividade, especialmente em certas situações, tais como durante o trabalho sentado independente. O profissional pode pedir que a criança cite exemplos específicos de momentos, locais e formas como esses problemas são vivenciados diariamente. Deve-se salientar que muitos estudantes têm limitações nessas áreas e que existem maneiras de auxiliá-los com essas dificuldades. A discussão sobre as várias modalidades de tratamento deve ocorrer logo depois, em uma linguagem compreensível para a criança. O uso de estimulantes, por exemplo, seria colocado no contesto de tentar ver se o medicamento ajudará o aluno a prestar mais atenção e a ter maior produtividade em seus trabalhos. Se ocorrerem mudanças positivas, o aluno deverá ser lembrado de que ele foi responsável pela melhora e que o medicamento simplesmente ajudou na realização dessas mudanças.

Com adolescentes mais velhos (por exemplo, alunos do ensino médio), é possível oferecer informações mais específicas sobre o TDAH (veja Barkley & Murphy, 1998, para materiais úteis). Dependendo de suas capacidades cognitivas, o aluno em questão poderá receber materiais impressos e leituras recomendados para pais e professores. Diversas sessões de aconselhamento podem ser necessárias para a comunicação adequada dessas informações, para a resposta às dúvidas do estudante e para a oferta de apoio emocional. Como ocorre com crianças menores, a ênfase dessas discussões não está sobre o que o aluno faz de errado, mas no fato de que essas deficiências devem ser abordadas no longo prazo, com a ajuda de professores e pais.

Outras questões importantes que podem ser discutidas com adolescentes com TDAH são aquelas ligadas ao apoio acadêmico atual e futuro (por exemplo, acomodações para testes, ajustes à carga de trabalho) e ao planejamento para a educação pós-secundária, emprego e/ou outros objetivos. Para estudantes que participam de serviços de educação especial, o planejamento escolar pós-secundário é uma parte necessária desses serviços, de acordo com a lei norte-americana. Essa espécie de planejamento tende a incluir os pais e assume a forma de terapia familiar, envolvendo questões de planejamento para o futuro do estudante (veja Robin, 1998, para uma discussão detalhada do trabalho com adolescentes com TDAH e suas famílias), bem como questões de autodefensoria, conhecimento e entendimento das opções educacionais e vocacionais disponíveis e potenciais.

Independentemente do foco individual permanente, deve-se reservar um período para o envolvimento dos estudantes nas decisões sobre a oferta do serviço (por exemplo, desenvolvimento e escolhas de intervenções, quando possível), se apropriado. Como uma regra geral para a educação de estudantes diagnosticados com TDAH, precisamos transmitir, de todos os modos possíveis, incentivo, esforços para o reforço da aprendizagem, planejamento para o sucesso e oferta de *feedback* construtivo e avaliação educativa para promover o sucesso.

Uma consideração primária, no caso de crianças com diagnóstico de TDAH, diz respeito às atribuições que elas desenvolvem para seu comportamento, conquista e progresso acadêmico, especialmente quando estão sendo tratadas com medicamentos estimulantes (ou outros medicamentos). Uma literatura que começa a surgir nessa área (DuPaul et al., 1996; Pelham et al., 1992) sugere que crianças com TDAH avaliam tanto o comportamento atual quanto o previsto para o futuro de modo mais favorável quando estão tomando um medicamento. Embora ainda precisemos de trabalhos adicionais nessa área, os achados já sugerem que é importante considerar e examinar as "mensagens" que as crianças estão recebendo ou enviando a outros com relação a atribuir seu comportamento ao medicamento ou à sua própria competência. Portanto, independentemente de tomarem ou não um medicamento, todos os estudantes com TDAH devem sentir que são, eles mesmos, responsáveis por seu próprio comportamento.

RESUMO

A adoção de uma atitude de que a defesa da criança e os resultados da aprendizagem dos estudantes deveriam guiar a prática profissional apresenta diversas implicações para os serviços oferecidos pelos psicólogos escolares aos estudantes que já têm ou poderão ter um diagnóstico de TDAH. Tal atitude exige um foco sobre a identificação e a definição de problemas e preocupações, além de sobre o diagnóstico. Portanto, a comunicação cuidadosa com pais, médicos, crianças e outros deve ser uma prioridade durante os procedimentos de avaliação e as atividades de intervenção.

Nossos comentários envolvendo serviços educacionais para crianças diagnosticadas com TDAH concentraram-se brevemente nas ligações entre o diagnóstico e a programação didática, nas responsabilidades dos profissionais envolvidos, no uso de medicamento estimulante e nas comunicações com pais, médicos e com as próprias crianças. Outras perspectivas e questões são relevantes e certamente surgirão, desafiando os profissionais, os pais e as crianças. O desafio, para aqueles envolvidos, será equilibrar/dividir sua atenção adequadamente entre as necessidades tantas vezes conflitantes para concentrarem-se não apenas nas exigências legais ou processuais relacionadas ao diagnóstico e à classificação, mas também nas conseqüências para os alunos. O desafio da comunicação será superar as potenciais barreiras levantadas por uma falta de vocabulário, treinamento e pontos de vista semelhantes, enquanto o profissional constrói intervenções eficientes de modo colaborativo. Entretanto, ao iniciar e promover as discussões identificadas neste capítulo, pais, estudantes e profissionais poderão contribuir para melhorar o sucesso dos estudantes.

APÊNDICE 8.1

♦

Sugestões de Leitura sobre TDAH e Dificuldades Relacionadas: para Pais e Professores

Barkley, R. A. (2000). *Taking charge of ADHD: The complete, authoritative guide for parents* (ed. rev.). Nova York: Guilford Press.

Christenson, S. L. & Sheridan, S. M. (2001). *Schools and families: Creating essential connections for learning*. Nova York: Guilford Press.

Forgatch, M. S. & Patterson, G. R. (1989). *Parents and adolescents living together: Part 2. Family problem solving*. Eugene, Oregon: Castalia.

Fowler, M. (1992). *C.H.A.D.D. educators manual: An in-depth look at attention deficit disorders from an educational perspective*. Plantation, Flórida: CHADD.

Ingersoll, B. D. (1997). *Daredevils and daydreamers: New perspectives on attention deficit/hyperactivity disorder*. Nova York: Doubleday.

Parker, H. C. (1992). *The ADD hyperactivity handbook for schools: Effective strategies for identifying and teaching ADD students in elementary and secondary schools*. Plantation, Flórida: Impact.

Patterson, G. R. & Forgatch, M. S. (1989). *Parents and adolescents living together: Part 1. The basics*. Eugene, Oregon: Castalia.

Power, T. J.; Karustis, J. L. & Habboushe, D. F. (2001). *Homework success for children with ADHD: A family-school intervention program*. Nova York: Guilford Press.

Robin, A. L. (1998). *ADHD in adolescents: Diagnosis and treatment*. Nova York: Guilford Press.

APÊNDICE 8.2

♦

Carta de Encaminhamento a um Médico

Dra. Janet Williams
755 E. 45th Street
Anywhere, USA

Prezada Dra. Williams:

Esta carta tem por objetivo esclarecer uma dúvida sobre encaminhamento envolvendo um de seus pacientes, Michael Winston. Michael é um aluno de primeira série aqui na escola Edgars, e estamos considerando a possibilidade de ele ter transtorno de déficit de atenção/hiperatividade. A professora de Michael e a psicóloga de nossa escola completaram avaliações sistemáticas sobre o comportamento do menino em sala de aula. Comparado com seus colegas, Michael passa um tempo significativamente menor envolvido com as tarefas de sala de aula e um tempo maior fora de seu assento; quando sentado, remexe-se muito. Neste ponto, Michael está acompanhando os colegas, em termos acadêmicos, mas estamos preocupados porque muitas vezes ele não completa as tarefas durante as aulas ou as completa rapidamente, com pouca atenção para detalhes. Embora ainda não tenhamos criado um programa de intervenção sistemática para o menino, estamos pensando nisso. Antes, porém, gostaríamos de ter sua opinião profissional sobre a possibilidade de Michael ter um diagnóstico de TDAH. Se este for o caso, apreciaríamos se nos desse informações sobre prováveis rumos para a intervenção. Por favor, não hesite em nos contatar se necessitar de outras informações. Obrigado por sua ajuda nesta questão.

Cordialmente,

Psicóloga da Escola Edgars | Professor | Diretor da Escola

APÊNDICE 8.3

◆

Encaminhamento ao Médico para Possível Ensaio com Medicamento

Dr. James Smith
The Anytown Clinic
1162 Willams Street
Anytown USA 99999

Re.: Billy Buck

Prezado Dr. Smith:

Como é do seu conhecimento, estamos trabalhando com o estudante acima mencionado para abordar seus problemas de desatenção, impulsividade e hiperatividade em sala de aula. Anteriormente, o senhor atribuiu a Billy o diagnóstico de TDAH. Estamos lhe escrevendo para atualizá-lo quanto ao progresso de Billy e para solicitar sua opinião com relação à necessidade de intervenção adicional (por exemplo, medicamento estimulante).

Nos últimos meses, implementamos diversas intervenções visando melhorar o desempenho acadêmico e o controle comportamental de Billy. Essas intervenções incluíram um programa de reforço por fichas na sala de aula, um protocolo de comunicação entre casa e escola e o uso de instrução por colegas em certas matérias (por exemplo, matemática, ortografia). Embora essas intervenções tenham sido úteis, Billy continua exibindo dificuldades de atenção ao longo de todo o dia escolar e também se mostra diruptivo no pátio da escola e no refeitório. Estamos planejando uma modificação dessas intervenções para o resto do ano escolar. Ainda assim, solicitamos sua avaliação quanto à necessidade de um ensaio com medicamento estimulante.

Já discutimos a necessidade desse encaminhamento com o Sr. e a Sra. Buck. Eles concordam conosco no sentido da aparente necessidade de um tratamento adicional. Naturalmente, como já fizemos em casos anteriores, nos prontificamos a lhe oferecer dados objetivos com relação à resposta de Billy ao medicamento estimulante.

Caso deseje informações adicionais sobre o programa escolar de Billy, não hesite em nos contatar a qualquer momento. Aguardamos seu contato.

Cordialmente,

Psicóloga Escolar   Professor   Diretor da Escola

APÊNDICE 8.4

♦

Descrição do Ensaio com Medicamento para o Médico

Dr. James Smith
The Anytown Clinic
1162 Willams Street
Anytown USA 99999

Prezado Dr. Smith:

Temos o prazer de trabalhar com o senhor e seu paciente, Thomas Jones, na avaliação dos efeitos do medicamento estimulante sobre o funcionamento acadêmico e social de Thomas na escola. Estamos enviando em anexo uma breve descrição do projeto, sua finalidade e objetivos. Escrevo-lhe para pedir sua cooperação na prescrição do medicamento para o ensaio. Joan Williams, farmacêutica do Centro de Saúde, concordou em embalar o medicamento para o ensaio. Joan concordou em rotular quatro frascos separados de medicamento com uma letra código e datas (por exemplo, metilfenidato, dose A, semana de 14 de abril). Das pessoas envolvidas na administração do ensaio com medicamento, apenas o senhor e eu saberemos qual é a dose real em qualquer dia da tomada do medicamento. Por favor, faça quatro prescrições individuais, como abaixo, e especifique que a prescrição deverá ser aviada pelo Centro de Saúde.

Metilfenidato 5mg; fazer 6 doses.
Metilfenidato 10mg; fazer 6 doses.
Metilfenidato 15mg; fazer 6 doses.

A Sra. Jones buscará as prescrições em seu consultório, quando estiverem prontas. As datas e as doses (distribuídas aleatoriamente) do teste de medicamento de Thomas serão as seguintes:

Datas	Dose
Semana de 7 de abril	Linha-base
Semana de 14 de abril, segunda a sábado	10mg
Semana de 21 de abril, segunda a sábado	5mg
Semana de 28 de abril, segunda a sábado	15mg

Nós lhe enviaremos um resumo dos resultados desta avaliação, ao fim do teste. Teremos o máximo prazer em trabalhar com o senhor. Por favor, entre em contato se tiver quaisquer dúvidas.

Cordialmente,

Psicóloga Escolar Professor Diretor da Escola

APÊNDICE 8.5

◆

Relatório dos Resultados do Ensaio com Medicamento para o Médico

Dr. James Smith
The Anytown Clinic
1162 Willams Street
Anytown USA 99999

Prezado Dr. Smith:

Completamos o teste de avaliação do metilfenidato para seu paciente Thomas Jones. As condições e datas do teste são as seguintes:

Datas	Dose
Semana de 7 de abril	Linha-base
Semana de 14 de abril, segunda a sábado	10mg
Semana de 21 de abril, segunda a sábado	5mg
Semana de 28 de abril, segunda a sábado	15mg

Foram realizadas medições contínuas do desempenho de Thomas em termos da leitura de trechos retirados de seu currículo, do desempenho de matemática em sondagens de habilidades básicas de matemática, de avaliações do comportamento e desempenho em sala de aula feitas pela professora, de avaliações do comportamento feitas pelos pais e de avaliações de efeitos colaterais completadas por Thomas e sua mãe. Em anexo, enviamos um gráfico de dados relativos à leitura de Thomas. Os resultados gerais do teste são resumidos na tabela a seguir.

Medição	Dose(s) ótima(s)
Desempenho diário na leitura baseada no currículo	15mg
Desempenho diário em matemática	15mg
Classificações do comportamento em sala de aula pela professora	10mg/15mg
Classificações do comportamento pelos pais	15mg/5mg

Com relação aos efeitos colaterais, Thomas e sua mãe relataram um pouco de tontura, irritabilidade, aflição estomacal e dificuldade para dormir, com doses de 10mg e 15mg. Esses problemas foram relatados como tendo gravidade de leve a moderada e tendiam a diminuir durante o curso de cada uma dessas semanas.

Os resultados desta avaliação indicam que a dose de 15mg de metilfenidato foi mais útil para a melhora no comportamento de Thomas em medições de desempenho social e acadêmico. Se o metilfenidato for prescrito para Thomas nesta dosagem, os efeitos colaterais deverão ser atentamente monitorados. Esperamos que o senhor considere úteis os resultados desta avaliação em seu trabalho com Thomas e sua família. Se pudermos lhe ser útil em mais alguma coisa, com Thomas ou com outras crianças, não hesite em nos contatar.

Cordialmente,

Psicóloga Escolar | Professor | Diretor da Escola

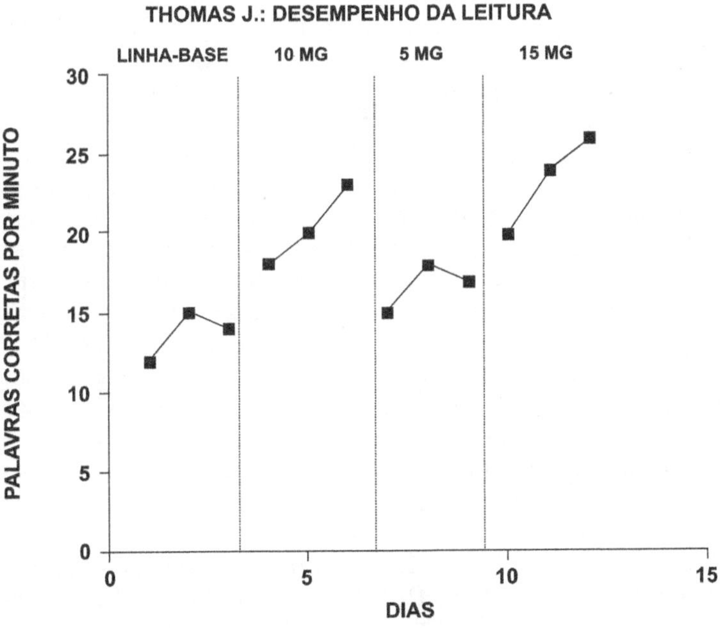

CAPÍTULO 9

♦ ♦ ♦

Conclusões e Rumos para o Futuro

♦

O atendimento às necessidades dos estudantes com TDAH apresenta desafios significativos para todos aqueles envolvidos com a educação. As características centrais deste transtorno (isto é, desatenção, impulsividade e hiperatividade) com freqüência levam a perturbações da ordem na sala de aula, à fraca conquista acadêmica e a dificuldades para fazer e manter amizades. Cada uma das características do TDAH parece existir em um continuum (isto é, em uma curva normal) dentro da população, de modo que os 2-5% superiores das crianças em determinada idade e gênero poderia receber o diagnóstico do transtorno. Além disso, 5% adicionais das crianças de determinada população, que estão apenas um pouquinho fora da faixa do TDAH "clinicamente diagnosticável", apresentam problemas de atenção e de controle do comportamento, embora menos graves. Portanto, em uma sala de aula de educação geral com 25 crianças, um professor tende a encontrar pelo menos dois ou três alunos com dificuldades claras de atenção durante as atividades de instrução e de desobediência às regras da sala de aula e da escola.

O desempenho acadêmico da maioria das crianças com TDAH é deficiente devido a seus fracos hábitos de estudo, à falta de conclusão dos trabalhos e a erros nos trabalhos feitos na sala de aula, na lição de casa e em testes. Além disso, cerca de um terço desses estudantes está significativamente abaixo da média em termos de habilidades acadêmicas e, portanto, é identificado como alguém com deficiência de aprendizagem. Na última década, mudanças nas orientações federais (norte-americanas) permitiram a provisão de serviços de educação especial para crianças com TDAH unicamente com base no fato de que este transtorno limita seu desempenho educacional. Decisões sobre a elegibilidade para educação especial devem ser tomadas pela condução de uma avaliação confiável e válida do TDAH e problemas relacionados; determinação do grau em que o TDAH da criança influencia seu funcionamento acadêmico e social; e avaliação do sucesso das intervenções nas salas de aula de educação geral para a melhora dos comportamentos relacionados ao transtorno.

O primeiro passo para um enfoque às necessidades de crianças encaminhadas por problemas constantes com o TDAH é a condução de avaliações psicológicas e, se necessário, avaliações educacionais abrangentes. A avaliação do TDAH nas escolas compreende múltiplas técnicas usadas em uma variedade de contextos (por exemplo, sala de aula e pátio da escola) e fontes de informações (por exemplo, pais, professor e criança). Após o encaminhamento por um professor para possível TDAH, a avaliação é conduzida em cinco estágios, incluindo triagem inicial para sintomas de TDAH; avaliação multimodal; interpretação dos resultados para chegar a uma decisão quanto à classificação; desenvolvimento de um plano de tratamento multimodal e monitoramento contínuo do progresso resultante da intervenção ou das intervenções.

Chegar a um diagnóstico de TDAH não sinaliza o término do processo de avaliação nem é o objetivo máximo de uma avaliação. Em vez disso, o valor da avaliação inicial está na determinação de um plano de intervenção cujo sucesso está ligado às informações colhidas no processo de avaliação. O uso de metodologias comportamentais, incluindo entrevistas com pais e professores, escalas de avaliação completadas por pais e professores, observações diretas do comportamento na escola e a coleta de dados sobre o desempenho acadêmico, é o melhor modo de abordar os dois objetivos da avaliação. Esses dados da avaliação continuam sendo colhidos durante todo o tratamento para determinar a eficácia e/ou as limitações dos vários componentes de um programa de intervenção.

As intervenções psicossociais mais eficientes são aquelas baseadas nos princípios do condicionamento operante e da teoria da aprendizagem social. Tipicamente, esses princípios incluem estratégias reativas ou baseadas em conseqüências, tais como sistemas de reforço por fichas, custo da resposta e intervenções de automanejo. Nós articulamos uma necessidade para o desenvolvimento de planos de intervenção equilibrados que incluam procedimentos tanto reativos quanto preventivos. Estes últimos incluem estratégias (por exemplo, fazer escolhas e instrução por colegas) que envolvem mudanças nas condições precedentes a fim de prevenir comportamentos diruptivos ou inapropriados. Os alvos do tratamento incluem comportamentos relacionados à falta de adaptação (por exemplo, desatenção na tarefa) a serem reduzidos, bem como a melhora nas competências (por exemplo, desempenho acadêmico e aceitação social). Na verdade, quando os comportamentos adaptativos aumentam, as ações diruptivas geralmente diminuem em freqüência, devido a incompatibilidades inerentes entre essas duas classes de comportamento. Portanto, procedimentos de reforço preventivos e positivos são salientados, com a percepção de que estratégias levemente punitivas serão necessárias, em alguns casos, para eliminar ações não relacionadas à tarefa e/ou agressivas.

Para muitas crianças com TDAH, o enfoque ótimo de tratamento pode ser a combinação de intervenções comportamentais e medicamento psicoestimulante (por exemplo, metilfenidato). Nas escolas, o medicamento estimulante pode melhorar o alcance da atenção, a conclusão e exatidão nas tarefas e a obediência às regras da sala de aula na maioria das crianças tratadas. Uma vez que os efeitos comportamentais dos estimulantes são moderados pela dose e pela resposta individual, a resposta de cada criança ao tratamento *deve* ser avaliada de modo objetivo ao longo de uma faixa de doses terapêuticas. Os profissionais que trabalham nas escolas devem exercer um importante papel, ajudando os médicos a avaliar as mudanças induzidas pelo medicamento sobre o comportamento das crianças ao longo de diversas áreas cruciais do funcionamento (por exemplo, desempenho educacional, relacionamentos sociais e obediência às regras da sala de aula). Um subconjunto dos mesmos métodos usados na avaliação inicial do TDAH pode ser usado continuamente, durante várias semanas, para determinar objetivamente se determinada criança responde à farmacoterapia e qual é a melhor dose para otimizar o funcionamento acadêmico e social do estudante.

Independentemente da eficácia comprovada do medicamento estimulante e das intervenções comportamentais, nenhum tratamento isolado será suficiente para melhorar as dificuldades relacionadas ao TDAH. A exibição crônica de comportamentos problemáticos em vários ambientes e com diferentes adultos provavelmente exigirá a implementação de um enfoque de tratamento multimodal por vários anos. Diversas estratégias de intervenção podem ser usadas para suplementar o uso de intervenções comportamentais na sala de aula e de medicamentos psicotrópicos. Essas estratégias podem incluir tratamentos baseados na escola (por exemplo, treinamento das habilidades sociais) e baseados na casa da criança (por exemplo, treinamento dos pais). O foco deve estar sobre a criação de um programa abrangente e eficaz para tratar uma variedade de áreas funcionais, com o reconhecimento da necessidade de um tratamento de longa duração. Concomitantemente, educadores e pais, em particular, precisarão ajustar suas expectativas para a conquista de objetivos no curto prazo, durante o ano escolar, para promover melhoras graduais no ajuste geral da criança.

Os profissionais das escolas devem avaliar cuidadosamente a eficácia documentada dos tratamentos propostos para o TDAH, uma vez que diversas terapias têm sido anunciadas como "eficazes" no tratamento deste transtorno (por exemplo, dieta de Feingold), mas na verdade têm apoio empírico limitado ou totalmente inexistente. Dado o poder de atração das alternativas ao uso de medicamentos ou à modificação comportamental entre o público leigo, é importante que alguém na equipe de tratamento da criança assuma uma posição cautelosa e baseada em dados em relação a terapias novas que afirmem "curar" o TDAH. Especificamente, a qualidade e a quantidade de apoio empírico ao tratamento devem ser avaliadas com cuidado. Com muita freqüência, é necessário apontar as limitações das modalidades de tratamento sem comprovação de eficácia, em um esforço para manter a energia e os recursos concentrados nas intervenções com maior propensão a auxiliar a criança.

Em geral, diversos indivíduos estão envolvidos no tratamento de uma criança diagnosticada com TDAH. Portanto, o aluno e seus pais com freqüência interagem com profissionais da escola (administradores, enfermeiros e orientadores pedagógicos) e da comunidade (médico e psicólogo clínico). Isso exige a adoção de um enfoque de equipe ao tratamento, no qual a oferta de serviços é coordenada entre os profissionais por meio de uma comunicação contínua. Infelizmente, uma boa comunicação é quase mais um ideal que uma circunstância comum no mundo real. Ainda assim, presumimos que, quanto mais trabalho de equipe estiver envolvido no tratamento, melhor será o resultado para a criança.

O enfoque de equipe pode ser melhorado quando garantimos que todos os profissionais da escola sabem o que é o TDAH, como identificar estudantes que podem precisar de intervenção e como tratar problemas relacionados ao transtorno. Os educadores alinhados com a educação geral e especial precisam entender que os comportamentos relacionados ao TDAH são crônicos e raramente podem ser totalmente eliminados, especialmente no contexto de um único ano escolar. Portanto, o foco dos esforços profissionais deve estar na modificação do ambiente na sala de aula e na escola, no atendimento às necessidades dos estudantes com este transtorno e na promoção da conquista de objetivos de curto prazo. À medida que melhoras na atenção, no controle dos impulsos e no nível de atividade são obtidos no curto prazo, um progresso gradual para a melhora desses problemas no longo prazo também é conquistado. Entretanto, de acordo com nossa experiência, para manter a motivação do estudante e dos membros da equipe de tratamento, é necessário promover a concentração sobre "pequenos ganhos", em vez da conquista de uma "cura" permanente dentro de um curto período de tempo.

ORIENTAÇÕES PARA O FUTURO NO TRABALHO COM ALUNOS COM TDAH

Embora tenha havido um progresso substancial na identificação e no tratamento de estudantes com TDAH nas escolas nas últimas décadas, ainda resta muito trabalho a ser feito em várias áreas fundamentais. Em primeiro lugar, as dificuldades e necessidades de estudantes com TDAH no fim do ensino fundamental e no ensino secundário têm recebido uma atenção mínima. Os alunos do ensino secundário tipicamente exibem diversos problemas de ajuste em áreas do funcionamento acadêmico, social e comportamental. Dada a maior ênfase sobre a independência e a responsabilidade individual pelo próprio comportamento durante a adolescência, é particularmente importante determinar os tipos de programação que podem melhorar o sucesso escolar desses estudantes. Em segundo lugar, os papéis e responsabilidades dos "gerentes de caso" nas escolas devem ser delineados. Mesmo durante o ensino fundamental, os estudantes com TDAH trabalham com uma variedade de profissionais, implicando assim a necessidade de que alguém coordene a comunicação e os serviços em casa, na escola e na comunidade. Em terceiro lugar, a instrução sobre como atender às necessidades educacionais e comportamentais das crianças com TDAH deve ocorrer no nível de treinamento pré-serviço (isto é, antes do recebimento da certificação como professor), tanto para profissionais da educação geral quanto para aqueles da educação especial. Atualmente, muitos professores não estão adequadamente preparados para trabalhar efetivamente com essas crianças, mesmo após freqüentar oficinas ou consultar a literatura relevante. Em quarto lugar, investigações empíricas são urgentemente necessárias para determinar formas práticas e eficientes, em termos de tempo, para manejar as dificuldades de controle do comportamento associadas ao TDAH, melhorando simultaneamente as competências acadêmicas e sociais das crianças e adolescentes com este transtorno.

Atendimento às Necessidades de Adolescentes com TDAH

À medida que progridem da escola elementar para a escola secundária e além desta, os estudantes com TDAH enfrentam múltiplos "obstáculos" desenvolvimentais que, para eles, são substancialmente "mais altos" que para seus colegas. Além disso, a educação secundária é, caracteristicamente, mais difícil em termos das capacidades de organização, habilidades acadêmicas e autodeterminação. Especificamente, estudantes secundários devem ser capazes de estudar para provas e exibir habilidades organizacionais adequadas (por exemplo, manter um caderno organizado), além de planejar o futuro além do segundo grau. Presume-se que, se estudantes com TDAH forem capazes de atender a estas últimas expectativas, suas chances de ajustes bem-sucedidos na idade adulta aumentarão.

Na maior parte das escolas secundárias, a instrução sobre habilidades de estudo e organização é mínima. Presume-se que os estudantes desenvolvem tais habilidades enquanto progridem em seus estudos, como uma função de seu amadurecimento cognitivo e emocional. Embora tal suposição possa ser válida para muitos adolescentes, está claro que muitos estudantes com TDAH não adquirem habilidades adequadas de estudo e que seu desempenho acadêmico é comprometido em virtude dessas deficiências (veja o Capítulo 5 para uma discussão adicional sobre a intervenção relacionada às habilidades de estudo). Portanto, uma instrução direta sobre estratégias de estudo e organização (para uma revisão, veja Gleason, Archer & Colvin, 2002) deve ser oferecida a esses estudantes o mais cedo possível durante a escolarização.

Apesar das necessidades múltiplas e complexas dos adolescentes com TDAH, esse grupo etário é alvo de escassos trabalhos empíricos. Na verdade, em sua meta-análise, DuPaul e Eckert (1997) descobriram apenas algumas pesquisas que examinaram intervenções escolares para estudantes secundários com TDAH. Apesar da escassez de pesquisas com adolescentes, certas diretrizes devem ser seguidas:

1. A instrução sobre como estudar para testes e fazer anotações deve ocorrer na quinta e sexta séries, quando lições de casa e projetos de maior duração tornam-se mais desafiadores. Essa instrução deve ser oferecida pelo professor da sala de aula de educação geral ou por profissionais de apoio (por exemplo, orientador pedagógico, psicólogo da escola) de modo contínuo, com amplas oportunidades para a prática supervisionada.
2. Estudantes com TDAH devem manter cadernetas com anotações de todas as lições de casa tão logo volumes substanciais (isto é, mais de 30 minutos por dia) de tais trabalhos sejam exigidos. Tarefas de curto e de longo prazo devem ser registradas nessa caderneta. Inicialmente, o professor deve conferir e rubricar a caderneta no fim de cada dia escolar para garantir o registro de todas as tarefas. Além disso, os pais devem revisar a caderneta de deveres de casa antes de cada sessão de lição de casa para garantir que o aluno entende o que deve fazer. Contingências domésticas (por exemplo, atividades preferidas nos momentos livres) devem estar diretamente ligadas ao cumprimento das responsabilidades com a lição de casa. Este último componente é crucial, porque muitos jovens com TDAH não anotam constantemente suas tarefas, a menos que haja uma "recompensa" direta para isso. À medida que o estudante demonstra maiores níveis de responsabilidade individual no uso da caderneta, o nível de supervisão por parte dos professores e dos pais pode ser reduzido. Ainda assim, estudantes com TDAH devem continuar mantendo uma caderneta para anotação de lições de casa durante toda a escolarização.
3. Deve haver uma forma de compensar os déficits de atenção e organização associados ao TDAH. Em primeiro lugar, esses estudantes podem receber permissão para gravar as aulas, como um suplemento para as anotações. Isso é particularmente útil quando uma criança aprende a fazer anotações realizando transcrições da aula gravada em áudio, sob a supervisão de um professor, colega mais velho ou outro amigo. Em segundo lugar, um conjunto extra de livros-textos deve ser mantido em casa durante o ano escolar para evitar a perda de oportunidades de completar a lição de casa devido ao "esquecimento" do material.
4. Instrução direta e monitoramento contínuo dos estudos, anotações e habilidades organizacionais podem ser necessários durante várias séries, e devem ser considerados como um componente integral do programa usado na escola para muitos adolescentes com TDAH.

Embora as sugestões citadas para a prática educacional possam levar a melhores resultados para o estudante, outras questões importantes ligadas a essa área ainda precisam ser respondidas. No nível mais básico, quais são os déficits específicos demonstrados pelos estudantes com TDAH nas áreas de habilidades organizacionais e de estudo? Esses déficits persistem ao longo do tempo, ou existem algumas áreas que melhoram ou pioram à medida que a criança progride na escolarização? Em termos da intervenção, quais são as melhores maneiras de ensinar habilidades organizacionais e de estudo a esse grupo de estudantes? Será que os modos de instrução devem variar em função de características individuais (por exemplo, presença de deficiências de aprendizagem, série em que a criança está)? Por fim, quais são os efeitos da instrução de habilidades de estudo no longo prazo? Será que melhoras nessa área podem ser generalizadas para outras matérias e podem ser mantidas ao longo do tempo? O monitoramento e instrução periódicos nessa área do funcionamento são necessários para garantir uma melhora mais duradoura? Será que a instrução de habilidades de estudo faz diferença no resultado acadêmico final de estudantes com TDAH? As respostas a essas questões certamente ajudarão a promover nossa capacidade de ajudar esses estudantes nessa área crucial de competência para a aprendizagem independente.

Em uma área relacionada de interesse, jovens com TDAH freqüentemente deixam de considerar as conseqüências de suas ações no longo prazo e não fazem planos previdentes de antemão devido à sua impulsividade. Portanto, estudantes com este transtorno freqüentemente necessitam de maior orientação para planejar atividades escolares após o segundo grau (isto é, ingresso na força de trabalho ou na universidade). Embora o aconselhamento vocacional e educacional tipicamente seja oferecido a todos os estudantes secundários em graus variados de intensidade, é particularmente crucial que pessoas com TDAH recebam aconselhamento contínuo e intensivo nessa área. A identificação de interesses e talentos em uma idade mais precoce que o comum para crianças mais velhas pode ser necessária para estudantes com este transtorno. Isso não significa que a criança deva ser coagida a seguir determinada trilha (por exemplo, educação ocupacional) em detrimento de outra (por exemplo, cursos preparatórios para o vestibular), mas sim que o estudante deve ser incentivado a desenvolver um foco ou área de interesse que mantenha sua motivação pela continuidade dos estudos. Um dos maiores riscos enfrentados por esta população é a perda do interesse pela educação, resultando no abandono precoce da escola. Portanto, ajudar a criança a ter expectativas e a planejar para o futuro pode gerar interesse pela escola, mesmo que esse interesse esteja limitado a apenas algumas matérias. A partir dos últimos anos do ensino fundamental, continuando durante cada uma das séries do ensino secundário, os estudantes com TDAH devem reunir-se regularmente com os orientadores pedagógicos ou outros profissionais, de modo a receber uma avaliação contínua e programas relacionados a aspirações vocacionais ou educacionais.

Como ocorre com as habilidades de estudo, pouco trabalho empírico foi conduzido na área de programas vocacionais para estudantes com este transtorno. Ainda precisamos de informações sobre os métodos de aconselhamento sobre carreira e estudos mais apropriados para estudantes com problemas de atenção. Em que ponto do programa educacional da criança deve ocorrer a avaliação de interesses e o aconselhamento vocacional? Com que freqüência esse aconselhamento deve ocorrer para garantir um sucesso maior e até que ponto deve ser específico? Quais são os possíveis efeitos iatrogênicos (por exemplo, determinação prematura de planos pós-ensino médio) da orientação vocacional e como podem ser minimizados? Que métodos podem ser usados para incentivar os adolescentes a assumirem um nível maior de responsabilidade por seus próprios futuros? Embora a maioria dos profissionais que trabalham com esses estudantes possa concordar que essa é uma área crucial para investigações, ela tem recebido muito pouca atenção empírica até o momento.

Uso de um Gerente de Caso na Escola

O tratamento bem-sucedido do TDAH freqüentemente exige a coordenação de serviços entre pais, estudante, professores, outros profissionais da escola, médicos e prestadores de serviços da comunidade (por exemplo, psicólogos clínicos infantis). Com demasiada freqüência, os prestadores de serviços associados ao programa de tratamento de determinado estudante trabalham independentemente uns dos outros, com a ocorrência de pouca comunicação constante entre eles. Esse estado de coisas aumenta o potencial de redundância dos serviços ou, pior ainda, resulta em uma oferta de conselhos conflitantes sobre o tratamento para os pais e para as crianças. Parece razoável presumir que a comunicação eficiente entre os membros da equipe de tratamento e a coordenação de serviços podem ser melhoradas pelos esforços de uma pessoa que atue como gerente de caso. Uma vez que crianças com TDAH passam grande parte do dia em contextos ligados à escola, uma possibilidade eficiente, em termos de custos, é que um profissional da escola (por exemplo, psicólogo escolar) assuma as responsabilidades de um gerente de caso (para uma discussão adicional sobre o papel do gerente de caso, veja Power, Atkins, Osborne & Blum, 1994).

Um gerente de caso competente oferece os seguintes serviços à criança e à equipe de tratamento:

1. Ele serve como elo entre a escola e a casa da criança, comunicando-se regularmente com o professor e os pais do aluno. Além disso, o gerente de caso mantém um contato regular com todos os profissionais baseados na comunidade (por exemplo, o médico) que trabalham com o estudante.
2. Ele coordena o programa baseado na escola entre os professores no nível de escolarização elementar e secundária. O gerente de caso encontra-se com freqüência com cada professor individualmente ou lidera reuniões da "equipe". Esse processo facilita a coerência do programa entre salas de aula e previne potenciais erros de comunicação que poderiam levar a um tratamento ineficaz.
3. O gerente de caso coordena o programa de manejo de contingência em casa e na escola. Quando contingências domésticas estão vinculadas ao desempenho escolar da criança, a comunicação constante entre os pais e professores do aluno é fundamental. Além disso, é importante que todos os participantes do programa conheçam suas responsabilidades e sigam as premissas da intervenção. A aderência à intervenção pode ser facilitada pelo gerente de caso pela manutenção do contato com os pais e professores, bem como pela marcação periódica de reuniões da "equipe" para avaliar o progresso e fazer modificações no formato e no conteúdo do programa doméstico-escolar.
4. Este profissional comunica-se com os médicos, transmitindo a eles os efeitos do medicamento sobre o comportamento e o desempenho acadêmico da criança. A importância de dados provenientes da escola para determinar a resposta ao me-

dicamento de uma criança, bem como para descobrir a dose ótima, foi discutida no Capítulo 6. Ter uma pessoa que sirva de ligação entre o médico e a escola aumenta imensamente a probabilidade de monitoramento eficiente da medicação e, assim, melhora os resultados. Portanto, o gerente de caso confere e comunica ao médico informações envolvendo mudanças no desempenho escolar da criança durante uma avaliação inicial da resposta ao medicamento (veja Apêndices 8.4 e 8.5). Além disso, ele pode comunicar ao médico e/ou aos pais quaisquer alterações incomuns no comportamento da criança que possam estar ocorrendo em resultado à administração de longo prazo do medicamento. Além disso, o gerente de caso pode servir como intermediário quando quaisquer mudanças no medicamento ou na dosagem precisam ser comunicadas pelos pais ou pelo médico aos membros da equipe da escola da criança.

5. O gerente de caso serve como defensor da criança para facilitar a obtenção de serviços apropriados baseados na escola e na comunidade. O gerente de caso deve gerar um resumo dos tipos de serviços de que um estudante com TDAH pode necessitar e compará-lo com os serviços disponíveis naquele momento. Quando existem lacunas entre os serviços existentes e os ausentes, o gerente de caso deve lutar por modificações no programa educacional e comunitário para aquela criança, junto aos membros apropriados da equipe de tratamento (por exemplo, administradores da escola, pais). Além disso, ele pode trabalhar em favor de maior atenção profissional aos resultados do tratamento para aquela criança.

Essa lista de responsabilidades do gerente de caso não pretende ser exaustiva; esse profissional pode servir a outros papéis, dependendo das necessidades da criança. Além disso, nem todas essas responsabilidades podem ser pertinentes em alguns casos. Ainda assim, há uma forte necessidade de que uma única pessoa coordene os serviços de modo contínuo. Em muitos casos, essa pessoa deve ser um profissional que trabalhe na escola e que possa acompanhar a educação da criança ao longo de todas as séries (por exemplo, o psicólogo escolar ou orientador educacional). Os profissionais da escola têm a vantagem do contato diário com os professores da criança, bem como a oportunidade de fazer contato com os pais e com os membros da comunidade que estão envolvidos no tratamento da criança. A coordenação contínua dos serviços e a comunicação entre os membros da equipe melhoram a eficácia geral do tratamento deste transtorno no longo prazo.

Treinamento Pré-Serviço sobre o TDAH

Uma das queixas mais freqüentes verbalizadas pelos pais de crianças com TDAH é que os professores de seus filhos não parecem ter qualquer treinamento para trabalhar com esses alunos. Muitos professores, particularmente aqueles de salas de aula de educação geral, reconhecem prontamente suas limitações para trabalhar com esses estudantes. Para lidar com esse problema, os sistemas escolares esforçam-se para oferecer treinamento a seus funcionários para a identificação, ensino e manejo dessas crianças em contextos de educação tanto geral quanto especial. Infelizmente, não existem dados empíricos indicando que esse breve treinamento didático acerca do trabalho com crianças com TDAH possa realmente melhorar o conhecimento e as habilidades dos educadores. Na verdade, parece que muitos professores não estão adequadamente preparados para trabalhar efetivamente com essas crianças, mesmo após o comparecimento a oficinas organizadas nas escolas ou após a consulta à literatura relevante.

Dado esse estado de coisas, a instrução para atender às necessidades educacionais e comportamentais das crianças com TDAH deve ocorrer no nível de treinamento pré-serviço (isto é, antes do recebimento da certificação como professor) para todos os futuros professores e para quaisquer outros funcionários das escolas. Esse treinamento proporcionaria a oportunidade de oferecer não apenas instrução didática sobre o TDAH, mas também uma prática supervisionada para o ensino eficiente e estratégias de manejo do comportamento. O fato de que todo professor tipicamente trabalha com *pelo menos* um aluno com TDAH em cada ano escolar indica uma séria consideração a essa proposta. No momento, infelizmente, o treinamento intensivo para o trabalho com essas crianças geralmente não ocorre no nível pré-serviço.

Embora pareça razoável presumir que o treinamento sobre o TDAH antes do desempenho da profissão melhorará as habilidades dos educadores para trabalhar com essas crianças, atualmente não existem dados empíricos que apóiem essa asserção. Portanto, a eficácia do treinamento pré-serviço sobre o TDAH deve ser examinada em detalhes. Especificamente, que atividades de treinamento levam a maiores níveis de entendimento sobre este transtorno e a uma melhora nas habilidades de manejo e ensino? Será que a combinação de instrução didática, leituras relevantes e prática supervisionada preparará suficientemente os professores para um bom trabalho com esta população? Outras modalidades de treinamento (por exemplo, colocação dos futuros professores em escolas para crianças com transtornos de comportamento) são necessárias para o ensino de níveis adequados de habilidades nessa área? Essas questões são importantes, porque o treinamento pré-serviço adequado para professores representa um modelo proativo (isto é, preventivo) de oferta de serviço para estudantes com TDAH e, ao final, pode reduzir a necessidade de programas mais caros e mais intensivos no futuro.

Pesquisas sobre o TDAH Baseadas em Escolas

Embora diversas intervenções comportamentais e cognitivas-comportamentais para o TDAH já sejam consideradas eficientes por estudos empíricos (DuPaul & Eckert, 1997), ainda temos muito a aprender para melhorar o desempenho escolar de estudantes com este transtorno. Em relação à volumosa literatura de pesquisas que examina o tratamento deste transtorno com medicamentos estimulantes, a avaliação de intervenções psicossociais e didáticas baseadas na escola ainda está em sua infância. Essa área pode seguir muitos rumos possíveis; algumas das dimensões mais relevantes para a prática são identificadas a seguir, para futuras pesquisas.

As intervenções comportamentais empregadas para o TDAH são bastante diversificadas em âmbito, conteúdo e intensidade. Sabemos pouco sobre a eficácia relativa dos componentes da intervenção (por exemplo, reforço por fichas X custo da resposta). Quais são os componentes suficientes das intervenções comportamentais para o TDAH e até que ponto o programa deve variar em função de fatores individuais (por exemplo, idade, gênero, gravidade do transtorno) e ambientais (por exemplo, educação geral X educação especial, nível de estresse do professor)? Os profissionais devem saber não apenas se determinada intervenção funcionará, mas também que tratamento será mais eficaz sob determinado conjunto de circunstâncias.

A maior parte das pesquisas sobre intervenções concentra-se na manipulação de conseqüências para alterar o comportamento de estudantes com TDAH. As informações sobre eventos anteriores (isto é, procedimentos preventivos) que podem ser usados para reduzir os comportamentos problemáticos e para melhorar o desempenho acadêmico são escassas. Quais são os modos mais eficientes para apresentar materiais acadêmicos aos estudantes com TDAH? Será que a eficácia de vários modos de instrução varia em função do perfil comportamental e acadêmico da criança? Como podemos melhorar a atenção das crianças às instruções sobre tarefas escolares? Será que existem maneiras de alterar o nível de estímulo oferecido pelo material acadêmico, de modo que crianças com TDAH se mostrem mais inclinadas a completar seus trabalhos com pontualidade e correção? Um conhecimento maior sobre maneiras eficazes de manipular os eventos antecedentes supostamente melhoraria a prevenção e/ou redução da gravidade de muitas das dificuldades de controle comportamental associadas a este transtorno, aumentando, ainda, a conquista de habilidades acadêmicas e o desempenho.

Embora as intervenções comportamentais sejam consideradas eficientes para o TDAH, esses tratamentos com freqüência deixam de ser empregados nas salas de aula. Apesar de sua eficácia, os professores freqüentemente consideram esses procedimentos inaceitáveis devido às limitações de tempo, à falta de recursos ou a diferenças filosóficas em relação ao enfoque da intervenção (Witt & Elliott, 1985). Em outras palavras, muitas intervenções que funcionam bem em um paradigma de pesquisas não são vistas como muito práticas, particularmente quando implementadas em salas de aula de educação geral. Portanto, precisamos descobrir formas de aumentar a aceitação das intervenções eficazes. Não basta estabelecermos a eficácia de determinado tratamento; devemos também saber se ele é aceitável para os "consumidores" (isto é, professores, pais e alunos) dessas intervenções. As intervenções disponíveis podem sofrer quaisquer modificações que aumentem sua aceitação e, portanto, sua adoção na prática? Como a eficácia das intervenções com maiores níveis de aceitação, como estratégias de automanejo, pode ser aumentada? O verdadeiro teste para a contribuição de pesquisas nessa área para a prática será o grau em que os professores e outros profissionais das escolas realmente implementarão procedimentos válidos de forma constante, ao longo de extensos períodos de tempo.

Os pesquisadores da área do TDAH devem desenvolver e avaliar outros métodos para trabalhar com essas crianças em contextos escolares. Esse trabalho deve ser voltado para a melhora direta dos resultados educacionais, em vez de principalmente para o controle dos comportamentos problemáticos dos estudantes. Por exemplo, os procedimentos discutidos no Capítulo 5 incluíram intervenções mediadas por colegas e instrução assistida por computador. Essas tecnologias são bastante promissoras para estudantes com TDAH, mas ainda não foram estudadas em detalhes. Além disso, ainda não temos certeza sobre o melhor processo para decidir sobre as melhores intervenções acadêmicas a implementar em determinada situação e se são necessárias modificações contínuas nessas estratégias. Por exemplo, um modelo de solução de problemas na forma de banco de dados é recomendado com freqüência para criar intervenções acadêmicas (Elliott, Witt, Kratochwill & Stoiber, 2002); não existem dados relativos à eficiência de custos desse modelo para a tomada de decisões em relação ao tratamento de estudantes com TDAH. Será que esse modelo mais intensivo em termos de tempo leva a maiores melhoras no desempenho acadêmico, comparado com procedimentos típicos de criação de intervenções de natureza mais semelhante à tentativa e erro?

Por fim, com a interpretação atual dos regulamentos federais para a educação especial, vemos uma necessidade maior de estabelecer como e sob que condições as crianças com TDAH podem se qualificar para serviços especiais. Atualmente, as diretrizes são bastante vagas em termos de como tomar decisões sobre a qualificação para serviços especiais. Os sistemas escolares têm a responsabilidade de determinar como os estudantes com TDAH podem capacitar-se para serviços de educação especial. Em um mundo ideal, teríamos diretrizes empíricas disponíveis para facilitar decisões de elegibilidade e levar a programas eficientes. Sob que condições os estudantes com TDAH poderiam beneficiar-se da educação especial? Que medições de avaliação deveriam ser usadas para determinar a elegibilidade? Que papel os profissionais baseados na comunidade (por exemplo, médicos) exercem nessas decisões? Que componentes devem ser incluídos em um programa de educação especial para esses estudantes? Será que essas intervenções são diferentes do que está disponível atualmente para estudantes identificados com deficiências de aprendizagem e perturbações emocionais? Essas questões certamente merecem uma investigação adicional.

CONCLUSÕES

Somos obrigados a reconhecer que, embora nosso entendimento sobre o TDAH tenha avançado imensamente nas últimas décadas, crianças com este transtorno ainda encontram dificuldades significativas para o sucesso escolar. Para corrigir essa situação, precisamos avançar ainda mais em duas áreas importantes. Em primeiro lugar, os profissionais das áreas de psicologia e educação devem aumentar seus conhecimentos e entendimento sobre as limitações dos estudantes com este transtorno. Os profissionais especializados no trabalho com essas crianças devem educar seus colegas para que se tornem igualmente proficientes. Crianças com este transtorno são encontradas em todos os tipos de cenários escolares. Portanto, todos os educadores devem possuir, no mínimo, competências básicas para identificar essas crianças e criar programas educacionais eficientes para atender às suas necessidades e para ajudá-las a se tornarem cidadãos bem-sucedidos e produtivos. Em segundo lugar, a tecnologia ligada à avaliação e ao tratamento de crianças com TDAH deve ser aperfeiçoada. Precisamos desenvolver metodologias que possam ir além dos relatos de pessoas importantes na vida das crianças a fim de melhorarmos a validade ecológica do processo de avaliação. Além disso, precisamos urgentemente de modalidades de tratamento eficazes e eficientes em termos de custo, além de aceitáveis para os consumidores. Portanto, o desafio maior é que as pesquisas levem a uma prática eficiente, de modo que melhoras no desempenho escolar sejam conquistadas, no longo prazo, para todas as crianças com TDAH. Até que essa meta seja conquistada, contudo, as muitas sugestões contidas aqui podem servir como pontos de partida capazes de orientar as práticas atuais para a melhora nos resultados educacionais para esses estudantes.

Índice Remissivo